全国高职高专临床医学专业"器官系统化课程"规划教材

（供临床医学、预防医学及口腔医学等专业用）

血液系统疾病

主　编　何　平　谭业辉

副主编　刘晓亮　刘　卓　关建民　张　艳

编　者（以姓氏笔画为序）

王宇彤（北京积水潭医院）　　　　　王轶卓（吉林大学第一医院）

卢晟晔（北京大学人民医院）　　　　付　彬（菏泽市立医院）

刘　卓（吉林大学中日联谊医院）　　刘晓亮（吉林大学第一医院）

刘海英（山东省济宁医学院附属医院）关建民（菏泽医学专科学校）

纪　琼（吉林大学第一医院）　　　　孙京男（吉林大学第一医院）

杜忠华（吉林大学第一医院）　　　　杨国华（长春医学高等专科学校）

杨国姿（吉林大学第一医院）　　　　李昱瑛（吉林大学第一医院）

肖慧杰（吉林大学中日联谊医院）　　何　平（长春医学高等专科学校）

张　艳（重庆医药高等专科学校）　　张天奇（大连医科大学）

赵　欣（吉林大学第一医院）　　　　奚　丹（长春医学高等专科学校）

鲍慧铮（吉林省肿瘤医院）　　　　　谭业辉（吉林大学第一医院）

樊红琼（吉林大学第一医院）

中国健康传媒集团

中国医药科技出版社

内容提要

本教材是全国高职高专临床医学专业"器官系统化课程"规划教材之一,全书阐述了血液成分构成、功能,血液系统疾病基本检查方法和手段,临床常见疾病的病因、发病机制、临床表现、诊断与鉴别诊断、治疗原则和预防方法,以及与血液疾病相关的一些问题,特别是在人文关怀和处理措施中总结了编者多年来的临床、教学、科研的经验与心得。

本教材为书网融合教材,即纸质教材有机融合电子教材、教学配套资源(PPT 等),题库系统、数字化教学服务(在线教学、在线作业、在线考试)。本教材内容新颖实用,更在细微之处体现了"课程思政"的理念,可供高职高专院校临床医学、预防医学及口腔医学等专业用,也可供血液科及内科各级医师参考或作为血液病知识的科普读物。

图书在版编目(CIP)数据

血液系统疾病/何平,谭业辉主编 . —北京:中国医药科技出版社,2019.1(2025.1重印).

全国高职高专临床医学专业"器官系统化课程"规划教材

ISBN 978 – 7 – 5214 – 0611 – 5

Ⅰ.①血… Ⅱ.①何… ②谭… Ⅲ.①血液病 – 诊疗 – 高等职业教育 – 教材 Ⅳ.①R552

中国版本图书馆 CIP 数据核字(2018)第 275897 号

美术编辑 陈君杞

版式设计 友全图文

出版 中国医药科技出版社

地址 北京市海淀区文慧园北路甲 22 号

邮编 100082

电话 发行:010 – 62227427 邮购:010 – 62236938

网址 www.cmstp.com

规格 889×1194mm $\frac{1}{16}$

印张 13

字数 272 千字

版次 2019 年 1 月第 1 版

印次 2025 年 1 月第 3 次印刷

印刷 北京印刷集团有限责任公司

经销 全国各地新华书店

书号 ISBN 978 – 7 – 5214 – 0611 – 5

定价 **36.00** 元

数字化教材编委会

主　　编　何　平　谭业辉

副 主 编　刘晓亮　刘　卓　关建民　张　艳

编　　者（以姓氏笔画为序）

王宇彤（北京积水潭医院）　　　　王轶卓（吉林大学第一医院）

卢晟晔（北京大学人民医院）　　　付　彬（菏泽市立医院）

刘　卓（吉林大学中日联谊医院）　刘晓亮（吉林大学第一医院）

刘海英（山东省济宁医学院附属医院）关建民（菏泽医学专科学校）

纪　琼（吉林大学第一医院）　　　孙京男（吉林大学第一医院）

杜忠华（吉林大学第一医院）　　　杨国华（长春医学高等专科学校）

杨国姿（吉林大学第一医院）　　　李昱瑛（吉林大学第一医院）

肖慧杰（吉林大学中日联谊医院）　何　平（长春医学高等专科学校）

张　艳（重庆医药高等专科学校）　张天奇（大连医科大学）

赵　欣（吉林大学第一医院）　　　奚　丹（长春医学高等专科学校）

鲍慧铮（吉林省肿瘤医院）　　　　谭业辉（吉林大学第一医院）

樊红琼（吉林大学第一医院）

出版说明

为深入贯彻落实国务院办公厅《关于深化医教协同进一步推进医学教学改革与发展的意见》（〔2017〕63号）《国家中长期教育改革发展规划纲要（2010－2020年）》和《教育部关于全面提高高等职业教育教学质量的若干意见》等文件精神，推动整合医学器官系统化课程改革，推进信息技术与职业教育融合，对接岗位需求，使教材内容与形式及呈现方式更加切合现代职业教育需求，以培养高素质技术技能型人才，在教育部、国家药品监督管理局的支持下，中国医药科技出版社组织全国十余所高职高专院校近100名专家、教师历时1年精心编撰了"全国高职高专临床医学专业'器官系统化课程'规划教材"，该套教材即将付梓出版。

本套教材按器官系统化纵向整合，全套共计13门，主要供临床医学、预防医学、口腔医学等专业教学使用。

本套教材定位清晰、特色鲜明，主要体现在以下方面。

一、整合课程，强调医学知识的整体性

本套教材为"器官系统化课程"规划教材，即人文社科与专业有机衔接，基础与临床结合，临床与预防结合。在内容设置上，实现基础医学知识与临床医学知识纵向贯通，在保持器官系统基础医学与临床医学完整性与科学性的基础上，减少低效的知识重复，培养学生从基础到临床的综合知识结构和以器官系统为主线的综合临床思维，实现医学生"早临床、多临床、反复临床"的目标。

二、定位准确，体现教改精神及职教特色

教材编写专业定位准确，职教特色鲜明，各学科的知识系统、实用。以高职高专临床医学专业的人才培养目标为导向，以职业能力的培养为根本，突出了"能力本位"和"就业导向"的特色，以满足岗位需要、学教需要、社会需要，满足培养高素质综合型人才的需要。

三、适应行业发展，与时俱进构建教材内容

教材内容紧密结合新时代行业要求和社会用人需求，与国家执业助理医师资格考试紧密对接，吸收临床医学发展的新知识、新技术、新方法，适当拓展知识面，为学生后续发展奠定了必要的基础。

四、遵循教材规律，注重"三基""五性"

遵循教材编写的规律，坚持理论知识"必需、够用"为度的原则，体现"三基""五性""三特

定"。结合高职高专教育模式发展中的多样性，在充分体现科学性、思想性、先进性的基础上，体现教材的器官系统化整合特色。

五、创新编写模式，增强教材可读性

体现"器官系统化整合"特色，编写模式上以案例导入引出正文内容，章下设置"学习目标""知识链接""考点提示"等模块，以培养学生理论联系实际以及分析问题和解决问题的能力，增强了教材的实用性和可读性，从而培养学生学习的积极性和主动性。

六、书网融合，使教与学更便捷、更轻松

全套教材为书网融合教材，即纸质教材与数字教材、配套教学资源、题库系统、数字化教学服务有机融合。通过"一书一码"的强关联，为读者提供全免费增值服务。按教材封底的提示激活教材后，读者可通过电脑、手机阅读电子教材和配套课程资源（PPT等），并可在线进行同步练习，实时反馈答案和解析。同时，读者也可以直接扫描书中二维码，阅读与教材内容关联的课程资源（"扫码学一学"，轻松学习PPT课件；"扫码练一练"，随时做题检测学习效果），从而丰富学习体验，使学习更便捷。教师可通过电脑在线创建课程，与学生互动，开展布置和批改作业、在线组织考试、讨论与答疑等教学活动，学生通过电脑、手机均可实现在线作业、在线考试，提升学习效率，使教与学更轻松。

编写出版本套高质量教材，得到了全国知名专家的精心指导和各有关院校领导与编者的大力支持，重庆医药高等专科学校在器官系统化课程改革实践中所积累的宝贵经验对本套教材的编写出版做出了重要的贡献，在此一并表示衷心感谢。出版发行本套教材，希望受到广大师生欢迎，并在教学中积极使用本套教材和提出宝贵意见，以便修订完善，共同打造精品教材，为促进我国高职高专临床医学专业教育教学改革和人才培养做出积极贡献。

中国医药科技出版社
2019 年 1 月

全国高职高专临床医学专业"器官系统化课程"规划教材

建设指导委员会

张爱荣（安庆医药高等专科学校）

罗　彬（重庆医药高等专科学校）

赵　冰（长春医学高等专科学校）

胡忠亚（安庆医药高等专科学校）

侯　枭（重庆医药高等专科学校）

郭　兵（重庆医药高等专科学校）

贺　伟（长春医学高等专科学校）

徐仁良（安庆医药高等专科学校附属医院）

凌　斌（重庆医药高等专科学校）

黄　琼（重庆医药高等专科学校）

崔　伟（长春医学高等专科学校）

谭　丽（重庆医药高等专科学校）

谭业辉（吉林大学第一医院）

前　言

在 2017 年国办发 2017（63）号文件中强调要大力推进人文社科与专业有机衔接，基础与临床结合，临床与预防结合。为全面推进"器官系统化课程改革"我们进行了积极的探索和实践，并在全国多所学校已经取得了比较丰硕的成果。另外，习近平总书记在全国高校思想政治工作会议上提出实现"思政课程"向"课程思政"转变，实现专业课程和思想政治理论课程的对接和融合，来提升思想政治教育的实效性。正是在这一大背景下，我们启动编写了本套教材。

本教材以课程思政教学改革的思想进行设计。促进大学生的思想政治水平的提升即切实提高学生的职业素质和人文关怀的道德情操；让医学生通过专业课的学习感悟生命的意义；提高对专业知识的重视、理解；最终，把医学院校的大学生培养成基本功过硬，"德医双馨"的临床医生。

本课程是临床医学专业学生的专业必修课，与其他课程相辅相成，共同构成以器官系统化为模块的教学体系。本教材从血液成分构成、功能，血液系统疾病基本检查方法和手段，临床常见疾病的临床表现、诊断与鉴别诊断、病因与病理、发病机制及处理措施等几个方面阐述。通过学习建立正确的诊疗思维，具有独立诊治血液、淋巴及造血系统常见疾病的能力。学会与患者的沟通艺术和人文关怀；具有良好的职业道德和正确的职业价值观，追求卓越、利他主义，真诚、正直、有同情心；具有严谨的科学态度；具有丰富的人文社会知识、健康的审美情趣和一定的文学艺术鉴赏水平；具有自信、自尊、自强自立、乐观豁达、积极热情、谦虚谨慎、自觉果敢、奋发向上、进取创新的心理素养与品质；掌握一定的心理健康与心理卫生知识，具备一定的心理调整能力。

本教材体现"器官系统化课程"特色，按"临床工作流程"编写原则，突出"能力本位、过程导向、理实一体、工学结合"的职业教育特色。同时在编写过程中遵循教材编写的基本规律即"三基、五性、三特定"，以"必需、够用"为度；满足培养目标和技能要求；以高职高专临床医学专业培养目标为导向，以职业技能的培养为根本，满足岗位需要、学教需要、社会需要；体现临床医学专业特色，教材内容着重强调符合基层岗位需求及全科医生培养需求；紧跟学科和临床发展步伐，体现临床实际内容的科学性和先进性；对接国家执业助理医师资格考试，强化以国家执业助理医师资格考试为基线的理论教学，体现教材的针对性；配套增值服务，使教材内容更加生动化、形象化。

本教材共分四篇(二十三章)，每章下设置"知识目标、技能目标和人文目标"；每章开始给出"案例导入"，以实训引导理论；于行文中给出 2~3 个"知识链接"或"人文关怀""考点提示"为执业助理医师资格考试做知识储备；每章设"本章小结"，主要是对本章内容的总结性描述或对学习本章所思所悟。每章节后设有"健康教育"以普及血液疾病及相关疾病的防治或康复指导。最后，在每章均设有"目标检测"旨在检测对本章知识点的掌握程度。

在本教材编写的过程中，得到了各参编单位的领导及同行们的大力支持、理解和帮助。在此，向所有给予我们支持、关心、帮助的朋友们表示我们最诚挚的谢意！同时恳请使用本教材的师生及血液界的同仁们批评指正。

编　者
2018 年 11 月

目 录

第三篇　血液及造血系统常见疾病

第四篇　输血

第一篇

血液及造血器官的结构与功能

血液学主要研究血液和造血器官,包括它们的生理、病理、临床等各方面,其发展是一个漫长而曲折的过程。近年来,随着血液学的迅猛发展,血液学的很多现象、机制和本质逐步得到阐明。

第一章　造血器官的结构与功能特点

学习目标

1. **掌握**　人体主要的造血器官；血细胞生成的几个阶段。
2. **熟悉**　造血干细胞的特点。
3. **了解**　造血微环境的概念。
4. 能运用本章所学知识，分析和解决后续将要学习的血液系统疾病所遇到的相关问题。
5. 具有珍惜、敬畏生命的精神，自觉做生命的守护神和捍卫者。

　　造血器官主要指生成血细胞的器官。血液中血细胞的寿命是有限的，血细胞不断地衰老和死亡，新生的血细胞不断补充，才能够使外周血循环中血细胞的数量和质量始终保持动态平衡。这一切与造血器官结构和功能的正常密不可分。造血器官主要包括骨髓、胸腺、淋巴结及脾脏等。

第一节　人体主要造血器官的结构和功能

一、骨髓

　　人体最大的造血器官是骨髓，骨髓是呈海绵状、胶状或脂肪性的组织，封闭于坚硬的骨髓腔中。成人骨髓占体重的 3.4% ~ 5.9%，有 1600 ~ 3700 g。分为红骨髓和黄骨髓两部分，其中红骨髓约 1000 g，是血细胞生成的主要部位。

　　成年人的各种血细胞均起源于红骨髓，但在个体的不同发育阶段，造血的部位经历了一个变迁的过程。在胚胎发育早期，人的血细胞最初是在卵黄囊壁的血岛生成；从胚胎第 2 个月开始，由肝、脾造血；胚胎发育到第 4 个月以后，肝、脾的造血活动逐渐减少，骨髓开始造血并逐渐成为造血的主要部位，产生红细胞系、单核细胞系和巨核细胞 - 血小板系，这些细胞系成为骨髓成分。此外，胸腺、淋巴结、脾及消化管黏膜下淋巴组织可产生和增殖淋巴细胞。婴儿出生时，几乎完全依靠骨髓造血，但肝、脾可以在造血需要增加时，再次参与造血以补充骨髓造血功能的不足，此时骨髓外造血具有代偿作用。在出生后的最初几年，所有的骨髓均为红骨髓。大约从 5 岁开始，骨髓腔的增长速度超过造血细胞增加的速度，脂肪细胞进入骨髓，逐渐填充骨髓腔的空间，形成没有造血功能的黄骨髓。到 18 岁左右时，仅在脊椎骨、髂骨、肋骨、胸骨、颅骨和长骨近端骨骺处存在具有造血功能的红骨髓，但这已足够进行正常造血。成年

考点提示

　　人出生后红骨髓成为终身主要的造血器官。

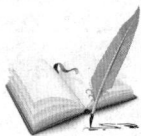

人如果出现骨髓外造血，已无代偿意义，而是造血功能紊乱的表现。

二、胸腺

胸腺是中枢淋巴器官，属实质性器官，表面包有的结缔组织被膜与胸腺内结缔组织形成的小叶间隔相连。小叶间隔将胸腺分成许多不完全分隔的小叶，每一小叶的周边部淋巴细胞密集，染色较深，称为皮质；中央部染色较浅，称为髓质。

胸腺皮质可以生成大量淋巴细胞，但约95%凋亡，而后被巨噬细胞吞噬清除，仅剩少数能最后发育为成熟的T淋巴细胞，经皮质和髓质交界处的毛细血管后微静脉入血，经血液循环进入淋巴器官和淋巴组织。胸腺内的胸腺上皮细胞分泌的胸腺素和胸腺生成素，可诱导淋巴细胞分化，对淋巴细胞的发生以及成熟具有重要作用。可见胸腺是T淋巴细胞分化成熟的场所。胸腺内的巨噬细胞分泌白细胞间介素1，参与构成胸腺内微环境，促进胸腺细胞的增殖与分化。

三、淋巴结

淋巴结位于淋巴循环的路径中，成群分布在肠系膜、肺门、腹股沟、颈部以及腋窝等部位。多呈圆形或卵圆形，大小不等，全身共有300~600个。淋巴结的实质由淋巴组织和淋巴窦组成。可区分为两部分，周围部分染色较深，称为皮质；中央部分染色较浅，称为髓质。二者结构相互通连，无明显区分。皮质又由浅皮质层、深皮质层以及皮质淋巴窦所组成。皮质浅层有生发中心，深层皮质是胸腺依赖区的T细胞区。髓质主要由髓索和淋巴窦构成。

当受到某种抗原刺激后，在淋巴小结生发中心或深皮质区内的淋巴细胞母细胞化，进行分裂增殖，产生B淋巴细胞、浆细胞或T淋巴细胞。此外，淋巴结是淋巴回流的重要滤器和进行免疫应答的重要场所。

四、脾脏

脾脏的结构与淋巴结有相似之处，也是由淋巴组织构成，但无皮质与髓质之分，而是分为白髓和红髓，以及二者之间的边缘区。白髓分为动脉周围淋巴鞘和淋巴小结两部分，动脉周围淋巴鞘是环绕在中央动脉周围的弥散淋巴组织，主要是T淋巴细胞和一些巨噬细胞，淋巴小结又称脾小体，主要由B淋巴细胞组成；红髓由脾索和脾窦组成；边缘区位于白髓和红髓的交界处，该区的淋巴细胞较白髓稀疏，较红髓密集，含有B淋巴细胞和T淋巴细胞，以B淋巴细胞为主，也有巨噬细胞和浆细胞。

在胚胎时期，脾脏能够产生各种血细胞，但在人出生之后只能产生淋巴细胞。脾脏大约可贮血40 ml，当机体需要时，可将贮存的血液迅速排到血液循环中。脾脏还可以吞噬异常的红细胞和异物等。另外，脾脏还具有免疫功能，脾的淋巴细胞约有40%为B淋巴细胞，35%为T淋巴细胞，其余为K淋巴细胞和NK淋巴细胞，抗原刺激时可产生相应的免疫应答。

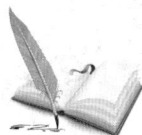

第二节　血细胞的生成

一、造血干细胞和造血祖细胞阶段

造血过程也就是各类造血细胞发育和成熟的过程。各类血细胞均起源于造血干细胞，造血干细胞在一定微环境和某些因素的调节下，分化为各类血细胞的祖细胞，称为造血祖细胞。造血祖细胞能向一个或几个血细胞系定向增殖分化，故也称定向祖细胞。

造血干细胞起源于胚胎早期的卵黄囊血岛，以后又相继出现在肝、脾和骨髓等器官。出生后主要存在于红骨髓，造血干细胞数量少，只占骨髓有核细胞总数的0.5%，其次是脾和淋巴结。造血干细胞具有以下特点。

1. 自我更新　造血干细胞具有高度的自我更新能力，通过不对称有丝分裂，产生的两个子细胞，一个分化为早期造血祖细胞，另一个则保持造血干细胞本身的全部特征不变。所以造血干细胞可终身保持恒定数量，能够在体内长期或永久性重建造血。

2. 多向分化　在一些因素的作用下，造血干细胞能分化形成各系造血祖细胞。

3. 增殖潜能　在一般生理条件下，大多数的造血干细胞处于G_0期静止状态，不进行分裂。一旦机体需要，可以有更多的造血干细胞从G_0期进入细胞周期。所以说，造血干细胞有很强的增殖潜能。

造血干细胞发育到造血祖细胞阶段时，就限定了进一步分化的方向。目前已确认的造血祖细胞有：红细胞系造血祖细胞、粒细胞–巨噬细胞系造血祖细胞、巨核细胞系造血祖细胞和淋巴系造血祖细胞。体内造血过程中细胞大量扩增依靠造血祖细胞数目的扩增。

二、前体细胞阶段

血细胞的发生是一个连续发展的有规律的变化过程。到前体细胞阶段，各系造血细胞出现特异性的形态特征，在显微镜下可以区别辨认。前体细胞是形态学上可以辨认的各系幼稚细胞。各系血细胞的发育大致可分为三个阶段：原始阶段、幼稚阶段（又分为早、中、晚三期）和成熟阶段。之后，各系成熟的血细胞有规律地释放入血液循环。此过程中，血细胞的形态变化规律是：胞体由大变小，但巨核细胞由小变大；胞核由大变小，红细胞核最后消失，粒细胞核变至杆状或分叶状，巨核细胞核由小变大呈分叶状；胞质的量由少增多，胞质内特殊结构由无到有并逐渐增多；细胞分裂能力从有到无，但淋巴细胞仍有分化能力。

> **考点提示**
>
> 　　各种血细胞的分化发育过程大致可分为原始阶段、幼稚阶段和成熟阶段。

三、造血微环境

造血微环境是造血诱导微环境的简称，是指局限在造血器官或组织内的，具有特异性的结构和生理功能的环境。它是造血干细胞定居、存活、增殖、分化和成熟的场所（T淋巴细胞在胸腺中成熟），包括造血器官中的基质细胞、基质细胞分泌的细胞外基质和各种造血调节因子，以及进入造血器官的神经和血管。造血微环境极为重要，前文提及的在个体发育的不同阶段造血中心所发生的迁移，也依赖于各种造血组织中造血微环境的形成。造

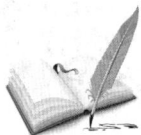

血微环境在血细胞生成的全过程中起调控、诱导和支持的作用，是支持和调节血细胞生长发育的局部环境。造血微环境改变，可导致机体造血功能的异常。

本章小结

机体每天都有一定数量的血细胞衰老死亡，同时又有一定数量的血细胞在骨髓成熟释放入血，保持外周血中细胞数量和质量的动态平衡。造血器官生成各种血细胞。出生后红骨髓成为终身主要的造血器官。血细胞发生是造血干细胞在一定的微环境和某些因素的调节下，先增殖分化为各类祖细胞，然后定向增殖、分化成为各种成熟的血细胞。造血干细胞有很强的增殖潜能，有多向分化能力，有自我复制能力，故造血干细胞可终身保持恒定的数量。

目标检测

一、选择题

【A1/A2 型题】

1. 人体最大的造血器官是
   A. 骨髓　　　　　　　　　　　B. 淋巴结
   C. 脾脏　　　　　　　　　　　D. 肝脏
   E. 胸腺

2. 造血干细胞最早起源于
   A. 胚胎卵黄囊壁的血岛　　　　　B. 胎儿脾脏
   C. 胎儿骨髓　　　　　　　　　　D. 胎儿肝脏
   E. 胎儿淋巴结

3. 造血干细胞和造血祖细胞的共同特点是
   A. 增殖能力强　　　　　　　　　B. 自我复制能力强
   C. 正常有 50% 处于细胞周期　　　D. 形态学上不能被识别
   E. 形态学上容易被识别

4. 造血微环境是指
   A. 骨髓中的黄骨髓成分
   B. 造血器官中的脂肪组织
   C. 造血器官中的基质细胞、细胞外基质及造血调节因子
   D. 骨髓中的造血细胞
   E. 造血器官中的微循环、脂肪细胞

5. 各种血细胞的分化发育过程大致可分为
   A. 早幼阶段、中幼阶段、晚幼阶段
   B. 原始阶段、幼稚阶段、成熟阶段
   C. 原幼阶段、中幼阶段、成熟阶段

扫码"练一练"

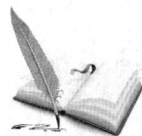

D. 干细胞阶段、祖细胞阶段、幼细胞阶段

E. 原粒细胞、中幼粒细胞、原粒细胞

二、简答题

1. 简述各系血细胞发生过程的形态变化规律。
2. 简述造血干细胞的基本特性。

（奚　丹）

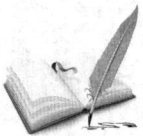

第二章　血液的功能

📚 **学习目标**

1. **掌握**　血液的组成；血浆渗透压的形成及其生理作用；红细胞、血红蛋白的正常值及功能；血液凝固的基本过程；ABO血型系统的分型依据及分型；输血原则。

2. **熟悉**　血浆的成分及其作用；血小板的正常值及功能；体内的抗凝物质；血量。

3. **了解**　血液的理化特性；纤维蛋白溶解；Rh血型系统。

4. 能运用所学知识，说明血液检查在医学诊断、治疗、护理上的重要价值；分析血浆晶体渗透压和血浆胶体渗透压在临床的应用；能用血液凝固的知识解释有关日常生活现象；能对交叉配血试验结果进行正确判断。

5. 具有严谨、科学、求实的态度，团结协作的能力及高尚的职业道德。

👉 **案例导入**

临床上在给患者输血之前，必须对患者进行血型鉴定，并且在患者每一次输血之前还必须进行交叉配血试验，根据试验的结果决定能否进行输血，以保证输血的安全和有效。

问题：

1. 给患者输血前，为什么要对患者进行血型鉴定？

2. 为什么在患者每一次输血之前都必须做交叉配血试验？

3. 交叉配血试验的何种结果可以保证输血的安全和有效？

扫码"学一学"

血液是充满于心血管系统的一种红色流体组织，在心脏活动的推动下不断循环流动，具有物质运输、缓冲和防御等功能，在整个机体稳态的维持中具有重要意义。若人体发生失血，引起血液成分或性质改变、血液循环障碍等，超过一定限度，可造成人体代谢紊乱、功能失调、组织损伤等后果，严重时可危及生命。

第一节　血液的组成和理化特性

一、血液的组成

血液由血浆和悬浮在血浆中的血细胞两部分组成。

将新采集的血液经过抗凝处理注入试管后，以每分钟3000转的速度离心30分钟后，试管内的血液可分为三层：上层的淡黄色液体是血浆，下层深红色的物质为红细胞，两者之间一薄层的灰白物质为白细胞和血小板。血细胞在血液中所占的容积百分比称血细胞比

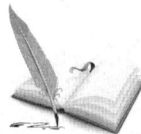

容（hematocrit，HCT），也叫血细胞比容。其正常值成年男性为 40% ~ 50%，成年女性为 37% ~ 48%，新生儿约为 55%。

血浆（blood plasma）的主要成分是水，水占血浆总重的 91% ~ 92%，溶质占 8% ~ 9%。溶质中主要成分是血浆蛋白质，另外还有多种电解质、其他有机化合物和一些气体。血浆中的主要溶质是血浆蛋白，包括白蛋白、球蛋白和纤维蛋白原。正常成人血浆蛋白含量为 60 ~ 80 g/L，其中白蛋白为 40 ~ 50 g/L，球蛋白为 20 ~ 30 g/L，纤维蛋白原为 2 ~ 4 g/L，白蛋白/球蛋白的浓度比值为（1.5 ~ 2.5）：1。血浆中的白蛋白主要由肝脏合成，肝功能异常可导致白蛋白/球蛋白比值改变。血浆蛋白具有形成血浆胶体渗透压、运输物质、缓冲血液 pH、参与机体生理性止血、免疫、防御和营养等功能。

二、血液的理化特性

（一）颜色

血液呈红色，取决于红细胞内含有红色的血红蛋白。动脉血呈鲜红色，静脉血呈暗红色。血浆因含有微量的胆色素而呈淡黄色。

（二）比重

正常人血液的比重为 1.050 ~ 1.060，其值的高低取决于红细胞的数量，血液中红细胞越多，血液比重越大。血浆的比重为 1.025 ~ 1.030，其值的高低取决于血浆蛋白的含量，血浆蛋白含量越多，血浆比重越大。

（三）黏滞性

如设定水的黏滞性为 1，则血液相对黏滞性为 4 ~ 5，主要取决于其中红细胞的含量；血浆相对黏滞性为 1.6 ~ 2.4，主要取决于血浆蛋白的含量。

（四）渗透压

渗透压是指溶液所具有的吸引和保留水分子的能力。人体内血浆渗透压约为 300 mmol/L，相当于 770 kPa（5800 mmHg）。渗透压的大小取决于单位体积溶液中溶质颗粒的多少，颗粒数目越多，渗透压越大，而与溶质的种类和大小无关。

血浆渗透压由两种溶质形成。由晶体物质（主要是 Na^+ 和 Cl^-）形成的渗透压称为血浆晶体渗透压，构成血浆渗透压的大部分；由血浆蛋白（主要是白蛋白）形成的渗透压称为血浆胶体渗透压，其数值很小，不足总渗透压的 1%。

由于血浆中的晶体物质可以自由通过毛细血管壁而不易通过细胞膜，所以血浆晶体渗透压对维持血细胞内外的水平衡以及血细胞的正常形态和功能有重要作用。若血浆晶体渗透压增高，红细胞水分就会渗出而发生皱缩；若降低，则进入红细胞的水分会增多，而使红细胞肿胀甚至破裂。而血浆蛋白不易通过毛细血管壁，因此虽然血浆胶体渗透压较低，但对于调节血管内外水平衡和维持正常的血浆容量具有重要作用。

临床或实验中使用的各种溶液，其渗透压与血浆渗透压相等的称为等渗溶液，如 0.9% NaCl 溶液（生理盐水）和 5% 葡萄糖溶液等；高于或低于血浆渗透压的称为高渗溶液或低渗溶液。

考点提示

血浆渗透压的形成及生理作用。

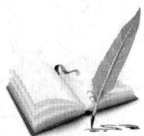

（五）酸碱度

正常人血浆的 pH 为 7.35～7.45。血浆 pH 保持相对恒定主要依赖于血浆和红细胞中的缓冲对，如主要的缓冲对 $NaHCO_3/H_2CO_3$。除此之外，尚有其他缓冲对。一般酸性或碱性物质进入血液时，由于有这些缓冲系统存在，使酸碱物质对血浆 pH 的影响已减至很小，加之肺、肾的排泄功能，可以不断排出过多的酸或碱，故通常血浆 pH 的波动范围极小。

血浆 pH 低于 7.35 为酸中毒，高于 7.45 为碱中毒。如果 pH 低于 6.9 或高于 7.8，将危及生命。

第二节 血细胞

一、红细胞

（一）红细胞的数量和功能

红细胞（red blood cell，RBC）是血液中数量最多的血细胞。成熟红细胞呈双凹圆盘形，直径为 7～8 μm。成年男性正常值为（4.0～5.5）×10^{12}/L，平均 5.0×10^{12}/L；成年女性为（3.5～5.0）×10^{12}/L，平均 4.2×10^{12}/L；红细胞数量可因性别、年龄、体质条件、生活环境不同而有一定差异。

红细胞胞质内含有大量的血红蛋白（hemoglobin，Hb）。正常情况下，单位容积血液中，红细胞数量越多，血红蛋白含量也越高。正常成年男性血红蛋白浓度为 120～160 g/L，成年女性为 110～150 g/L。

红细胞的主要功能是运输 O_2 和 CO_2；其次红细胞内有多种缓冲对，对血液的酸碱度起一定的缓冲作用。红细胞的功能是依靠红细胞内的血红蛋白完成的。

> **考点提示**
>
> 红细胞、血红蛋白的正常值及功能。

（二）红细胞的生理特性

1. 红细胞的悬浮稳定性 正常时红细胞具有较长时间地悬浮于血浆中而不易下沉的特性，称为红细胞的悬浮稳定性（suspension stability）。红细胞的悬浮稳定性可以用红细胞的沉降率来衡量。将新采取的血液加入抗凝剂，置于血沉管中静置，红细胞由于比重大，将逐渐下沉，在第 1 小时末血沉管内红细胞沉降的高度称为红细胞沉降率（erythrocyte sedimentation rate，ESR），简称血沉。血沉越快，表明红细胞悬浮稳定性越小；血沉越慢，表明红细胞悬浮稳定性越大。正常成年男性的红细胞沉降率第 1 小时末为 0～15 mm，正常成年女性第 1 小时末为 0～20 mm。血沉的快慢与红细胞本身无关，主要与血浆的成分有关。白蛋白可使红细胞沉降减慢，球蛋白和纤维蛋白原使红细胞沉降加快。

2. 红细胞的渗透脆性 红细胞在低渗盐溶液当中发生膨胀破裂的特性称为红细胞的渗透脆性（osmotic fragility）。正常情况下，红细胞内的渗透压与血浆的渗透压基本相等，所以红细胞在血浆中可以保持正常的形态，同理在 0.9% 的 NaCl 等渗溶液亦可保持正常的形态。如果将红细胞置于不同程度的低渗盐溶液中来测定红细胞对低渗溶液抵抗能力的强弱，称为红细胞的渗透脆性试验。实验中可以观察到，若将红细胞放在 0.8%～0.6% NaCl 溶液

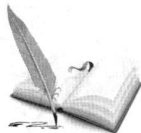

中，水渗入红细胞使之发生膨胀而呈球形，但并不破裂；在 0.46% ~0.42% NaCl 溶液中，有部分红细胞由于过度膨胀而开始破裂；在 0.34% ~0.32% NaCl 溶液中，全部的红细胞破裂。这种当血浆渗透压降低时过量水分进入细胞而使细胞肿胀、破裂，血红蛋白逸出的现象，称为溶血。可见，红细胞膜对低渗溶液具有一定的抵抗能力，这种抵抗能力的大小与渗透脆性互为倒数关系。

3. 红细胞的可塑变形性 是指红细胞按照实际需要改变自身形态的特性。红细胞在血管中循环运行时，经常要发生卷曲变形才能挤过口径比其细胞直径还小的毛细血管或血窦空隙，然后再恢复其正常形状。红细胞具有这一特性取决于红细胞的表面积和体积的比值较大。双凹圆盘形红细胞的可塑变形能力大；遗传性球形红细胞、衰老的红细胞可塑变形能力降低。

（三）红细胞的生成与破坏

1. 红细胞的生成 红骨髓是成年人生成红细胞的唯一场所，红细胞在整个发育过程中，体积由大变小，细胞核逐渐消失，细胞内血红蛋白逐渐增多。若骨髓造血功能受到放射线、药物等理化因素的抑制，将使血细胞的生成和血红蛋白合成减少，发生再生障碍性贫血。

红细胞在发育成熟过程中，需要各种原料和成熟因子。血红蛋白合成的主要原料是蛋白质和铁离子。蛋白质供给不足或身体丢失蛋白质过多可引起营养不良性贫血；铁摄入不足、吸收利用障碍或丢失过多而造成机体缺铁时，可引起缺铁性贫血。

叶酸和维生素 B_{12} 是促进红细胞发育成熟的因子。如果体内缺乏维生素 B_{12} 和叶酸，可导致红细胞 DNA 合成减少，分裂增殖减慢，体积增大，引起巨幼红细胞性贫血。维生素 B_{12} 要与胃腺壁细胞分泌的内因子结合成复合物后才能在回肠被吸收，因此，内因子缺乏，将发生巨幼红细胞性贫血。

促红细胞生成素（erythropoietin，EPO）是调节红细胞生成的主要物质。促红细胞生成素可刺激骨髓加速红细胞生成，同时促使成熟的红细胞从骨髓进入血液。此外，雄激素能直接刺激骨髓，使红细胞生成增多。

知识链接

运动员与 EPO

运动员比赛前，通常到海拔较高的地方进行封闭训练，其目的之一就是利用高原外环境缺氧的刺激，使运动员体内产生更多的促红细胞生成素（EPO），从而使红细胞和血红蛋白水平增高，使机体能够携带更多的氧，提高运动成绩。因此，人工合成的 EPO 是国际奥委会禁止使用的兴奋剂之一。

2. 红细胞的破坏 正常红细胞的寿命平均为 120 天。当红细胞衰老时，细胞膜脆性增加，在血流湍急处可因机械冲击被破坏（血管内破坏）。另外，衰老的红细胞通过微小孔隙也比较困难，因而特别容易被滞留在脾和骨髓中，从而被巨噬细胞所吞噬（血管外破坏）。在脾内被吞噬的衰老红细胞，血红蛋白被分解释放出铁，铁可被再利用合成新的红细胞，而脱铁血红素也转变为胆色素被运送到肝脏进行处理。

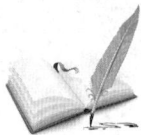

二、白细胞

（一）白细胞的数量和分类

白细胞（white blood cell，WBC）是一类无色有核的血细胞。正常成年人白细胞总数为 $(4.0 \sim 10.0) \times 10^9/L$。光镜下，血液中的白细胞分为粒细胞、单核细胞和淋巴细胞三类。粒细胞又根据所含嗜色颗粒的嗜色性质不同分为中性粒细胞、嗜酸性粒细胞和嗜碱性粒细胞（表 2-1）。

表 2-1　血液中各类白细胞的正常值

名称	均值	百分比（%）
粒细胞		
中性粒细胞	$4.5 \times 10^9/L$	$50 \sim 70$
嗜酸性粒细胞	$0.1 \times 10^9/L$	$0.5 \sim 5$
嗜碱性粒细胞	$0.025 \times 10^9/L$	$0 \sim 1$
单核细胞	$0.45 \times 10^9/L$	$3 \sim 8$
淋巴细胞	$1.8 \times 10^9/L$	$20 \sim 40$
白细胞总数	$7.0 \times 10^9/L$	

（二）白细胞的生理功能和特性

白细胞可以通过变形运动穿过微血管壁进入周围组织，发挥其防御和免疫功能，防止病原微生物的入侵。

1. 中性粒细胞　在血液的非特异性免疫系统中起着十分重要的作用，处于机体抵御微生物病原体，特别是化脓性细菌入侵的第一线。它在血管内停留的时间较短，平均只有 6~7 个小时，很快进入组织中发挥作用，在组织中存活时间为 1~3 天。中性粒细胞的变形能力、趋化性以及吞噬能力都很强，当病原微生物侵入组织后，中性粒细胞受它们产物等化学物质的吸引，通过变形运动，穿出毛细血管壁，向感染组织游走，到达病灶处进行吞噬活动，可以将吞噬入细胞内的细菌和组织碎片消化、分解和杀死。同时，白细胞自身也被分解破坏，与溶解的组织碎片及细菌一起形成脓液。中性粒细胞数量明显减少时，可使机体抵抗力明显降低，发生感染的危险性增加。此外，中性粒细胞还可以吞噬和清除抗原-抗体复合物、衰老的红细胞及组织碎片等。

2. 嗜酸性粒细胞　内含有溶酶体和颗粒，但由于缺乏溶菌酶，故只有微弱的吞噬能力而无杀菌作用。嗜酸性粒细胞可以分泌组胺酶破坏组胺，从而起到限制嗜碱性粒细胞在速发性变态反应的作用。嗜酸性粒细胞的胞质内含有较大的、椭圆形的嗜酸性颗粒，其中含有过氧化物酶和碱性蛋白质，对寄生虫有毒性作用。因此，当患有过敏性疾病或某些寄生虫疾病时，常伴有血液中的嗜酸性粒细胞数目明显增多。血液中，嗜酸性粒细胞仅停留数小时，在组织中可存活 8~12 天。

3. 嗜碱性粒细胞　胞浆中存在较大的碱性染色深的颗粒，颗粒中含有多种有生物活性的物质，其中最重要的包括组胺、过敏性慢反应物质、嗜酸性粒细胞趋化因子和肝素。在人体发生过敏反应时，嗜碱性粒细胞和肥大细胞都释放组胺和过敏性慢反应物质。它们使小动脉和毛细血管扩张，通透性增加，支气管和细支气管平滑肌收缩从而引起荨麻疹、哮

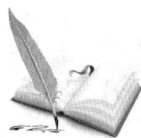

喘等过敏反应症状。肝素可加快脂肪分解为游离脂肪酸的过程，有抗凝血作用，有利于保持血管的通畅。嗜酸性粒细胞趋化因子的作用是吸引嗜酸性粒细胞，聚集于局部，限制嗜碱性粒细胞在过敏反应中的作用。过敏性反应疾病时可引起嗜碱性粒细胞增多。嗜碱性粒细胞在组织中可存活 12 ~ 15 天。

4. 单核细胞 在血液中停留 2 ~ 3 天后迁移到周围组织中，转变成巨噬细胞，巨噬细胞具有比中性粒细胞更强的吞噬能力。单核 - 巨噬细胞具有吞噬细菌和异物、识别和杀伤肿瘤细胞、参与激活淋巴细胞的特异性免疫功能等。

5. 淋巴细胞 与人体的免疫功能有关，又称免疫细胞。血液中的淋巴细胞按其发生和免疫功能的差异通常分为 T 淋巴细胞和 B 淋巴细胞两类。前者是由骨髓生成的淋巴干细胞，在胸腺激素的作用下发育成熟，参与细胞免疫；后者是在骨髓及肠道淋巴组织中发育成熟，参与体液免疫。

（三）白细胞的生成和破坏

成人的各类白细胞均起源于骨髓的造血干细胞。白细胞寿命比红细胞短。因为白细胞常到组织中发挥作用，所以寿命难以准确判断。白细胞的被破坏部位主要在巨噬细胞系统，还有一部分白细胞可由黏膜上皮渗出，随分泌物（如唾液、鼻涕等）排出。

三、血小板

（一）血小板的数量

血小板（platelet）又称血栓细胞。我国健康成人，血小板数量为（100 ~ 300）× 10^9/L。血小板的数目可随机体的功能状态发生一定的变化，如饭后和运动后数量增加，疾病时可减少。若血小板减少到 50×10^9/L 以下，称血小板过少，机体某些组织容易出血；若血小板超过 1000×10^9/L 时，则容易发生血栓。

（二）血小板的生理特性

血小板的生理特性主要有黏附、聚集、释放、吸附和收缩等。这些特性与血小板的止血功能和加速凝血的功能密切相关。

（三）血小板的生理功能

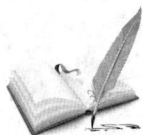

1. 止血功能 小血管损伤后，暴露出内皮下的胶原纤维，立即引起血小板的黏附与聚集，同时释放 5 - HT、儿茶酚胺和 ADP 等活性物质，引起局部缩血管反应和继发性的黏附和聚集，形成较大的血小板止血栓，同时，血浆中凝血系统激活，发生凝血反应，形成血块，随后由血小板收缩蛋白的收缩，使血块紧缩，形成坚实的止血栓，更有效地实现生理性止血。

2. 凝血功能 血小板内含有多种凝血因子，其中以血小板第三因子（PF_3）最为重要。由 PF_3 直接提供的磷脂表面是凝血反应的重要场所，估计可使凝血酶原的激活加速万倍以上。凝血因子 Xa 和 V 连接在磷脂表面后，还可免受抗凝血酶Ⅲ和肝素对它们的抑制作用，可见血小板有加速血液凝固的功能。

3. 维持毛细血管壁的正常通透性 毛细血管内皮细胞脱落形成的间隙，能迅速由血小板填补修复，修复过

> **考点提示**
>
> 血小板的生理功能。

程开始于血小板在血管壁上黏附，随即插入内皮细胞之间，最后逐渐融合于内皮细胞的细胞浆中，从而维持毛细血管壁的完整性和内皮细胞的正常通透性。

第三节　血液凝固和纤维蛋白溶解

一、血液凝固

血液从流动的液体状态变成不能流动的胶胨状凝块的过程称为血液凝固（blood coagulation），简称凝血。在凝血过程中，血浆中的纤维蛋白原转变为不溶的纤维蛋白，纤维蛋白交织成网，将很多血细胞网罗在内，形成凝血块。血液凝固后 1～2 小时，凝血块发生回缩析出的淡黄色液体，称为血清。血液凝固是一种复杂的酶促反应过程，需要多种凝血因子共同参与。

> **考点提示**
>
> 血清与血浆的区别。

（一）凝血因子

血液和组织中直接参与血液凝固的物质统称为凝血因子（blood coagulation factor）。目前已知的凝血因子共有 14 种，其中 12 种已按国际命名法依发现的先后顺序用罗马数字进行统一编号（表2－2），其中因子Ⅵ是血清中活化的Ⅴa，故不再视为独立的凝血因子。此外，还有前激肽释放酶以及高分子激肽原等。

表 2－2　按国际命名法编号的凝血因子

编号	同义名	编号	同义名
因子Ⅰ	纤维蛋白原	因子Ⅷ	抗血友病因子
因子Ⅱ	凝血酶原	因子Ⅸ	血浆凝血激酶
因子Ⅲ	组织因子（组织凝血激酶）	因子Ⅹ	斯图亚特因子
因子Ⅳ	钙离子（Ca^{2+}）	因子Ⅺ	血浆凝血激酶前质
因子Ⅴ	前加速素	因子Ⅻ	接触因子
因子Ⅶ	前转变素	因子ⅩⅢ	纤维蛋白稳定因子

在这些凝血因子中，除因子Ⅳ是 Ca^{2+} 外，其余已知凝血因子都是蛋白质，而且大多数都以酶原的形式存在，须经过水解去掉部分肽链，以暴露或形成活性中心，才能成为有活性的酶。被激活的凝血因子，习惯上于该因子代号的右下角标一个"a"，以表示为"活化型"凝血因子。表中除Ⅲ因子来自组织外，其他因子均存在于新鲜血浆中。此外，已知因子Ⅱ、Ⅶ、Ⅸ、Ⅹ都是在肝合成的，合成过程中需要维生素 K 参与。因此维生素 K 缺乏或肝功能损害都会导致凝血过程障碍而发生出血倾向。

（二）血液凝固的过程

血液凝固是一系列循序发生的酶促反应过程，大体上可分为三个步骤，它们的关系如下（图2－1）。

1. 凝血酶原酶复合物的形成　凝血酶原酶复合物可经过两种途径形成。

（1）内源性凝血途径　是完全依靠血浆内的凝血因子完成的。一般从因子Ⅻ的激活开始。当损伤的血管内膜与血浆中的Ⅻ因子接触后，血管内膜下的胶原纤维可使因子Ⅻ 激活

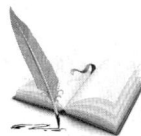

$$\begin{array}{ccc} & 凝血酶原激活物形成 & \\ & \downarrow & \\ 凝血酶原 & \longrightarrow & 凝血酶 \\ & & \downarrow \\ 纤维蛋白原 & \longrightarrow & 纤维蛋白 \end{array}$$

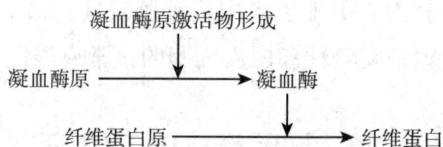

图 2-1 血液凝固的基本步骤

成 XIIa。XIIa 可激活前激肽释放酶使之成为激肽释放酶，激肽释放酶反过来又能激活因子 XII，通过这种正反馈，形成大量 XIIa。XIIa 可激活因子 XI 成为 XIa，因子 XIa 在 Ca^{2+} 存在的条件下，将因子 IX 转变成 IXa，IXa 再与因子 VIII、Ca^{2+} 和血小板第三因子（PF_3）组成因子 VIII 复合物，该复合物进一步激活因子 X 生成 Xa，Xa 与因子 V、PF_3 和 Ca^{2+} 形成凝血酶原复合物。

（2）外源性凝血途径 在组织损伤，血管破裂的情况下因子 III（组织凝血激酶）被释放出来，与血浆中的因子 VII、Ca^{2+} 形成复合物，该复合物又激活因子 X 成为 Xa。Xa 与因子 V、PF_3 和 Ca^{2+} 形成凝血酶原酶复合物。即 Xa 形成之后，内源性与外源性两条凝血途径是一个相同的过程。

考点提示

内源性凝血与外源性凝血的区别。

2. 凝血酶的形成 凝血酶原酶复合物形成后，在其作用下，没有活性的凝血酶原被激活，生成有活性的凝血酶。

3. 纤维蛋白原转变成纤维原蛋白 有活性的凝血酶生成后，能催化纤维蛋白原分解，使纤维蛋白原转变成为纤维蛋白单体。同时，凝血酶在 Ca^{2+} 的作用下还能激活因子 XIII 生成 XIIIa，XIIIa 使纤维蛋白单体变成牢固的不溶于水的交联纤维蛋白多聚体凝块。

（三）影响血液凝固的因素

正常情况下，血管内的血液能保持流体状态而不发生凝固，除了与血管内膜完整光滑、血液循环不息、血流较快等因素有关外，还与血液中存在的与凝血系统相对抗的抗凝物质相关。

1. 血浆中的抗凝物质 最主要的有抗凝血酶 III 和肝素。抗凝血酶 III 在血液中可与凝血酶结合成复合物，使凝血酶失活，还能封闭 VIIa、IXa、Xa 因子的活性中心而阻断凝血过程。肝素能与抗凝血酶 III 结合，使后者与凝血酶的亲和力大大增强，从而促使凝血酶立即失活。

2. 抗凝与促凝的临床应用 由于 Ca^{2+} 参与凝血过程的多个环节，临床上检验血浆标本时，常加入草酸盐或枸橼酸钠以去掉血浆中的 Ca^{2+}，达到抗凝目的；外科手术时常用温热盐水纱布或明胶海绵压迫伤口止血，既可提高术野的温度，又提供了粗糙的表面以加速血液凝固过程。

二、纤维蛋白溶解

正常情况下，生理性止血过程中形成的止血栓在完成止血使命后将逐步溶解，从而保证血管内血流畅通，并有利于受损组织的再生和修复。止血栓的溶解主要依赖于纤维蛋白溶解系统。血液凝固过程中形成的纤维蛋白被血浆中的纤溶系统分解、液化的过程称为纤维蛋白溶解（fibrinolysis），简称纤溶。纤溶系统包括纤维蛋白溶解酶原（纤溶酶原）、纤维

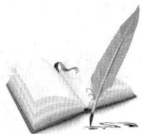

蛋白溶解酶（纤溶酶）、纤溶酶原激活物与纤溶抑制物。

纤溶的基本过程可分为两个阶段，即纤溶酶原的激活与纤维蛋白的降解（图2-2）。

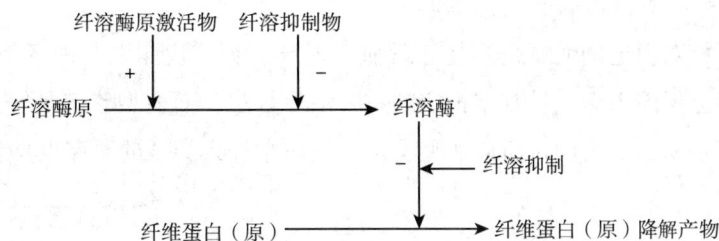

图2-2　纤维蛋白溶解系统示意图

（一）纤溶酶原的激活

能使纤溶酶原激活成纤溶酶的物质称为纤溶酶原激活物（plasminogen activator，PA），主要有三类。一类为血管内激活物，由小血管的内皮细胞合成并释放于血液中。当血管内出现血凝块时，血管内皮细胞释放激活物，并大部分吸附于血凝块上，以促进血管内血栓的纤维蛋白溶解。另一类为组织激活物，存在于很多组织中，主要是在组织修复、伤口愈合的情况下，促进血管外纤维蛋白溶解。肾合成与分泌的尿激酶属于组织激活物，且活性很强，目前已可以从人尿中提取，用于治疗脑血管栓塞疾病。第三类为依赖于凝血因子Ⅻ的激活物，如前激肽释放酶被Ⅻa激活后生成的激肽释放酶就可激活纤溶酶原。

知识链接

尿激酶的溶栓应用

由尿液中提取的尿激酶主要用于血栓栓塞性疾病的早期溶栓治疗，如肺栓塞、冠状动脉栓塞、脑血管栓塞、视网膜动脉栓塞等，也用于人工心瓣手术后预防血栓形成，保持血管插管和胸腔及心包腔引流管的通畅等。溶栓的疗效需要后继的肝素抗凝加以维持。

（二）纤维蛋白的降解

纤溶酶属于蛋白酶，能水解纤维蛋白或纤维蛋白原，从而将其分割成许多可溶性的小肽不再起凝固作用，而且其中一部分有抗凝血的作用。

（三）纤溶抑制物及其作用

血液中除含有能使纤维蛋白溶解的物质外，还含有多种对抗纤维蛋白溶解的物质。能抑制纤溶的物质主要有两类：一类为抗纤溶酶，它可与纤溶酶结合，然后被吞噬细胞清除，从而对抗纤维蛋白溶解；另一类是激活物的抑制物，它能与激活物竞争而发挥抑制纤溶酶被激活的作用。

正常情况下，纤维蛋白形成系统与纤维蛋白溶解系统保持着动态平衡，使血管内血液保持着良好的流体状态。如果两个系统的动态平衡受到破坏，则会引起病理现象，导致出血性疾病或血栓性疾病。

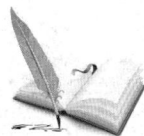

第四节　血量、血型和输血

人体适量而相对恒定的血量是维持正常血液循环、新陈代谢以及内环境稳态的重要条件。输血是临床上保障患者血量基本恒定的重要治疗方法，而血型鉴定是安全输血的前提。此外，由于血型是遗传决定的，所以血型鉴定对法医学和人类学的研究也具有重要价值。

一、血量

人体内血液的总量称为血量（blood volume）。正常成年人的血液总量相当于体重的7%～8%，或相当于每千克体重有70～80 ml血液。全身血液的大部分在心血管系统中快速循环流动，称为循环血量；小部分血液滞留在肝、肺和静脉内，流动很慢，称为贮存血量。在运动或大出血情况下，贮存血量可被动员，补充循环血量。

正常情况下，人体内的血量保持相对恒定，这是维持正常血压和保证各组织、器官正常血液供应的必要条件。

一般情况下，少量失血即成人一次失血在500 ml以下，不超过全身血量的10%，通过人体功能的代偿，可无明显临床症状出现；中等失血即一次失血1000 ml，达全身血量的20%时，人体功能将难以代偿，会出现血压下降、脉搏加快、四肢冰冷、眩晕、口渴、恶心、乏力等现象，甚至昏倒；严重失血即失血量达总量的30%以上时，如不及时抢救，可危及生命。

为了抢救危重患者和临床需要，提倡公民义务献血。对于一个健康人来说，一次献血200～300 ml，是不会给机体带来任何损害的。

二、血型

血型（blood group）是血细胞膜上特异性抗原的类型。目前已知，除血细胞有血型外，一般组织细胞也有"血型"，而且这种血型抗原物质，还能以可溶性形式存在于唾液、精液、乳汁、尿液和汗液中。血型的概念已经扩展到各种血细胞及人体的其他成分。但是，一般所说的血型仍然是指红细胞膜上特异性抗原的类型。自1901年Landsteiner发现第一个人类血型系统即ABO血型系统以来，至今已经发现ABO、Rh、MNSs、Kell等25个不同的红细胞血型系统。其中，ABO血型系统和Rh血型系统是与临床关系最密切的血型系统。

（一）ABO血型系统

1. ABO血型的分型　ABO血型系统中有两种不同的抗原，分别称为A抗原和B抗原。在人类血清中含有与其相对应的两种抗体，即抗A抗体和抗B抗体。ABO血型系统的分型是根据红细胞膜上是否存在A抗原和B抗原而将血液分为四型：红细胞膜上只含A抗原的为A型；只含B抗原的为B型；含有A与B两种抗原的为AB型；A与B两种抗原都没有的，则为O型。

不同血型的人血清中含有不同的抗体，但不含与自身所含抗原相对抗的抗体。即在A型血的血清中，只含有抗B抗体；B型血的血清中只含有抗A抗体；AB型血的血清中没有抗A和抗B抗体；而O型血的血清中则含有抗A和抗B抗体。血型抗原和血型抗体分别也

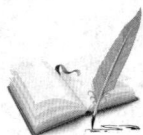

被称为凝集原和凝集素。当凝集原和与其相对应的凝集素相遇时将发生红细胞凝集反应。如红细胞膜上 A 抗原和抗 A 抗体或 B 抗原和抗 B 抗体结合时，就能使红细胞聚集成簇，发生红细胞凝集。红细胞的凝集还伴有溶血，在血管内一旦发生这样的情况，此凝集成簇的红细胞可以堵塞毛细血管，损害肾小管，其结果可危及生命。

ABO 血型系统还有几种亚型，其中最重要的亚型是 A 型中的 A_1 和 A_2 亚型。同样 AB 型血型中也有 A_1B 和 A_2B 型。输血前检验时还要注意血型亚型的存在。

2. ABO 血型的鉴定　临床上 ABO 血型的鉴定方法，是将被鉴定人的红细胞分别与抗 A 血清、抗 B 血清相混合，依据抗原和抗体发生特异性结合的原理，在适宜的条件下观察有无凝集现象发生，判定被鉴定人的红细胞膜上所含的抗原类型，再根据所含抗原类型确定血型。

（二）Rh 血型系统

1. Rh 血型系统的抗原　Rh 血型系统是红细胞血型中仅次于 ABO 血型的另一个重要的血型系统。1940 年 Landsteiner 和 Wiener 首次在恒河猴（Rhesus monkey）的红细胞表面发现了一类抗原，命名为 Rh 抗原。这种血型系统称为 Rh 血型系统。现已知 Rh 血型系统有 40 多种抗原，与临床关系密切的是 D、E、C、c、e 五种。其中以 D 抗原发现最早、抗原性最强，故临床意义最为重要。医学上 Rh 阳性通常是指红细胞上含有 D 抗原者，即 D 抗原阳性；而 Rh 阴性通常是指红细胞上缺乏 D 抗原者，即 D 抗原阴性。在我国汉族和其他大部分民族中，99% 的人是 Rh 阳性，只有 1% 的人是 Rh 阴性。有些少数民族，Rh 阴性者较多，如苗族为 12.3%，塔塔尔族为 15.8%，布依族和乌孜别克族为 8.7%。

■ 知识链接

稀有的 Rh 阴性血型

Rh 阴性血型在人群中（尤其是汉族）属稀有血型，如同时考虑 ABO 和 Rh 血型系统，在汉族人群中寻找与 Rh 阴性 AB 型相同血型的人，机会不到万分之三，十分罕见，因而 Rh 阴性血也被称为"熊猫血"，即像国宝熊猫一样稀缺珍贵。

2. Rh 血型的特点及其在医学实践中的意义　人血清中存在着 ABO 血型系统的天然抗体，且是属于完全抗体，分子较大不能通过胎盘。但在人血清中不存在天然的抗 Rh 抗原的抗体，即抗 D 抗体，只有当 Rh 阴性的人接受 Rh 阳性的血液后，通过体液性免疫才产生抗 Rh 抗原的抗体。Rh 系统的抗体属于不完全抗体，分子较小能通过胎盘。鉴于 Rh 血型系统以上特点，临床上对两种情况有重要意义：其一，当 Rh 阴性的人，接受 Rh 阳性的血液后，第一次输血后一般不产生明显的反应，但却能刺激 Rh 阴性的人产生抗 D 抗体，如果第二次再输入 Rh 阳性血液时即可发生抗原 – 抗体结合反应，使输入的 Rh 阳性红细胞发生凝集；其二，当 Rh 阴性的母亲怀有阳性的胎儿时，在分娩时可有较多的胎儿红细胞进入母体，通过免疫反应，刺激母体产生抗 D 抗体。这种抗体可以透过胎盘进入胎儿的血液，使胎儿的红细胞发生溶血，造成新生儿溶血病，严重时可导致胎儿死亡。由于一般只有在妊娠末期或分娩时才有足量的胎儿红细胞进入母体，而母体血液中抗体的浓度是缓慢增加的，故 Rh 阴性的母体怀第一胎 Rh 阳性的胎儿时，很少出现新生儿溶血的情况，但如果第二次母亲怀孕的仍然是阳性的胎儿，这种抗 D 抗体便有可能透过胎盘进入胎儿的血液，可使胎儿的红

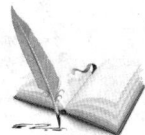

细胞发生凝集和溶血，造成新生儿溶血。因此，对于多次怀孕均死胎的孕妇，特别是少数民族妇女，其血型应引起医务人员高度注意，确定属于少见的 Rh 阴性后，则应采取相应医疗预防措施以防止事故的发生。

三、输血

输血（blood transfusion）是抢救生命和治疗某些疾病的重要手段，但如果输血不当，将会造成严重后果，甚至危及生命。为确保输血安全，必须严格遵守输血原则，注意输血的安全、有效和节约。

输血前必须鉴定血型，保证供血者和受血者的 ABO 血型相合。对于生育年龄的妇女和需要反复输血的患者，还必须使供血者与受血者的 Rh 血型相合。

为了保证输血的安全性，即使供血者和受血者的 ABO 血型相同，在输血前也必须进行交叉配血试验。即把供血者的红细胞与受血者的血清进行混合（这称为试验的主侧）；把受血者的红细胞与供血者的血清混合（这称为试验的次侧）。这样可检验血型鉴定是否有误，又能发现他们的红细胞或血清中，是否还存在一些其他不相容抗原或抗体。如果交叉配血试验的两侧都没有凝集反应，即为配血相合，可以进行输血；如果主侧有凝集反应，则为配血不合，不能输血；如果主侧不发生凝集反应，而次侧发生凝集反应，只能在应急情况下输血，输血时速度要慢，量要少，并密切观察，如发生输血反应，应立即停止输注。

> **考点提示**
>
> 输血的原则。

随着医学和科学技术的进步，输血疗法已经从以前的单纯输全血发展到成分输血，即把人血中的各种不同成分，如红细胞、粒细胞、血小板和血浆分别制备成高纯度或高浓度的制品，根据患者的不同需要输入。这样既能提高疗效，减少不良反应，又能节约血源。

本章小结

血液由血细胞和血浆两部分组成。血细胞包括红细胞、白细胞和血小板，其中红细胞数量最多，主要功能是运输 O_2 和 CO_2。白细胞的主要功能是通过吞噬及免疫反应，实现对机体的保护和防御。血小板具有黏附、聚集、释放、吸附和收缩等多种特性，参与生理性止血、促进血液凝固和维持血管内皮的完整性。凝血过程包括凝血酶原激活物形成、凝血酶形成和纤维蛋白形成三个阶段，是一个正反馈过程。ABO 血型系统可分为 A、B、AB 和 O 型四种。Rh 血型系统中，99% 汉族人为 Rh 阳性。由于红细胞存在多种血型物质及亚型，即使是同型血液输血，也必须常规进行交叉配血试验。

目标检测

一、选择题

【A1/A2 型题】

1. 血细胞比容是指

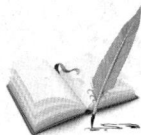

扫码"练一练"

A. 红细胞与血浆容积之比　　　　　　　B. 红细胞在血液中所占的容积百分比

C. 红细胞与血管容积之比　　　　　　　D. 红细胞与白细胞体积之比

E. 红细胞与血小板体积之比

2. 血浆 pH 主要取决于

A. $KHCO_3/H_2CO_3$ 缓冲对　　　　　　B. K_2HPO_3/KH_2 缓冲

C. $NaHCO_3/H_2CO_3$ 缓冲对　　　　　D. 血红蛋白钾/血红蛋白

E. 蛋白质钠盐/蛋白质

3. 血清与血浆的主要区别在于血清缺乏

A. 纤维蛋白　　　　　　　　　　　　　B. 纤维蛋白原

C. 凝血中血小板释放的物质　　　　　　D. 血小板

E. Ca^{2+}

4. 启动外源性凝血途径的物质是

A. FXII　　　　　　　　　　　　　　　B. 组织因子

C. 血小板　　　　　　　　　　　　　　D. 凝血酶原

E. Ca^{2+}

5. 正常成年男性血红蛋白的正常值

A. 12 ~ 16 mg/100 ml　　　　　　　　B. 120 ~ 160 g/100 ml

C. 120 ~ 160 g/L　　　　　　　　　　D. 120 ~ 160 mg/L

E. 12 ~ 16 g/L

6. 全血的比重主要决定于

A. 血浆蛋白含量　　　　　　　　　　　B. 渗透压的高低

C. 红细胞数量　　　　　　　　　　　　D. 白细胞数量

E. NaCl 的浓度

7. 合成血红蛋白的基本原料是

A. 铁和叶酸　　　　　　　　　　　　　B. 铁和维生素 B_{12}

C. 蛋白质和内因子　　　　　　　　　　D. 铁和蛋白质

E. 铁

8. 当血液中血小板在多少以下时，可引起出血现象

A. $150 \times 10^9/L$　　　　　　　　　　B. $120 \times 10^9/L$

C. $50 \times 10^9/L$　　　　　　　　　　D. $100 \times 10^9/L$

E. $200 \times 10^9/L$

9. 血小板彼此黏着的现象称血小板

A. 黏附　　　　　　　　　　　　　　　B. 聚集

C. 释放　　　　　　　　　　　　　　　D. 凝集

E. 收缩

10. 血小板减少的患者，皮肤黏膜常出现自发性出血点和紫癜，主要是由于

A. 不易形成止血栓　　　　　　　　　　B. 血管不易收缩

C. 不能维持血管内皮的完整性　　　　　D. 血凝块回缩障碍

E. 血液凝固障碍

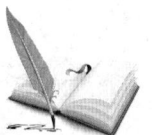

11. 血液凝固的发生是由于
    A. 纤维蛋白溶解
    B. 因子Ⅷ的激活
    C. 纤维蛋白原变为纤维蛋白
    D. 纤维蛋白的激活
    E. 血小板聚集与红细胞叠连

12. 内源性和外源性凝血途径的共同途径始于
    A. 凝血因子Ⅴ
    B. 凝血因子Ⅷ
    C. 凝血因子Ⅸ
    D. 凝血因子Ⅹ
    E. 凝血因子Ⅲ

13. 检验血浆标本时，常用草酸盐或枸橼酸钠，其抗凝血机制是
    A. 去掉血浆中的纤维蛋白
    B. 增加肝素的作用
    C. 抑制凝血酶的形成
    D. 去掉血浆中 Ca^{2+}
    E. 促进凝血酶的形成

14. 一个体重 60 kg 的正常成年人的血量为
    A. 2.8~4.0 L
    B. 4.2~4.8 L
    C. 5.0~7.0 L
    D. 7.0~8.0 L
    E. 8.0~10.0 L

15. Rh 阳性是指红细胞膜上含有
    A. C 抗原
    B. A 抗原
    C. D 抗原
    D. E 抗原
    E. B 抗原

16. 某人的红细胞与 B 型血的血清发生凝集，而其血清与 B 型血的红细胞不凝集，此人的血型可能是
    A. A 型
    B. B 型
    C. AB 型
    D. O 型
    E. 无法判断

17. 某一患者在接受输血前进行交叉配血试验，已知受血者为 A 型血，在交叉配血试验中结果是：主侧发生凝集，次侧不发生凝集。献血者血型应为
    A. O 型
    B. A 型
    C. B 型
    D. AB 型
    E. Rh 型

二、简答题

1. 高原居民的红细胞数量有何变化？为什么？

2. 简述血液凝固的基本过程。

3. 输血的原则是什么？为什么 ABO 系统的同型血互相输入或受血者再次输入同一供血者的血液，还要进行交叉配血试验？

（奚丹 何平）

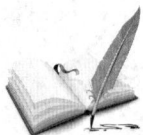

第二篇

血液及造血系统疾病常见症状、基本检查方法和常用治疗药物

第三章　血液及造血系统疾病常见症状

学习目标

1. **掌握** 血液及造血系统疾病的常见症状和体征。
2. **熟悉** 发热、贫血、黄疸、出血、脾大及淋巴结肿大的临床表现。
3. **了解** 血液系统疾病诊断的基本检查手段，了解诊治过程中的人文关怀和健康指导。
4. 学会利用血液及造血系统的常见症状和体征发现血液病。
5. 能按照正确临床思维方法对血液系统疾病进行诊断及鉴别诊断。

扫码"学一学"

案例导入

患者，男性，27岁。面色苍白半个月，齿龈出血3天入院。患者半个月前发现面色苍白，未在意，3天前发现齿龈出血，不易止，就诊于当地医院，查体：胸骨压痛阳性，肝、脾肋下未触及，血常规示：白细胞 4.4×10^9/L，血红蛋白80 g/L，血小板 10×10^9/L。外周血涂片分类：分叶33%，杆状3%，早幼粒45%，中幼粒1%，淋巴细胞18%。骨穿提示：骨髓增生极度活跃，以异常早幼粒细胞为主，占95%；红系增生受阻；全片未找到巨核细胞，血小板少见。过氧化物酶染色（POX染色）：100%强阳性。病程中无发热，大、小便正常。

问题：

1. 该患者涉及的血液系统症状和体征有哪些？
2. 若想进一步明确该患者诊断和预后分层，还需要做哪些检查？

血液病，即血液系统疾病，指原发于造血系统的疾病和主要累及造血系统的疾病。由于血液的特殊性，血液病的特点包括：继发性血液学异常很常见；实验室检查对于血液病的诊治很重要；另外，虽然血液病的症状和体征不特异，但对于血液病的诊治有很重要的意义。血液病的症状包括发热、贫血、出血、黄疸、脾大、淋巴结肿大等。

第一节　发　　热

正常人体温受体温调节中枢控制，机体产热与散热保持动态平衡，体温相对恒定，维持在36～37℃。正常个体之间会略有差异，同一个体随着其测量部位、测量时间以及测量时机体状态不同，体温都会有所差异，但波动幅度一般不超过1℃。当人体在致热原作用下或各种原因引起体温调节中枢功能障碍时，体温升高超出正常范围，则出现发热。发热是

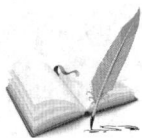

血液系统疾病常见的症状之一。

一、临床表现

发热的临床经过大致可分三个时相，各阶段特点不同。

1. 体温上升期　中心体温开始逐渐或迅速上升，此时相许多患者自我感觉发冷或畏寒，并可出现"鸡皮疙瘩"、寒战和皮肤苍白等现象。此期热代谢的特点是产热增多、散热减少，体温上升。

2. 高热期　当体温升至高峰时，波动于较高水平，称为高热期或热稽留期。此期患者的皮肤颜色发红，自觉酷热和皮肤干燥。高热期持续时间不一，热代谢特点是产热与散热在较高水平上保持相对平衡。

3. 体温下降期　病因消除后，致热原减少，对体温调节中枢的刺激减弱，体温调定点逐渐降到正常，可大量出汗，皮肤比较潮湿，故又称出汗期。出汗可以快速散热，但大量出汗可引起脱水甚至循环衰竭，应注意补充水、电解质，防止酸碱失衡、电解质紊乱。体温下降期热代谢特点是散热多于产热，故体温下降。

二、血液系统疾病发热的病因与发病机制

（一）病因

根据病因可分为感染性与非感染性发热两大类。

1. 感染性发热　是血液病患者发热最常见的原因，当出现中性粒细胞减少、免疫功能减退、长期应用抗生素、糖皮质激素等情况时，患者容易感染各种病原体，包括细菌、真菌、病毒等，出现感染性发热。

2. 非感染性发热　血液系统疾病本身也可以引起发热，没有病原体参与，大多为肿瘤性发热，如白血病、淋巴瘤等引起的非感染性发热，与肿瘤坏死、人体白细胞对组织坏死的反应以及肿瘤组织本身释放的内源性致热原等有关。淋巴瘤特别是霍奇金淋巴瘤常可引起特征性的周期性发热。

（二）发病机制

机体正常是产热与散热保持动态平衡，若失衡就会出现发热。根据发病机制主要分为致热原性发热与非致热原性发热，血液系统疾病发热主要是致热原性发热，包括外源性和内源性致热原两大类。

1. 外源性致热原　病原体及其代谢产物、坏死组织、免疫反应产生的抗原抗体复合物等，都属于外源性致热原，使机体的中性粒细胞、单核 – 吞噬细胞等活化，产生并释放出内源性致热原，从而引起发热。

2. 内源性致热原　主要指各种细胞因子，包括白细胞介素（如 IL – 1、IL – 6）、干扰素、肿瘤坏死因子等，作用于体温调节中枢，使其发出神经冲动，通过寒战或加快代谢使机体产热增加；并通过收缩皮肤血管、排汗减少使散热减少。两方面共同调节，产热增加，散热减少，引起发热。

三、发热的分度

根据体温的高低，发热可分为以下几种。

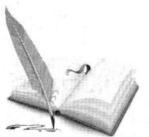

1. 低热 37.3~38℃

2. 中度热 38.1~39℃

3. 高热 39.1~41℃

4. 超高热 41℃以上

发热是血液系统疾病的常见症状，了解患者发热起病缓急、病程长短、温度变化、发生频度、诱发因素等情况，搞清楚患者发热的伴随症状，诊治过程、服药历史、职业特点、家庭条件等，均有助于对发热病因、患病部位的判断，开拓医生的诊断思路。

第二节 贫 血

贫血是血液系统疾病最常见的症状，是指循环血中单位体积内的血红蛋白（Hb）、红细胞数（RBC）和（或）血细胞比容（HCT）低于正常值下限（表3-1），不能对器官组织充分供氧的一类常见的临床综合征，是营养缺乏（缺铁性贫血、巨幼细胞贫血等）、骨髓病变（红细胞生成障碍）、红细胞异常（红细胞破坏增多）、免疫性疾病及多种系统性疾病（引起继发性贫血）等的共同表现，而不是独立的疾病。任何因素引起红细胞生成减少、破坏增多、出血等情况，若骨髓不能代偿红细胞破坏以及丢失的速度，即发生贫血，可涉及内科、外科、妇科、儿科等多种疾病，一旦发现贫血，应查明其发生的原因。

临床上主要通过 RBC、Hb、HCT 来判断贫血，其中血红蛋白（Hb）浓度是最好、最常用的指标。成年男性低于120 g/L（12.0 g/dl），成年女性低于110 g/L（11.0 g/dl），孕妇低于100 g/L（10.0 g/dl）一般可认为贫血，但也存在地区与个体差异。例如高原居民的正常值较高；急性失血早期，红细胞与血浆同时成比例减少，此期血红蛋白值相对正常。因此在临床工作中确定有无贫血，要结合患者具体情况综合分析。

表3-1 国内贫血诊断标准（海平面地区）

	红细胞（×10^{12}/L）	血红蛋白（g/L）	血细胞比容
男	<4.5	<120	<0.42
女	<4.0	<110	<0.37

一、临床表现

贫血一般表现为疲乏、无力，皮肤黏膜苍白；呼吸循环系统表现为心率加快、呼吸加深；消化系统表现为食欲减退、恶心、消化不良等；神经系统表现为头晕、头痛、畏寒、嗜睡、精神萎靡不振等；溶血时可见黄疸及脾大等。

贫血症状的轻重，个体差异可以很大，取决于贫血的严重程度、贫血发生的快慢、血容量降低的程度、患者机体对贫血代偿能力、患者年龄以及患者自身的状态等。根据血红蛋白降低程度的不同，临床上将贫血分为轻、中、重、极重度贫血4级（表3-2），轻至中度贫血最早的临床症状常常是乏力、疲惫感，随着贫血的加重，可能出现心动过速和劳力性呼吸困难等。贫血发生迅速，短期内血容量丢失，即使贫血程度不重，也可能出现明显症状，发生与低血压有关的症状；而贫血发生缓慢，机体能逐渐适应，即使贫血较重，也可维持生理功能；年老体弱或心、肺功能差的患者，即使轻度贫血，症状也可以比较明显。

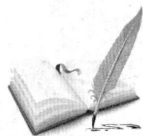

表 3 - 2 贫血的严重程度分级

分级	血红蛋白（g/L）
轻度	>90
中度	90~60
重度	59~30
极重度	<30

二、诊断

贫血本身，仅用血常规检查即可确诊，但查明贫血的原因非常重要，不要将贫血当作病因或看作一种独立的疾病。血液科系统疾病诊断的方法与其他系统疾病一样，主要依靠问病史、查体以及针对性的实验室检查，综合分析而得出正确的诊断。

（一）病史

详细询问患者的既往用药史、手术史、家族史、月经生育史、危险因素暴露史等，会推测出患者贫血的可能病因。例如过去血常规正常，则患者可能不是遗传性或先天性疾病；若患者有脾大、黄疸家族史，则可能有遗传性溶血性疾病；若患者有慢性胃炎、消化性溃疡、月经过多、胃切除手术等病史，则可能患营养不良性贫血等。

（二）典型表现

贫血患者除全面检查外，须注意皮肤黏膜的苍白，这是贫血患者的共同体征，此外还要注意有无黄疸、骨骼压痛、心脏的异常以及肝、脾、淋巴结肿大等体征。

（三）辅助检查

除全血细胞计数（即血常规），最基本的血液学实验室检查应包括以下几种。

1. 网织红细胞计数 可以反映骨髓对于贫血的代偿。

2. 外周血涂片 是检查红细胞缺陷和破坏时必不可少的检查项目，观察有无异形红细胞，如球形红细胞、镰状红细胞、破碎红细胞等。若发现球形红细胞增多，则可以推测可能有溶血，包括免疫性溶血、遗传性球形红细胞增多症等；若发现镰状细胞，则应进一步做血红蛋白电泳等检查；若发现红细胞碎片，则要注意是否有弥散性血管内溶血、血栓性血小板减少性紫癜等。

3. 骨髓涂片检查 是对贫血诊断不可缺乏的手段，必要时可行骨髓活检检查。贫血患者的骨髓检查必须包括铁染色，以明确或排除缺铁性贫血和铁粒幼细胞性贫血等。

4. 特殊实验室检查 在形态学的基础上，有目的地选择一些特殊检查以确定贫血的发病原因，例如血清铁、铁蛋白、总铁结合力等铁代谢检查可以推测患者是否缺铁；直接、间接抗人球蛋白实验可以推测患者是否有免疫性溶血性贫血；酸溶血、CD55/CD59 等检查均有助于贫血的病因诊断。

5. 其他检查 如肝、肾功能，尿、便常规，内镜及影像学等检查对于贫血的原因也是有意义的。

综合分析患者病史、典型表现、辅助检查等资料，查明贫血的发病原因，贫血的病因诊断十分重要，目的是不要延误重要疾病尤其是恶性病的诊断。

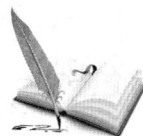

（四）贫血的形态学分类标准

根据患者的红细胞平均体积（MCV）、红细胞平均血红蛋白含量（MCH）及红细胞血红蛋白平均浓度（MCHC）将贫血分为三类（表3-3）。贫血的形态学虽然分类简单，但可提供诊断线索，易于掌握。值得注意的是，形态学分类不是固定不变的，例如正细胞性贫血并不是说所有红细胞都是正常大小，而是指其平均体积在正常范围内，见于急性失血、再生障碍性贫血、白血病等；大细胞性贫血中也可有很多小细胞出现，可以通过显微镜观察红细胞形态，见于巨幼细胞贫血、骨髓增生异常综合征等；小细胞低色素性贫血多数是缺铁性贫血，还可以见于珠蛋白生成障碍性贫血、慢性病贫血等。

表3-3　贫血的形态学分类

类型	MCV（fl）	MCH（pg）	MCHC（%）
正常细胞性	80~100	27~34	32~36
小细胞低色素性	<80	<27	<32
大细胞性	>100	>34	32~36

知识链接

继发于慢性病的贫血

继发于慢性病的贫血，包括一组继发于慢性感染、炎症及恶性肿瘤的贫血称为慢性病贫血，另外继发于慢性系统性疾病如肝病、肾病及内分泌疾病等的贫血，引发贫血的机制两者不尽相同。

三、贫血的病因与发病机制

贫血的病因和发病机制可分为3大类，即红细胞生成减少、红胞破坏过多和红细胞丢失过多（表3-4）。

表3-4　贫血的病因、发病机制

病因及发病机制		常见疾病
红细胞生成减少	造血干细胞数量、质量异常	再生障碍性贫血、纯红细胞再生障碍性贫血等
	骨髓浸润	骨髓被白血病、骨髓瘤、骨髓纤维化、骨髓转移癌等浸润，影响正常造血
	EPO缺乏	肾病、肝病、感染性疾病等慢性病性贫血，EPO水平不足
	无效红细胞生成	骨髓增生异常综合征、巨幼细胞贫血
	造血物质缺乏或利用障碍	维生素B$_{12}$或叶酸缺乏　巨幼细胞贫血等 缺铁或铁利用障碍　缺铁性贫血，铁粒幼细胞性贫血等
红细胞破坏过多	红细胞内在缺陷	红细胞膜的异常　遗传性球形细胞增多症，遗传性椭圆形红细胞增多症，阵发性睡眠性血红蛋白尿等
		血红蛋白的异常　珠蛋白生成障碍性贫血，异常血红蛋白病等
		红细胞酶的缺陷　葡萄糖-6-磷酸脱氢酶缺乏症等
	红细胞外部因素异常	免疫性因素　自身免疫性溶血性贫血、新生儿溶血、药物诱发的溶血、血型不合造成的溶血性贫血等
		非免疫性因素　人工心脏瓣膜、微血管病性贫血、行军性血红蛋白尿等机械性破坏
红细胞丢失过多		急、慢性失血性贫血

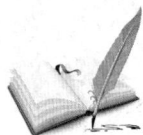

四、处理措施

（一）对症治疗

减轻贫血对患者的影响，改善患者低血容量、组织供氧不足的症状，包括输血、补充血容量等。

（二）病因治疗

贫血强调病因治疗，采取适当措施以消除病因。例如急性失血的患者找到出血的位置准确止血；缺乏造血原料的贫血应积极补充造血原料，巨幼细胞贫血补充维生素 B_{12} 及叶酸；缺铁性贫血补充铁剂；慢性病性贫血 EPO 不足的患者应用 EPO 有一定效果；应用免疫抑制剂、肾上腺皮质激素治疗自身免疫溶血性贫血；切脾减少红细胞破坏场所，用于治疗遗传性球形细胞增多症；造血干细胞移植治疗白血病、淋巴瘤、再生障碍性贫血等。原发病往往比贫血本身的危害大（例如胃肠道肿瘤等），其处理也比贫血本身的治疗更重要。

第三节　出　血

出血是血液系统疾病常见的症状，有自发性出血，也有因外伤、手术等因素引发的出血，出血的方式可以为皮肤黏膜出血，也可以是重要脏器出血；可以局部渗血，也可以全身性出血等，重者可死亡。正常情况下，血液在血管中流动，既不会溢出血管壁出血，也不会在血管内凝固而形成血栓。导致机体出血的主要因素包括血管壁、血小板、凝血因子、抗凝血物质、纤溶系统等，发病机制不同，治疗方法也各异。

一、临床表现

生理情况下，机体的止血与抗凝血系统保持动态平衡，任一因素异常均可导致出血，不同部位的出血会有不同的临床表现。

（一）浅表出血

1. 皮肤出血　表现为皮肤瘀点（直径小于 2 mm）、紫癜（直径 2 ~ 5 mm）、瘀斑（直径 5 mm 以上），其中大片瘀斑，特别是摩擦部位如后背、四肢等是严重血小板减少、凝血障碍性疾病的特征。

2. 黏膜出血　表现为鼻腔、齿龈出血，口腔血疱等。

（二）深部出血

1. 关节出血　在运动、外伤，甚至行走后发生，多见于负重关节，尤其是膝关节。关节腔及周围组织出血使受累关节肿胀、疼痛、活动受限等，反复出血后关节发生非感染性炎症，最终骨质破坏、关节挛缩出现畸形，甚至是功能丧失，多见于血友病。

2. 血肿　为深部皮下、肌肉或其他软组织出血，轻度外伤或自发性血肿一般见于凝血因子严重缺乏的患者，如血友病。

3. 深部器官、内脏出血　还可见于如消化道、泌尿道、浆膜腔、眼底等部位的出血，

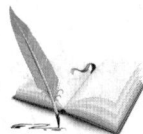

也可发生颅脑等部位出血，重者可引起死亡。多见于重症血小板减少、凝血机制障碍等。

二、诊断

（一）病史

患者的年龄、性别、手术与创伤史、用药史及家族史对于出血性疾病的诊断非常重要。例如患者在幼儿时期发病是遗传性疾病的特征；成年后的出血多为获得性因素所致；血友病 A 多为男性患者，家族有同类患者；无诱因的出血或原发病不能解释的出血常提示患者有严重的出血性疾病，如血友病或者 DIC；应用影响血小板功能的药物，如阿司匹林等。

（二）典型表现

根据出血发生的频度和严重程度，以及上述出血的临床表现，可以推测出血的病因，并提出有针对性的辅助检查。

（三）辅助检查

怀疑止血障碍的患者，初步筛查一般做血小板计数、出血时间、凝血常规检查，而后根据筛查结果选择针对性的检查。

1. 出血时间（bleeding time，BT） 指皮肤毛细血管被刺破后自然出血到止血所需要的时间。主要反映毛细血管与血小板的相互作用，凝血因子对于 BT 影响一般较小。因操作较为复杂、皮肤切口稍大，临床开展受限，一般不作为常规筛查手段。

2. 血小板计数 血细胞分析仪计数，是常规筛查手段。

3. 血小板功能检测 血小板黏附、聚集功能等。

4. 凝血常规检测 该检查包括凝血酶时间（TT）、活化的部分凝血活酶时间（APTT）、凝血酶原时间（PT）等。TT 延长提示纤维蛋白原减少或血浆中有抗凝物质；APTT 主要反映内源凝血过程中的凝血因子Ⅷ、Ⅸ、Ⅺ等的情况；PT 主要反映外源性凝血过程中的凝血因子Ⅶ、Ⅹ等的变化情况。

5. 凝血因子检测 根据患者的症状、凝血常规初筛结果后，选择性的进行凝血因子检测及 vW 因子相关检测。

6. 纤溶亢进的实验室检查 常用的是纤维蛋白（原）降解产物（FDP）和 D-二聚体测定。FDP 是血液循环中的纤维蛋白（原）在纤溶酶作用下产生的碎片，含量增高提示纤溶系统激活；D-二聚体是交联纤维蛋白的降解产物，提示发生了纤维蛋白的形成及溶解，可用于原发性、继发性纤溶亢进的鉴别。

7. 其他 血浆抗凝物质检验，包括抗凝血酶、血浆蛋白 C、血浆蛋白 S、组织因子途径抑制物等；其他纤溶活性检验等。

出血性疾病的检测在临床上一般选择方法简便、快速、经济并具有较高临床灵敏度的检验项目作为筛查实验，在此基础上，结合患者的病史、临床表现选择一些特异性的实验来诊断疾病。

三、病因及发病机制

出血与血栓形成是机体正常的止血、抗凝血、纤溶系统动态平衡失调的过程。导致机体出血的主要原因如下。

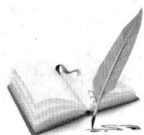

（一）血管因素

正常情况下，血管壁完整、光滑，具有重要的止血功能。血管受损后，因反射而使血管收缩，使局部血液流动减缓，血管损伤处闭合或断端回缩，快速止血；此外血管内皮释放的因子如内皮素、血栓烷 A2 等也可引起血管收缩。各种因素导致的血管结构异常或收缩功能障碍均可导致皮肤、黏膜出血。多见于遗传性毛细血管扩张症，获得性血管壁损伤的疾病，如药物性紫癜、过敏性紫癜等。

（二）血小板的因素

血小板源于巨核细胞，在止血中有重要作用。血小板在血管内单个循环，并不与其他细胞及血小板相互作用。当血管损伤，内膜下基质成分暴露，血小板可黏附在受损伤处，激活、相互聚集，形成血小板血栓。另外，活化的血小板还释放各种因子促进凝血。血小板数量、质量的异常均可引起出血。血小板数量减少见于免疫性血小板减少症、白血病、再生障碍性贫血、恶性病化疗后等；血小板功能异常见于遗传性血小板功能缺陷，如巨大血小板综合征、血小板无力症等，还可见于获得性血小板功能缺陷，如药物因素等。

（三）凝血因子因素

凝血过程是通过内源性、外源性凝血途径，相继激活一系列凝血因子级联反应过程，最终生成凝血酶、形成纤维蛋白血凝块。途径中的凝血因子缺乏或功能异常均可引起凝血障碍，从而导致出血。可见于血友病 A、B 等遗传性疾病，还可见于维生素 K 缺乏、抗血栓药物、严重肝病等引发的获得性凝血因子减少。

（四）纤维蛋白（原）溶解亢进

纤维蛋白溶解系统的作用是溶解纤维蛋白，防止血栓形成后堵塞血管，若亢进，即功能过强则可能导致出血的发生。

1. 先天性 少见，可见于纤溶酶原活化物抑制物缺乏症、α2 – 纤溶酶抑制物缺乏症等。

2. 获得性 包括原发性、继发性纤溶亢进。原发性见于甲状腺、胰腺等手术过度挤压使组织性纤溶酶原激活物（t – PA）或尿激酶型纤溶酶原激活物（u – PA）释放入血，或肝病等所致的抗纤溶酶活性降低导致的纤溶亢进；继发性多见于一些病理状态下，凝血反应启动后激活纤溶系统，同时纤维蛋白沉积在血管内皮导致 t – PA 释放出现的继发性纤维蛋白溶解功能亢进，如 DIC 及各种血栓性疾病。

四、处理措施

局部治疗包括压迫止血、冷敷、明胶海绵填塞止血；根据不同病因进行全身治疗，包括血小板输注、应用降低血管通透性的药物、促进血小板生成、免疫抑制药物、新鲜冰冻血浆、冷沉淀、凝血酶原复合物等的应用，综合止血。

第四节 黄 疸

黄疸是指血清中胆红素升高导致皮肤、黏膜等部位发生黄染的症状和体征。胆红素的

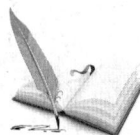

正常高值为 17.1 μmol/L；浓度超过 34.2 μmol/L 时，出现黄疸；而浓度在 17.1 ~ 34.2 μmol/L 间时，临床上未出现黄疸症状和体征，不易察觉，称为隐性黄疸。

一、临床表现

血液系统疾病的黄疸多为溶血性黄疸，临床上一般黄疸较轻，呈浅柠檬色，同时可伴有急、慢性溶血的其他表现，如发热、贫血、脾大等。

二、诊断与鉴别诊断

（一）诊断

溶血性贫血结合患者的病史、典型的临床表现和实验室检查可做出正确诊断。溶血性贫血的实验室检查特点包括：血清总胆红素增加，以非结合胆红素为主。因非结合胆红素增加，而使结合胆红素代偿增加，排入肠道中的结合胆红素增加，导致血、尿胆原增加，但尿中不含有胆红素。此外，该黄疸还伴有贫血、外周网织红细胞增多、骨髓代偿红系比例增多等。

（二）鉴别诊断

1. 先天性非溶血性黄疸 少见，由于肝细胞对胆红素的摄取、结合和排泄有缺陷而导致的黄疸，包括 Gilbert 综合征、Rotor 综合征、Dubin – Johnson 综合征等。

2. 肝细胞性黄疸 可出现肝脏损伤的各种表现，如乏力、食欲不振等。肝细胞受损一方面使肝细胞对胆红素的转化、排泄能力降低，血中非结合胆红素增加，另一方面未损伤的肝细胞仍可进行胆红素转化，经过受损或坏死肝细胞释放入血，或因肝内病变阻塞胆道而使结合胆红素反流入血，出现黄疸。该黄疸是血中结合胆红素与非结合胆红素均增加，尿胆红素阳性，尿胆原可增多或正常。

3. 胆汁淤积性黄疸 是由于肝内或肝外胆汁淤积使胆道阻塞，胆道压力升高，小胆管与毛细胆管破裂致使胆汁中的胆红素反流入血而出现黄疸。此类患者皮肤呈暗黄甚至黄绿色，伴有皮肤瘙痒，尿色深而粪色浅，有的甚至出现白陶土样粪便。同时血清结合胆红素增高，尿胆红素阳性，尿胆原及粪胆原降低或者阴性。

三、病因、分类及发病机制

血液系统疾病的黄疸最常见的是溶血性黄疸，由于红细胞破坏，产生大量的非结合胆红素，超过肝脏的代偿能力，血中非结合胆红素升高，表现为黄疸。能引起溶血的疾病包括先天性溶血性贫血和获得性溶血性贫血。

（1）先天性溶血性贫血 如遗传性球形细胞增多症、海洋性贫血等。

（2）获得性溶血性贫血 如自身免疫性溶血性贫血、不同血型输血后的溶血、新生儿溶血、阵发性睡眠性血红蛋白尿等。

四、处理措施

详见溶血性贫血。

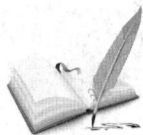

第五节　脾大

脾脏是人体最大的淋巴器官，正常人脾脏在肋下触不到，超出肋下即属脾大。血液系统多种疾病可出现脾大，但并非血液系统疾病所特有。

一、脾脏评估

（一）脾脏查体

进行准确的体格检查并确定存在脾大是一项重要的技能，视、触、叩对于准确的评估都很重要。巨脾的患者可能看到脾脏随着呼吸而移动，但可能会由于触诊的位置不够低而找不到脾缘。有时叩诊左上腹的浊音区的移动对于脾大的查体也有帮助。听诊很少用到。脾脏最重要的是触诊，触到脾脏后，要注意脾脏大小、边缘、质地、表面情况，有无压痛等情况，常可提示引起脾大的原因。

（二）影像学检查

通过脾脏的超声可以准确提供脾脏大小且方便易重复。CT 等检查可以分辨出其他方法可能漏掉的肿瘤或者脓肿。另外，还有放射性核素扫描等。

（三）脾脏活检

1. 细针穿刺活检　由于脾脏所处的位置及容易出血，故极少进行该项检查。

2. 脾切除术　脾切除术行脾脏活检，一般可以在破腹术或腹腔镜下进行。

二、脾大的分度

临床上常将脾大分为轻度、中度和高度。脾大在肋下 2 cm 内为轻度，常见于急慢性肝炎、伤寒等；大于 2 cm，而未超过脐水平线，为中度脾大，常见于肝硬化、慢性溶血性黄疸等；超过前正中线或脐水平线为高度脾大，亦称为巨脾，常见于慢性粒细胞白血病、原发性骨髓纤维化、慢性淋巴细胞白血病等。

三、脾大的病因及发病机制

（一）感染

病毒、立克次体、螺旋体、真菌、寄生虫等感染均可引起肝、脾大，如 EBV 感染、伤寒、组织胞浆菌病、疟疾等都可以见到脾大。

（二）非感染性疾病

1. 血液系统疾病　见于良性病变，如自身免疫性溶血性贫血，遗传性球形细胞增多症、地中海贫血等；也可见于恶性疾病，由于肿瘤浸润或因骨髓病变引起的髓外造血，如白血病、骨髓增殖性肿瘤、淋巴瘤、恶性组织细胞病等。

2. 其他　如脾淤血、系统性红斑狼疮、药物反应（如苯妥英钠等）、朗格汉斯细胞组织细胞增生症、Gaucher 病等。

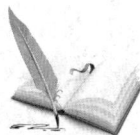

四、脾大的处理措施

脾大的患者可能会因为不同原因来就诊，可能主诉是左上腹疼痛、腹胀；少数可能是脾破裂发现脾大；有些可能是体检意外发现等。脾大的处理首先应注意引起脾大的原因，对脾大进行合理的解释，如寻找隐藏的感染，是否有血液系统疾病、肝病、先天代谢疾病等。同时，脾大也是系统疾病治疗时的一个监测指标，比如感染性单核细胞增多症、骨髓增殖性肿瘤等，若治疗有效，则脾脏会在一定时间内缩小，甚至恢复到正常大小。

第六节　淋巴结肿大

淋巴结分布于全身各处，能够过滤淋巴液并阻挡微生物和异常蛋白。正常淋巴结体积很小，单个散在，质地柔软，表面光滑，没有压痛，与毗邻组织无粘连，一般不易触及。正常的免疫反应可以引起淋巴结中的细胞成分增殖或增多，经常会引起淋巴结肿大。幼儿经常不断与新抗原接触，淋巴结肿大比较常见。正常淋巴结直径多在 0.2 ~ 0.5cm，但 1 ~ 2 cm 的腹股沟淋巴结常常被认为是"正常"的。肿大的淋巴结所在的位置常常代表了侵袭的部位。因此对于患者肿大淋巴结的评估，可以为疾病的诊断提供重要线索。

一、浅表淋巴结分布

浅表淋巴结呈组群分布，每一组群淋巴结接受一定部位的淋巴液。如耳、乳突区、颌下、颏下淋巴结接受头部各部位的淋巴液；颈深部淋巴结收集甲状腺、鼻咽、喉、气管等处淋巴液；左锁骨上淋巴结接受食管、胃肠等处淋巴液；右锁骨上淋巴结接受气管、肺、胸膜等处淋巴液；腋窝淋巴结收集躯干上部、乳腺、胸壁等淋巴液。当炎症或者肿瘤发生在身体某部位时，微生物或肿瘤细胞可沿淋巴管到达相应淋巴结，引起淋巴结肿大，对疾病诊断有重要意义。

二、淋巴结评估

对淋巴结肿大患者的评估包括详细的病史、全面的查体、实验室检查及影像学检查，每一项都能提供重要线索，以确定淋巴结肿大的范围、程度以及特征。

（一）淋巴结查体

临床上查体只能检查身体各处表浅的淋巴结，按顺序进行，防止遗漏，一般可先从耳前淋巴结开始触诊，接着触诊耳后、乳突区、枕骨下区、颈后三角、颈前三角、锁骨上窝、腋窝、滑车上、腹股沟直至腘窝等处淋巴结。发现有淋巴结肿大时，注意肿大淋巴结所在部位、大小、数目、硬度、活动度、有无压痛、与周围组织有无粘连，表面皮肤有无红肿、瘢痕等情况。同时注意寻找原发病灶，因为淋巴结引流部位的感染和恶性肿瘤都可能引发淋巴结肿大。一般而言，肿大淋巴结越大，潜伏严重诱因的可能性越高。含转移癌的淋巴结是坚硬的，含淋巴瘤的淋巴结是坚实而有弹性的，一般是无痛的；感染引起的肿大淋巴结则是柔软的，一般可能会有触痛。

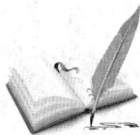

（二）影像学检查

超声、CT、磁共振扫描、PET－CT 等都可以评估深、浅部淋巴结，尤其是深部淋巴结。

（三）淋巴结活检

细针穿刺淋巴结是目前常用的诊断肿大淋巴结病因的方法，但该类组织标本量少，有时不足以做出明确诊断并分型。淋巴结切除活检是最适当的方法，可以提供充足的组织标本进行组织学、免疫组化、遗传学及分子生物学等诊断。

三、淋巴结肿大的原因

（一）感染性因素

细菌、真菌、寄生虫、病毒等感染是引起淋巴结肿大的主要原因，基本上所有生脓感染引流区域的淋巴结都会肿大。

（二）非感染性因素

1. 血液系统疾病　包括非霍奇金淋巴瘤、霍奇金淋巴瘤、白血病、巨球蛋白血症、慢性淋巴细胞白血病等。

2. 其他　包括免疫系统良性疾病，如类风湿性关节炎、系统性红斑狼疮等；其他恶性实体肿瘤，如乳腺癌、肺癌、头颈部肿瘤等；先天性代谢病，如 Gaucher 病等；内分泌病、淀粉样变性等。

四、淋巴结肿大的处理措施

患者往往是因触摸到浅表淋巴结肿大，或者是常规体检或因另一症状查出淋巴结肿大而来就医。根据淋巴结的大小、部位、硬度及患者的一般状态，对淋巴结肿大进行处理。一般伴有全身症状，大而硬的淋巴结考虑活检检查；若患者非常焦虑，无法明确恶性肿瘤，需要快速确诊，可以进行活检；肿大淋巴结质地柔软，大小不超过 2 cm，不伴有全身症状，血常规检查、外周血涂片等检查无异常者，可以暂时观察几周，若淋巴结未回复或继续增大，则考虑行活检检查。

第七节　血液系统疾病其他症状

血液系统常见的症状包括发热、贫血、出血、黄疸、脾大、淋巴结肿大。此外还可有其他表现。如血液系统疾病肝肿大可能由于造血系统恶性肿瘤的浸润或者髓外造血引起；骨痛多因骨髓腔内细胞增殖，压力增加所致，见于白血病等，或是由骨质疏松或骨质破坏所致，见于多发性骨髓瘤等；真性红细胞增多症时面色呈"醉酒貌"，急性白血病皮肤浸润时可有皮肤结节等。

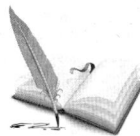

本章小结

血液系统疾病常见的症状包括发热、贫血、出血、黄疸、脾大、淋巴结肿大，此外还有肝大、皮肤改变、骨痛等表现。

目标检测

一、选择题

【A1/A2 型题】

扫码"练一练"

1. 下列哪种物质直接作用于体温调节中枢引起发热
   A. 病原体产生的外源性致热原
   B. 病原体产生的内源性致热原
   C. 血液中白细胞产生的外源性致热原
   D. 血液中白细胞产生的内源性致热原
   E. 血液中白细胞及病原体的代谢产物

2. 贫血是指外周血单位容积内
   A. 红细胞计数低于正常
   B. 血红蛋白浓度低于正常
   C. 红细胞压积低于正常
   D. 血红蛋白浓度和红细胞计数低于正常
   E. 红细胞计数，血红蛋白浓度和红细胞压积低于正常

3. 根据国内贫血诊断标准，下列哪项可诊断为贫血
   A. 成年男性低于 130 g/L
   B. 成年男性低于 120 g/L
   C. 成年女性低于 115 g/L
   D. 孕妇低于 105 g/L
   E. 以上都不是

4. 在诊断贫血时，最常用和最重要的指标是
   A. 红细胞计数低于正常
   B. 红细胞压积低于正常
   C. 血红蛋白浓度低于正常
   D. 平均红细胞血红蛋白浓度低于正常
   E. 循环血容量减少

5. 按红细胞形态特点分类，贫血可分为
   A. 大细胞性、正常细胞性和小细胞低色素性贫血
   B. 大细胞性、正常细胞性和小细胞性贫血
   C. 大细胞性、正常细胞性和低色素性贫血
   D. 大细胞性、正常细胞性和铁粒幼细胞性贫血
   E. 高色素性、正常色素性和低色素性贫血

6. 下列贫血中哪一项为小细胞低色素性贫血
   A. 再生障碍性贫血
   B. 溶血性贫血
   C. 缺铁性贫血
   D. 急性失血性贫血
   E. 骨髓病性贫血

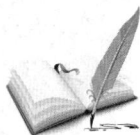

7. 根据贫血的病因机制下列哪项组合是错误的
    A. 红细胞生成减少——脾功能亢进
    B. 造血原料缺乏——缺铁性贫血
    C. 骨髓被异常组织浸润——骨髓转移癌
    D. 红细胞破坏过多——阵发性睡眠性血红蛋白尿
    E. 造血原料缺乏—巨幼细胞贫血

8. 根据贫血的病理生理基础 - 血液携氧能力降低，下列哪项是错误的
    A. 头痛、头晕、精神不集中　　B. 皮肤出血点、瘀点、瘀斑
    C. 心跳加快、脉压增宽　　D. 月经紊乱、性功能减退
    E. 恶心、腹胀、腹泻或便秘

9. 皮下出血面积的直径多大称为紫癜
    A. <2 mm　　B. 2~3 mm
    C. 2~5 mm　　D. >5 mm
    E. >6 mm

10. 皮下出血面积的直径多大称为瘀斑
    A. <2 mm　　B. 2~3 mm
    C. 2~5 mm　　D. >5 mm
    E. >6 mm

11. 皮下出血面积的直径多大称为瘀点
    A. <2 mm　　B. 2~3 mm
    C. 3~5 mm　　D. >5 mm
    E. >6 mm

12. 血液系统疾病中最常见的症状是
    A. 感染　　B. 贫血
    C. 出血　　D. 脾大
    E. 淋巴结肿大

13. 患者，男，46岁。咳嗽10年，消瘦、痰中带血3个月，肺CT示左上肺圆形阴影。若该患者出现淋巴结肿大，哪组浅表淋巴结最先肿大的可能性大
    A. 左颈深淋巴结上群　　B. 右颈深淋巴结上群
    C. 左锁骨上窝淋巴结　　D. 右锁骨上窝淋巴结
    E. 右颈深淋巴结下群

【A3/A4 型题】

(14~15 题共用题干)

患者，女，35岁。月经量增多2年，长蹲后起身晕倒2小时入院，查体面色苍白，睑结膜苍白，血常规：WBC 4.9×10⁹/L，RBC 3.0×10⁹/L，Hb 80 g/L，PLT 156×10⁹/L。

14. 患者最可能的诊断是
    A. 再生障碍性贫血　　B. 缺铁性贫血
    C. 巨幼细胞贫血　　D. 溶血性贫血

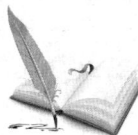

E. 难治性贫血
15. 患者贫血的严重程度为

A. 轻度 　　　　　　　　B. 中度

C. 重度 　　　　　　　　D. 极重度

E. 较重

二、简答题

1. 血液及造血系统疾病常见症状有哪些?

2. 出血的临床表现有哪些?

3. 简述脾肿大的分度。

（杜忠华　谭业辉）

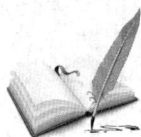

第四章　血液及造血系统疾病基本检查

扫码"学一学"

👉**案例导入**

患者，男性，55岁。腹胀3年，发现白细胞增高1天入院。患者3年前腹胀，未在意，1天前体检发现白细胞增高入院。查体：无贫血貌，未见皮肤黏膜出血，脾大肋下平脐，血常规示：白细胞$104.4×10^9/L$，血红蛋白110 g/L，血小板$459×10^9/L$。外周血涂片分类：分叶25%，杆状细胞24%，晚幼粒细胞20%，中幼粒细胞18%，嗜酸性粒细胞5%，嗜碱性粒细胞6%，淋巴细胞2%。骨穿提示：骨髓增生极度活跃，粒细胞占92%，各阶段幼稚粒细胞比例增多；红系增生减低，占5%；全片找到巨核细胞100个以上。病程中无发热，大、小便正常。

问题：

1. 该患者涉及的血液系统症状和体征有哪些？

2. 若要进一步明确该患者诊断和预后分层，还需要做哪些检查？

实验室检查是血液系统疾病诊断的重要环节。随着现代实验诊断技术的不断发展，血液病的实验室诊断已经从细胞水平到了分子水平，在血液病的诊断、治疗和预后评估中起着越来越重要的作用，但医生详细的询问病史、详细的体格检查仍然非常重要，综合这些临床资料，做出分析判断，选择必要的检查明确诊断。实验室检查与血液病的诊断与鉴别诊断、疗效判定、预后评估密不可分，更是研究病因和发病机制的重要方法，让我们对临床现象有更科学的认识，不断提高临床水平，更好地为患者服务。

一、全血细胞计数及外周血细胞涂片检查

全血细胞计数和外周血细胞涂片形态学检查是血液病最基本的诊断方法，常可反映骨髓造血的病理变化。高质量的血细胞计数可以为临床医生提供某些血液病诊断的重要依据，也可以提供进一步的检查线索，是血液病诊断不可缺少的手段。血细胞计数机器检测可以

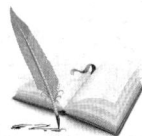

提示红细胞、白细胞和（或）血小板的异常，但具体的形态变化仍需人工将血细胞涂片染色后在显微镜下检查明确。

二、骨髓检查

骨髓细胞可通过多种手段进行检查，如细胞形态学观察、细胞化学、免疫学、遗传学、分子生物学等手段进行检查。

（一）骨髓细胞形态学检查

骨髓细胞形态学检查是诊断血液病、观察疗效及预后评估的重要手段之一。骨髓涂片反应骨髓细胞的增生程度、细胞成分、比例及形态变化，对造血系统疾病的诊断治疗、预后评估都有着重要的意义。

1. 骨髓细胞学检查的临床应用

（1）诊断血液系统疾病，观察疗效及定期复查　骨髓细胞学检查对于各种白血病、巨幼细胞贫血、多发性骨髓瘤等疾病具有确诊价值；对于缺铁性贫血、再生障碍性贫血等，骨髓有较特征性的改变，但特异性不强，有提示性诊断作用；对于免疫性血小板减少、原发性血小板增多症、溶血性贫血、脾功能亢进等，骨髓改变不特异，可结合临床和其他检查来解释；若临床上怀疑某种血液病，但骨髓象不支持，考虑可排除此病；对于临床表现不典型，骨髓象有变化，或出现少量异常细胞，可能为某种疾病早期或不典型病例，骨髓涂片检查有一定的提示作用，要结合临床，进一步检查，并动态观察。

（2）诊断骨髓转移癌　在骨髓涂片中找到转移癌细胞即可确诊。

（3）协助诊断某些代谢疾病　如尼曼－匹克病、戈谢病等，于骨髓涂片中找到特殊细胞即可确诊。

（4）诊断某些传染病　如骨髓涂片红细胞中找到疟原虫、吞噬细胞中看到黑热病的利什曼小体等。

（5）骨髓也用于微生物的培养。

2. 骨髓细胞形态学涂片检查的内容　选择骨髓小粒多，制备良好的涂片行瑞氏－吉姆萨染色，并选染色质量好的涂片镜检。

（1）低倍镜观察

1）骨髓增生度　以成熟红细胞与有核细胞的比值表示。一般将骨髓增生程度分为增生极度活跃（成熟红细胞与有核细胞比值1∶1，主要见于各种白血病）、明显活跃（比值10∶1，见于白血病、增生性贫血）、活跃（比值20∶1，见于正常骨髓或某些贫血）、减低（比值50∶1，见于造血功能低下）、极度减低（比值200∶1，见于再生障碍性贫血、化疗后等），不同血液病增生程度不同，对血液病诊断有一定的价值。

2）全片观察　尤其是片尾及边缘处体积较大、成堆分布的异常细胞，如骨髓转移癌、恶性淋巴瘤细胞、戈谢细胞等。

3）巨核细胞计数及分类　巨核细胞体积大，数量少，在低倍镜下计数，油镜或高倍镜下分类。

（2）油镜观察　首先观察各系细胞增生程度、形态、大致比例等情况，在油镜下进行细胞分类、计数及细胞形态的观察。观察内容包括：粒系、红系、淋巴系细胞、浆细胞、

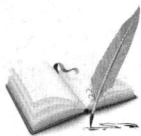

单核细胞等，注意各系细胞形态的变化。

（3）计算各系、各阶段细胞百分比，粒/红比例等。

3. 骨髓细胞化学染色 是以形态学为基础，结合化学反应原理对血细胞内各种化学成分或代谢产物作定性、定位及半定量的观察，包括铁染色、过氧化物酶染色、糖原染色、中性粒细胞碱性磷酸酶染色、酯酶染色等，细胞化学染色有助于血液病的诊断与鉴别诊断。

（二）骨髓组织学检查

用骨髓活检术取骨髓组织进行病理组织学检查，是观察骨髓组织结构与空间定位，可以更全面地了解骨髓增生程度、造血面积、纤维组织增生等情况，弥补骨髓细胞形态的不足。尤其是对于骨髓纤维化、再生障碍性贫血、骨髓增殖性肿瘤、恶性肿瘤骨髓转移等疾病的诊断具有重要意义。骨髓活检与骨髓细胞学检测相辅相成，具有重要的临床应用价值。

（三）骨髓细胞电镜检查

骨髓细胞电镜检查用来观察骨髓细胞超微结构，对某些类型的血液病的诊断提供诊断依据，但因其他检测方法的进步，不做常规检测。如大颗粒淋巴细胞白血病细胞胞浆中可见平行管结构；毛细胞白血病电镜下毛细胞表面凹凸不平，可见许多绒毛状突起，胞浆内可见核糖体板层复合物；急性髓系白血病微分化型电镜下观察髓过氧化物酶染色对于诊断也有价值。

三、血液生化的检查

1. 红细胞的检查

（1）铁代谢检测 铁是形成血红蛋白、肌红蛋白和含铁酶的必需物质。血清铁、血清铁蛋白、总铁结合力、转铁蛋白饱和度、转铁蛋白受体等都可以反映体内铁的贮存以及铁利用状态的指标。

（2）叶酸、维生素 B_{12} 检测 叶酸、维生素 B_{12} 是 DNA 合成过程中的重要辅酶，缺乏时可发生巨幼细胞贫血。

（3）溶血相关检查 详见溶血性贫血章节。

2. 白细胞的检查 如 β_2 - 微球蛋白在淋巴细胞增殖性疾病中常升高并与预后相关；末端脱氧核苷酸转移酶（TdT）可作为幼稚淋巴细胞的标志酶等。

3. 有关出凝血疾病的实验室检查 详见出血性疾病章节。

4. 其他 乳酸脱氢酶广泛存在于机体各组织中，尿酸是核酸降解产物，在白血病、淋巴瘤中，恶性细胞降解，血清中可有乳酸脱氢酶和尿酸升高。

四、组织病理学检查

组织病理学检查是血液病诊断的一项重要技术，除骨髓组织活检外，还有脾活检、淋巴结活检、体液细胞学检查等，对血液病的诊断、治疗及预后判断均有价值。

五、免疫学检查

血液病的免疫学检测发展迅猛，可以利用单克隆抗体检测相应白血病细胞表面抗原或胞浆内的分化抗原，进行白血病的分型或细胞发育阶段的鉴别，不但可以测定表达某种抗

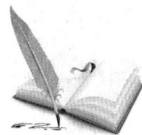

原的细胞数量，还可检测每个细胞所表达的抗原量，并可将其分选出来研究分析，有助于血液病的精确诊断、疗效分析及预后评估。血液病诊断中常用的免疫学检查包括以下几类。

1. 免疫分型 血液系统各类细胞在分化、发育、成熟过程中，细胞的免疫标记有规律性变化，一旦正常的免疫标记表达异常，如表达过度、表达减弱或缺失、出现新的抗原表达等，都可能导致血细胞功能异常，甚至发生肿瘤性改变。因此分析骨髓及血细胞的免疫表型对血液病的诊断、治疗及预后具有重要价值。单克隆抗体按其识别抗原的特异性统一以 CD 命名。临床常用于免疫分型的单克隆抗体主要包括：

(1) 髓系抗原 MPO，CD13，CD33，CDl4，CDl5，CD64，CD117 等。

(2) B 淋巴细胞系抗原 CD19，CD20，CD22，CD79a，smIg 等。

(3) T 淋巴细胞系抗原 CD1，CD2，CD3，CD4，CD5，CD7，CD8，TCR 等。

(4) 血小板、巨核细胞抗原 CD41，CD42，CD61，CD62 等。

(5) 白血病系列非特异性抗原 CD34、HLA－DR 为早期细胞抗原，无系列特异性。

(6) 浆细胞抗原 CD38，CD138，κ，λ 等。

2. 其他免疫性检查

(1) 抗血细胞抗体检测 主要检测抗红细胞抗体、抗白细胞抗体、抗血小板抗体。

(2) CD55/CD59 检测 PNH 患者血细胞膜糖化肌醇磷脂－锚定蛋白（CD55、CD59）表达明显减低或者缺乏，采用流式细胞术测定红细胞与白细胞膜 CD55、CD59 的表达量及表达缺失的细胞量，或用更特异的 FLAER 分析法检测，对于 PNH 的诊断有重要意义。

(3) 免疫球蛋白含量及免疫电泳 浆细胞异常时其所分泌的免疫球蛋白的质量和数量会发生改变，可应用血清蛋白电泳、免疫球蛋白定量和免疫固定电泳加以鉴别。恶性浆细胞病时，肿瘤细胞克隆性增殖，分泌同一种免疫球蛋白（Ig），使某一种 Ig 明显增高，在血清蛋白电泳时可检测到基底窄而均一的"M"峰；通过免疫固定电泳可以对其进行分型诊断。

六、造血细胞调节因子及其受体的测定

如集落刺激因子、EPO 等水平的检测，对于血液病的发病机制、诊断、疗效观察有一定意义。

七、遗传学检查

1. 细胞遗传学检查 自从 1960 年发现了慢性粒细胞白血病特异性染色体，即 Ph 染色体后，从此推动了细胞遗传学的广泛应用。染色体是血液学实验室检查的重要内容，染色体异常（数量异常和质量异常）在肿瘤的发生、发展中都起重要作用，尤其是对恶性血液病的诊断、预后评价有重要作用。在造血干细胞移植中性染色体常可作为是否植入成功的标记之一。

2. 分子遗传学 荧光原位杂交技术，简称 FISH，将分子探针与染色体杂交，不仅可检测分裂中期细胞，还可检测分裂间期细胞，拓展了检测范围，提高了检测的灵敏度。

八、基因学检查

分子生物学技术的快速发展及广泛应用全面推动了血液学基础研究、临床诊断、治疗

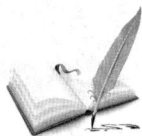

措施及预后评估的发展，各种基因诊断、基因治疗技术应运而生。多种血液系统疾病存在染色体改变，形成相应的融合基因，可能存在一种或多种基因丢失、基因突变或基因重排。WHO 最新的造血与淋巴组织肿瘤分类方案中，已经明确了一部分重现性基因异常，并作为部分肿瘤分型诊断的依据。基因检测对精准诊断、精准治疗及预后判断具有十分重要的意义，也越来越为人们所重视。

本章小结

实验室检查是血液系统疾病诊断的重要环节。分为外周血检查、骨髓检查、血液生化检查、组织病理学检查、免疫学检查、造血细胞调节因子及其受体的测定、遗传学检查及基因学等检查手段。血液病临床表现不特异，受很多系统疾病影响，诊断非常依赖实验室检查，因此熟悉血液系统实验室检查手段对于血液病的诊断与治疗至关重要。

目标检测

一、选择题

【A1/A2 型题】

1. 关于血液病的辅助检查不正确的是

　　A. 高质量的血细胞计数可以为临床医生提供进一步的检查线索

　　B. 显微镜下血细胞涂片检查可获得所有血液有形成分的有用信息

　　C. 淋巴结活检及病理学检查是淋巴瘤诊断的"金标准"

　　D. 骨髓检查包括骨髓细胞涂片和骨髓活检

　　E. 与骨髓活检相比，骨髓细胞涂片检查在有效造血面积评估、异常细胞浸润和分布及骨髓纤维化的诊断上更有优势。

扫码"练一练"

2. 骨髓增生极度活跃主要见于以下哪种疾病

　　A. 巨幼细胞贫血　　　　　　　　B. 再生障碍性贫血

　　C. 缺铁性贫血　　　　　　　　　D. 溶血性贫血

　　E. 白血病

3. 骨髓活检可以了解

　　A. 骨髓增生程度　　　　　　　　B. 造血面积

　　C. 脂肪细胞　　　　　　　　　　D. 纤维组织成分

　　E. 以上均可

4. 下列哪项是 B 淋巴细胞的标记

　　A. CD19　　　　　　　　　　　　B. CD1

　　C. CD8　　　　　　　　　　　　 D. CD41

　　E. CD4

5. 下列哪项不是髓系细胞的标记

　　A. CD14　　　　　　　　　　　　B. MPO

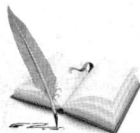

C. CD13 D. CD22

E. CD33

二、简答题

1. 骨髓细胞学检查的临床应用

2. 血液生化的检查包括哪些?

（杜忠华 何 平）

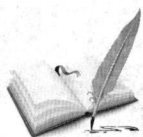

第五章 血液及造血系统疾病常用治疗药物

血液系统参与机体多种生理功能的调节,如机体的凝血与抗凝血、物质运输和营养贮备过程。一旦出现病理情况,可能导致出血或凝血功能障碍、血细胞数量和功能的改变等,此时需根据病因的不同选择相应的药物治疗,这些药物统称为血液和造血系统药。血液和造血系统药物治疗历史久远。1916 年,Mclean 首次发现具有抗凝血活性的物质,即目前广泛应用的肝素;而抗贫血药的应用则可追溯到 16 世纪;1925 年维生素 B_{12} 被发现能治疗恶性贫血;从 20 世纪 70 年代开始,人们陆续发现并获得了一些生长因子的基因重组产品,它们目前已用于临床治疗各种原因引起的血细胞数量减少和功能降低,开创了药物治疗血液和造血器官疾病的新时期。

扫码"学一学"

第一节 抗贫血药的临床应用

循环血液中红细胞数和血红蛋白量低于正常值称为贫血。根据病因及发病机制的不同分为缺铁性贫血、巨幼红细胞性贫血和再生障碍性贫血等。抗贫血药的应用原则是缺什么补什么,各类贫血的根治需针对病因进行。

一、铁剂

常用的有硫酸亚铁、枸橼酸铁铵和右旋糖酐铁。口服铁剂及食物中的铁均以 Fe^{2+} 的形式在十二指肠及空肠上段吸收。胃酸、维生素 C、果糖、半胱氨酸等促进 Fe^{3+} 还原为 Fe^{2+},有利于铁的吸收;含鞣质的药物或饮食、高磷、高钙、高磷酸盐食品、抗酸药、四环素妨碍铁的吸收。成人平均每天需要 1 mg 的铁,铁的吸收率约为 10%,所以食物中含铁 10 ~ 15 mg 即能够满足机体需要。

(一)药理作用

铁是红细胞合成血红蛋白的必需物质,与红细胞携氧功能密切相关。缺铁时,血红蛋白生成减少,但对原红细胞增殖能力和成熟过程影响不大,因此红细胞数量不少,只是红

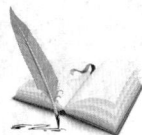

细胞中血红蛋白减少，致红细胞体积较正常小，故缺铁性贫血亦称作小细胞低色素性贫血。

（二）临床应用

主要用于月经过多、痔疮、钩虫病等慢性失血引起的缺铁性贫血；还用于营养不良、妊娠、儿童发育期、胃肠消化吸收功能障碍（胃酸缺乏、慢性腹泻）等引起的缺铁性贫血以及红细胞大量破坏（如溶血、疟疾等）。用药后一般症状和食欲迅速改善，2个月后血红蛋白可恢复正常，效果极佳。

（三）不良反应

1. 胃肠刺激性　口服铁剂可致恶心、呕吐、上腹部不适等胃肠道反应。也可引起便秘，这是由于铁与肠内硫化氢结合，减少了硫化氢对肠壁的刺激作用所致。

2. 急性中毒　小儿误服 1 g 以上铁剂可致急性中毒，表现为坏死性胃肠道炎症，出现呕吐、腹痛、血性腹泻、严重时可引起休克，甚至死亡。

（四）用药注意事项

1. 注意药物的相互作用　铁剂与稀盐酸、维生素 C 同服，可促进铁的吸收。牛奶、茶水、四环素类、抗酸药等可抑制其吸收。高磷、高钙食物可使铁沉淀，有碍吸收。

2. 用药指导与正确给药　①当发生铁制剂急性中毒，急救措施以磷酸盐或碳酸盐溶液洗胃，并在胃内注入特殊解毒药去铁胺以清除残存的铁。②严重消化道疾病，严重肝、肾功能不良及对铁过敏者禁用铁制剂。③注射铁剂宜采取深部肌内注射，应双侧交替注射。

3. 密切观察用药后反应　①服用铁制剂时，为了减轻胃肠道反应，应在饭后 30 分钟服药。②用药前需告诉病人服药后会出现黑便。③定期检查血红蛋白、网织红细胞及血清铁蛋白和血清铁。

二、维生素类

（一）叶酸

叶酸是 B 族维生素中的一种，广泛存在于动、植物食品中，肝、肾、酵母和绿叶蔬菜中含量较高。

1. 药理作用　从食物中吸收的叶酸本身无活性，吸收后在体内被叶酸还原酶和二氢叶酸还原酶还原成为具有活性的四氢叶酸。四氢叶酸作为一碳基团的传递体，参与体内多种生化代谢过程，并与维生素 B_{12} 共同促进红细胞的生长和成熟。当叶酸缺乏时，红细胞内 DNA 合成障碍，血细胞发育停滞，出现巨幼红细胞性贫血。

2. 临床应用

（1）巨幼红细胞性贫血　主要用于治疗各种原因所致的巨幼红细胞性贫血，如营养不良、婴幼儿喂养不当、妊娠期或哺乳期所致的巨幼红细胞性贫血，与维生素 B_{12} 合用效果更好。对叶酸拮抗药甲氨蝶呤、乙胺嘧啶、甲氧苄啶等所致的巨幼细胞贫血，由于二氢叶酸还原酶受抑制，故补充叶酸无效，需用亚叶酸钙治疗。

（2）恶性贫血　对维生素 B_{12} 缺乏所致恶性贫血，叶酸仅能纠正血常规，不能改善神经症状，需与维生素 B_{12} 合用。

3. 不良反应　较轻，偶见胃肠道反应和过敏反应。

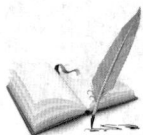

（二）维生素 B₁₂

维生素 B_{12} 是一种含钴的维生素，广泛存在于动物内脏、牛奶、蛋黄中，植物性食物中几乎不含维生素 B_{12}。人体所需维生素 B_{12} 须从外界摄取。维生素 B_{12} 必须与胃黏膜壁细胞分泌的"内因子"结合成复合物后，在回肠远端被吸收入血。胃黏膜萎缩患者内因子缺乏，口服无效，须肌内注射。

1. 药理作用

（1）维生素 B_{12} 是神经髓鞘脂质合成所必需的物质。

（2）维生素 B_{12} 参与体内叶酸代谢，维生素 B_{12} 缺乏时，会引起叶酸缺乏症状，出现与叶酸缺乏相似的巨幼红细胞性贫血。

2. 临床应用　主要用于巨幼红细胞贫血和恶性贫血，也可用于神经系统疾病如神经炎、神经萎缩、神经痛以及肝脏疾病、再生障碍性贫血的辅助治疗等。

3. 不良反应

（1）偶见过敏反应，严重者可致过敏性休克，有过敏史者禁用。

（2）因食物可促进内因子分泌而增加吸收，故口服给药应嘱患者饭后服用。

三、基因重组类

重组人红细胞生成素

红细胞生成素是由肾近端小管周细胞产生的糖蛋白，具有刺激红细胞系统干细胞增殖和分化，促进红细胞生成的作用。临床所用药物是用 DNA 重组技术合成的，主要用于因红细胞生成素缺乏所致贫血，也可用于治疗慢性肾功能不全、肿瘤化学治疗及抗艾滋病药物治疗等引起的贫血。

不良反应主要有血压升高、注射部位血栓形成和流行性感冒（简称流感）样症状。偶可诱发脑血管意外或癫痫发作。高血压患者禁用；有血栓史、过敏史者慎用。

第二节　促凝血药与抗凝血药的临床应用

血液系统中，存在着凝血和抗凝血系统，生理状态下两者之间保持动态平衡，以保证血液在血管内的循环流动。当平衡失调时，可导致出血性疾病或血栓形成。促凝血药和抗凝血药主要通过影响凝血系统或纤溶系统而发挥作用。

促凝血药是一类通过影响血液凝固过程中的不同环节而发挥作用的。按作用机制可分为促进凝血因子活性药、抗纤维蛋白溶解药、促进血小板生成药、作用于血管的促凝血药。

一、促凝血药

（一）促进凝血因子生成药

1. 维生素 K　包括维生素 K_1、K_2、K_3、K_4。维生素 K_1 主要来源于植物性食物（如菠菜、番茄），维生素 K_2 可由腐败鱼粉产生及肠道内细菌合成，二者均为脂溶性维生素，需胆汁协助吸收，人工合成的维生素 K_3、维生素 K_4 均为水溶性，不需胆汁协助吸收。

（1）**药理作用**　维生素 K 作为 γ-羧化酶的辅酶，参与肝脏合成凝血因子Ⅱ、Ⅶ、Ⅸ、

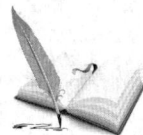

X，促进这些凝血因子前体蛋白分子氨基末端谷氨酸的 γ - 羧化作用，使这些因子具有活性，能与 Ca^{2+} 结合，再结合血小板磷脂，使血液凝固正常进行。缺乏维生素 K 可致上述凝血因子合成受阻，造成凝血障碍，引起出血。

（2）临床应用

1）用于维生素 K 缺乏引起的出血　如阻塞性黄疸、胆瘘、慢性腹泻所致出血，早产儿、新生儿出血等。

2）用于某些药物中毒　如香豆素类与水杨酸类过量所致凝血酶原过低而引起的出血。

3）预防长期口服广谱抗生素类药物所致的维生素 K 缺乏症。

4）用于缓解平滑肌痉挛　维生素 K_1 和 K_3 肌内注射具有解痉、止痛作用，可缓解胆绞痛。

（3）不良反应　维生素 K_1，静注过快可出现面部潮红、出汗、胸闷、血压下降、甚至虚脱；维生素 K_3、K_4 刺激性强，口服可引起恶心、呕吐等胃肠反应；较大剂量 K_3、K_4 可致新生儿、早产儿溶血性贫血、高胆红素血症及黄疸。对缺乏 6 - 磷酸葡萄糖脱氢酶的患者，可诱发急性溶血性贫血。

（4）用药注意事项

1）注意药物的相互作用　① 静脉注射前用 0.9% 氯化钠注射液或葡萄糖注射液稀释，不可用其他溶液稀释；② 考来烯胺可减少维生素 K 从胃肠道吸收，降低其疗效；③ 双香豆素类药物和水杨酸类药物可拮抗维生素 K 的作用；④ 广谱抗生素能抑制肠内细菌产生维生素 K。

2）用药指导与正确给药　① 告知患者维生素 K_3 和 K_4 饭后服用可减轻对胃肠的刺激；② 维生素 K_1 对光敏感，稀释后立即注射，滴注时应避光，缓慢静滴，并严密监护患者的血压、体温、脉搏及心率。

3）密切观察用药后反应　① 维生素 K 毒性较低，但维生素 K_1 静脉注射过快可出现面部潮红、出汗、胸闷、支气管痉挛、血压剧降，一般以肌内注射为宜，或控制静脉注射速度。维生素 K_1 和 K_4 可引起胃肠道反应，发生恶心，呕吐等，较大剂量对新生儿、早产儿，可致溶血和高铁血红蛋白血症。② 应定期测定凝血酶时间，以调整用量和给药次数，并观察有无血栓形成的症状和体征，如发生血栓，可用口服香豆素类解救。

2. 凝血酶　是从猪、牛血中提取获得的白色或微黄色冻干粉末，易溶于生理盐水。凝血酶能促进纤维蛋白原转变为纤维蛋白，从而发挥止血作用。此外，还有促进上皮细胞的有丝分裂，加速创伤愈合作用。临床上用于微血管止血及实质性脏器出血的止血。本药只能局部应用，不能静脉、肌肉或皮下注射，否则可导致血栓、局部组织坏死。使用时应现配现用，因溶解状态下凝血酶容易失去活性。

（二）抗纤维蛋白溶解药

氨甲苯酸和氨甲环酸　氨甲苯酸和氨甲环酸作用相似，但氨甲环酸作用强于氨甲苯酸，止血效果好。

（1）药理作用　二者均能抑制纤溶酶原激活因子，使纤溶酶原不能被激活为纤溶酶，从而抑制纤维蛋白的降解，产生止血作用。

（2）临床应用　主要用于纤溶酶活性亢进引起的出血，如肺、肝、脾、前列腺、甲状

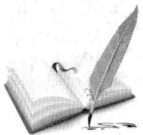

腺等手术出血及产后出血，还可用于链激酶和尿激酶过量引起的出血及弥漫性血管内凝血（DIC）后期。

（3）不良反应 氨甲苯酸不良反应少；氨甲环酸因可透过血 – 脑屏障，具有头痛、头晕、嗜睡及恶心、呕吐等反应。用量过大可引起血栓，并诱发心肌梗死。

（4）用药注意事项

1）注意药物的相互作用 ①用 0.9% 氯化钠注射液或 5% 葡萄糖注射液 10 ~ 20ml 稀释后缓慢注射；②不宜与苯唑西林、口服避孕药同时服用。

2）用药指导与正确给药 禁用于血栓栓塞病史者，即将分娩的孕妇及肾功能不全者。

3）密切观察用药后反应 应定期测定凝血酶时间，以调整用量和给药次数，并观察有无血栓形成的症状和体征。

（三）促进血小板生成药

酚磺乙胺（止血敏）能增加血小板的数量并增强其黏附功能和聚集性，促进血小板释放凝血活性物质，缩短凝血时间，加速血块收缩。酚磺乙胺还可增加毛细血管抵抗力，降低其通透性，减少血浆渗出。适用于手术出血过多、脑出血、胃肠道出血、泌尿道出血、鼻出血、血小板减少性紫癜及过敏性紫癜等。毒性低，偶见过敏反应。有血栓病史者慎用。

（四）作用于血管的促凝血药

垂体后叶素是从牛、猪垂体后叶中提取，含缩宫素及加压素两种成分。加压素能使血管收缩，特别是内脏血管收缩明显。适用于肺咯血、肝硬化食道静脉曲张破裂出血、产后大出血等。本类药物需静脉注射给药，注射过快可出现面色苍白、心悸、胸闷、腹痛等表现，故注射时应缓慢，如有上述症状应停药。高血压、冠心病、心功能不全及肺源性心脏病患者禁用。

二、抗凝血药

抗凝血药是指通过抑制凝血过程或促进纤溶过程中的不同环节而阻止血液凝固的药物。

（一）体内、外抗凝血药

肝素 药用肝素是从猪、牛肠黏膜或肺中提取的一种黏多糖硫酸酯，含有大量硫酸基和羧基，带大量的负电荷，呈强酸性，口服不吸收，肌内注射可致局部出血或血肿，故需静脉给药。

（1）药理作用

1）抗凝作用 肝素在体内、体外均有抗凝血作用，作用迅速、强大，可防止血栓的形成和扩大，但对已形成的血栓不能溶解。肝素是通过增强血液中的抗凝血酶Ⅲ（AT – Ⅲ）的活性而发挥其抗凝作用。AT – Ⅲ是凝血酶和凝血因子Ⅸa、Ⅹa、Ⅺa、Ⅻa 等含丝氨酸的蛋白酶的抑制剂，能与凝血酶及凝血因子Ⅸa、Ⅹa、Ⅺa、Ⅻa 结合形成复合物而使之灭活，抑制凝血过程，减少纤维蛋白的形成，另外肝素还能抑制血小板聚集。

2）其他作用 肝素在体内还具有降血脂作用、抗炎作用、抗血管内膜增生及保护动物内皮作用。

（2）临床应用

1）血栓栓塞性疾病 主要用于防治血栓形成和栓塞，如心肌梗死、肺栓塞、血栓性静

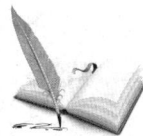

脉炎及术后血栓形成等。

2）弥散性血管内凝血（DIC）　用于各种原因引起的 DIC，早期应用可防止纤维蛋白和凝血因子消耗而引起的继发性出血。

3）体外抗凝血　如心脏手术的体外循环、血液透析、心导管检查、器官移植、断肢再殖等。

（3）不良反应

1）过量可致自发性出血，表现为黏膜出血（血尿、消化道出血）、关节积血和伤口出血等。

2）长期用药可致脱发、骨质疏松和自发性骨折。

3）少数可引起血小板减少症。

（4）用药注意事项

1）注意药物的相互作用　①与吲哚美辛、阿司匹林、双嘧达莫等药合用时可增加出血危险；②氯丙嗪、四环素、庆大霉素、多黏菌素、链霉素、头孢菌素、抗组胺药等碱性药物禁与肝素合用。

2）用药指导与正确给药　①用药前询问用药史及过敏史。②有出血倾向、不能控制的活动性出血、外伤或胃及十二指肠溃疡、严重肝肾功能不全、孕妇、肝素过敏者禁用。③肝素不采用肌内注射，因刺激性较大，易发生血肿。静脉注射或静脉滴注肝素时，应单独使用静脉通道注射肝素，若需注入其他药物，要先用生理盐水冲净通道内药液再给其他药物。

3）密切观察用药后反应　①注意观察患者的过敏反应，如出现皮肤瘙痒、寒战、发热，应立即就诊，进行对症处理。②定期检测出血时间和凝血时间。③密切观察患者出血情况，如有无血尿、呕血、牙龈或口腔出血、黑便、瘀斑等情况。出血严重者，可静脉注射鱼精蛋白对抗，1mg 鱼精蛋白可中和 100 U 肝素。④应告知患者可能出现脱发，以免恐慌。⑤肝素为高危药品，使用时严密观察生命体征，如有无血压下降、脉搏加快和呼吸急促等情况，应及时报告就诊。

（二）体内抗凝血药

香豆素类　为口服抗凝血药，主要有双香豆素、华法林（苄丙酮香豆素）、新抗凝（醋硝香豆素）等。它们的药理作用和用途基本相似。

（1）药理作用　本类药物结构与维生素 K 相似，可竞争性地拮抗维生素 K，抑制维生素 K 的作用，导致肝脏产生无凝血活性的 II、VII、IX、X 因子，从而发挥其抗凝效应。因对已合成的凝血因子无作用，需待原有的凝血因子耗竭后才出现抗凝作用，故作用起效慢，口服 12~24 小时才生效、维持时间可达 3~5 天，主要在肝内代谢，由肾排出。体外无抗凝作用。

（2）临床应用

1）防治血栓栓塞性疾病　可防止血栓形成与发展，对急性血栓形成者，应先用肝素治疗后再用本药。

2）预防术后血栓形成　主要用于心脏更换人工瓣膜、风湿性心脏病、髋关节固定术后等防止血栓形成。

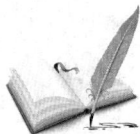

（3）不良反应　用量过大可引起自发性出血。常见鼻出血、内脏、牙龈出血及皮肤瘀斑，严重时可致颅内出血。

（4）用药注意事项　用药期间密切观察，如出血严重者，应立即停药，并用大量维生素K对抗，必要时立即输新鲜血液或补充凝血因子控制。定期检测凝血酶原时间。术后三天、孕妇、哺乳期妇女、有出血性疾病及肝功能不全者禁用。

（三）体外抗凝血药

枸橼酸钠（柠檬酸钠）

（1）药理作用　枸橼酸钠的抗凝作用是由于枸橼酸根离子能与血中 Ca^{2+} 结合形成难解的可溶性络合物，使血钙降低，血凝过程受阻而产生。药物仅在体外有抗凝作用，因为枸橼酸根离子在体内及时被氧化，无络合 Ca^{2+} 的作用。

（2）临床应用　仅用于体外血液的保存，防止血液凝固，输血时每 100 ml 全血加入输血用枸橼酸钠注射液 10 ml。

（3）不良反应　输血速度过快或大量输血（超过 1000 ml），机体不能及时氧化枸橼酸根离子，可引起血钙降低，发生手足抽搐、心功能不全、血压降低等，新生儿及幼儿更易发生。可静注钙盐解救。

（四）中成药

云南白药

（1）组成　三七，重楼，独定干，披麻节，冰片，麝香等多种中药。

（2）功效　化瘀止血，活血止痛，解毒消肿。

（3）药理作用

1）止血　云南白药外敷、灌服均能明显缩短凝血时间、凝血酶原时间，并可显著对抗肝素、双香豆素所致的凝血酶原时间延长。其促凝血作用与增加血液中凝血酶原含量、诱导血小板释放 ADP 和 Ca^{2+} 等作用有关。

2）抗炎　云南白药具有明显的抗炎作用。云南白药总皂苷皮下注射，对大鼠佐剂性关节炎、角叉菜胶致足肿胀以及棉球肉芽肿等均有对抗作用，其抗炎机制可能与抑制组胺和前列腺素类等炎性介质的释放、促进肾上腺皮质激素分泌有关。

3）兴奋子宫　云南白药对未孕、妊娠早期和晚期的动物离体、在体子宫均有一定的兴奋作用，并与麦角新碱及垂体后叶素有协同作用。其作用特点为小剂量时子宫呈现节律性收缩，大剂量时可致强直性收缩。

此外，云南白药可显著增强巨噬细胞吞噬能力，增强机体免疫功能的作用。还可改善心肌血氧供应，对心肌缺血具有一定的保护作用。

（4）临床应用

1）各种出血　可用于多种原因引起的出血，如吐血、便血、咯血、痔血，对开放性外伤（擦伤、割伤、贯通伤等）出血和闭合性外伤（冲撞伤）引起的瘀血也有较好的疗效。

2）外伤　可治疗多种外伤及伤口感染，可抑制炎症反应，减轻疼痛。

3）妇科疾病　可用于功能性子宫出血、月经紊乱、月经过多、妇科炎症及子宫肌瘤所致的子宫出血、产后子宫复位不佳等。

4）皮肤感染、消化性溃疡及糜烂等。

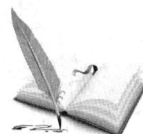

（5）不良反应　云南白药不良反应较少，但用药剂量过大或患者体质敏感，可出现中毒反应。少数人服用 2~4 g 可出现与乌头碱药物中毒相似的表现，如头晕、头痛、眼花、恶心呕吐、站立不稳、口舌及肢体麻木、心悸等。少数过敏体质者可引起药疹，重者可出现过敏性休克。

孕妇禁用，服药 1 日内忌食鱼腥、豆类、酸冷食物，疮毒已化脓者勿外敷。

三、溶栓药

溶栓药是一种在体内可促使纤维蛋白溶解的药物。

（一）链激酶（溶栓酶）

是由 β-溶血性链球菌培养液中提取的一种蛋白质，目前已能用 DNA 重组技术生产。

1. 药理作用　溶解血栓的作用是本品与内源性纤维蛋白溶酶原结合成复合物，再促使纤维蛋白溶酶原转变为纤溶酶，纤溶酶迅速水解血栓中的纤维蛋白，导致血栓溶解。对形成已久并已机化的血栓难以发挥作用。

2. 临床应用　主要用于治疗血栓栓塞性疾病，如深部静脉栓塞、肺栓塞等。药物尚有缩小心肌梗死面积，使堵塞血管重建血流，挽救濒死心肌的作用，故亦可用于急性心肌梗死的早期治疗。

3. 不良反应　特异性低，易致全身性纤维蛋白溶解反应而引起出血。少数人有皮疹、药热等过敏反应。

4. 用药注意事项　用药前询问过敏史。出血性疾病、活动性溃疡、严重高血压及近期使用过肝素或华法林等抗凝药的患者禁用。定期做凝血酶原时间测定，出现严重出血者，可用 6-氨基己酸或氨甲苯酸对抗。本类药应冷藏保存，现配现用，溶解后超过 24 小时会失去活性。

（二）尿激酶

尿激酶（urokinase，UK）是从人尿中分离提取的一种糖蛋白，亦可由人肾细胞合成。无抗原性、不易引起过敏反应。

尿激酶能直接激活纤溶酶原，使之转变为纤溶酶，发挥溶解血栓的作用。主要治疗用于治疗血栓栓塞性疾病，如急性肺栓塞、心肌梗死早期、脑栓塞、深静脉血栓等，尤其适用于链激酶过敏者，是目前国内应用最广泛的溶栓药。不良反应主要为出血，表现为皮肤、黏膜出血、血尿、咯血等。偶致过敏反应。

用药期间定期检查凝血时间和凝血酶原时间，如发生出血，可静脉注射氨甲苯酸等药解救。尿激酶溶解后应立即使用，不得用酸性溶液稀释，以免药效下降。已配制的注射液在室温（25℃）下不能超过 8 小时，冰箱内（2~5℃）不可超过 48 小时。

（三）重组葡激酶

葡激酶是从金黄色葡萄球菌中分离出来的酶类物质，现可用 DNA 重组技术制备。本品因能与血栓部位的纤维蛋白溶酶原结合，促使纤维蛋白酶原转变为纤溶酶，发挥溶解血栓的作用，临床上治疗急性心肌梗死等血栓性疾病。不良反应与链激酶相似。

（四）组织型纤溶酶原激活剂

组织型纤溶酶原激活剂（tissuse plasminogen activator t-PA）是由人体正常细胞培养方

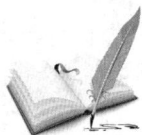

法生产获得的一种糖蛋白，现可用 DNA 重组技术制备。其作用有：①激活内源性纤溶酶原转变为纤溶酶；②激活与纤维蛋白结合的纤维蛋白溶酶原转变为纤溶酶。后者作用比前者快数百倍，因而不易产生出血并发症。主要用于治疗肺栓塞和急性心肌梗死，使阻塞血管再通率高于链激酶，且不良反应小，是较好的第二代溶栓药。

第三节　促白细胞增生药的临床应用

血液中白细胞总数低于 $4.0 \times 10^9/L$ 时称为白细胞减少症，其中以中性粒细胞减少为主，所以又称为粒细胞减少症。引起白细胞减少的原因很多，治疗时主要是消除病因，同时应用升白细胞药。

一、粒细胞－巨噬细胞集落刺激因子

粒细胞－巨噬细胞集落刺激因子（granulocyte – macrophage colony – stimulating factor，GM – CSF）在 T 淋巴细胞、单核细胞、成纤维细胞、血管内皮细胞均有合成。临床应用为基因重组产品。沙格司亭是重组人粒细胞－巨噬细胞集落刺激因子。

GM – CSF 与白细胞介素－3 一起共同作用刺激粒细胞、巨噬细胞、单核细胞和 T 淋巴细胞等多种白细胞的集落形成和增生，对红细胞增生也有间接作用，对成熟中性粒细胞可增加其吞噬功能和细胞毒性作用，但降低其能动性。主要用于各种原因引起的白细胞或粒细胞减少症，如肿瘤化疗、自体骨髓移植、再生障碍性贫血、骨髓造血不良等。不良反应有发热、皮疹、低血压、恶心、水肿、胸痛、骨痛、和腹泻等，偶有严重毒性反应。用药期间应定期检查血常规，对过敏者、孕妇、自身免疫性血小板减少性紫癜患者禁用。

二、粒细胞集落刺激因子

粒细胞集落刺激因子（granulocyte colony – stimulating factor，G – CSF）是由血管内皮细胞、单核细胞和成纤维细胞合成的糖蛋白。临床应用的为基因重组产品。非格司亭是重组人粒细胞集落刺激因子。

本品能刺激中性粒细胞增殖和分化成熟，促进成熟中性粒细胞释放，增加循环血液中中性粒细胞数量，并增强成熟中性粒细胞的功能。主要用于促进骨髓移植后中性粒细胞的恢复，并用于各种白细胞和粒细胞减少症及抗肿瘤药物治疗后引起的骨髓抑制患者；对再生障碍性贫血、艾滋病也有效；可升高中性粒细胞，减少感染发生率。

不良反应较少，主要为骨痛，流感样症状。偶见有皮疹和皮肤潮红、恶心、呕吐，肢体、胸部及关节痛。皮下注射可有局部反应。孕妇、哺乳期妇女、儿童慎用，对本品过敏者禁用。粒细胞集落刺激因子不应与其他注射液混用，可用 5% 葡萄糖溶液稀释，静脉滴注时滴注速度宜缓慢。

三、其他促白细胞增生药

1. 利血生　该药可增强造血系统代谢，临床上用于防治各种原因引起的白细胞减少、血小板减少和再生障碍性贫血。

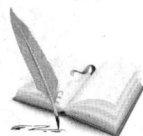

2. 升白胺（盐酸小檗胺片）　该药具有刺激髓细胞增殖作用，能提高造血干细胞集落因子（G - CSF）含量，促进骨髓造血干细胞和粒组细胞的增殖，并向粒系细胞分化。此外，本品还具有增强机体免疫力，抗结核，扩张血管，抗心肌缺氧，缺血，抗心律失常等作用。临床主要用于各种原因引起的白细胞减少症。亦可用于预防癌症放疗、化疗后白细胞的减少。少数患者服药后出现头痛、无力、便秘、口干并伴有阵发性腹痛、腹胀等症状，但继续服药均能耐受，服药一周后不适症状可自行减轻可消失。偶见心慌、咳喘。

3. 鲨肝醇　该药对肿瘤放疗、化疗引起的骨髓抑制有一定的拮抗作用，对苯中毒引起的白细胞减少也有一定的疗效。可用于放射性及其他原因引起的白细胞减少。

第四节　血容量扩充药的临床应用

血容量扩充药是指能够维持血液胶体渗透压，迅速扩充血容量的一类高分子化合物。临床上主要用于治疗大量失血或血容量不足所致的低血容量性休克。本类药物目前最常用的是右旋糖酐。

一、右旋糖酐

临床常用的有中分子量（平均分子量为 75 000）、低分子量（平均分子量为 40 000）和小分子量（平均分子量为 10 000）右旋糖酐。分别称右旋糖酐 70，右旋糖酐 40 和右旋糖酐 10。

（一）药理作用

1. 扩充血容量　本品为胶体溶液，分子量较大，不易渗出血管，静脉输入后可提高血浆胶体渗透压，吸收组织中的水分，扩充血容量。作用强度与维持时间依中、低、小分子量而逐渐减少。右旋糖酐 70 在血中维持存留时间较久，维持 12 小时，右旋糖酐 10 仅维持 3 小时。

2. 改善微循环　右旋糖酐可覆盖于血小板和红细胞表面，阻止红细胞粘连和血小板聚集，降低血液黏滞性，加速血液流动。加之增加血容量并对凝血因子 II 有抑制作用而改善微循环，防止血栓形成。

3. 渗透性利尿作用　低分子和小分子右旋糖酐分子量较小，可快速经肾小球滤过，在肾小管不被再吸收，发挥渗透性利尿作用。

（二）临床应用

主要用于低血容量性休克，如急性失血、创伤和烧伤性休克，低、小分子右旋糖酐改善微循环作用较好。也可用于防止休克后期的 DIC 和血栓形成性疾病，如脑血栓、心肌梗死、心绞痛、血管闭塞性脉管炎等；防治急性肾功能衰竭。

（三）不良反应

少数患者出现皮肤瘙痒、荨麻疹或哮喘发作，偶见过敏性休克。用量超出 1000 ml 时可以出现凝血障碍。

（四）用药注意事项

用药前询问过敏史，有过敏史者禁用。血小板减少、心功能不全、有出血性疾病及过

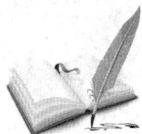

敏者禁用，肺水肿和严重肝、肾功能不全者慎用。静脉滴注要缓慢、注意用药剂量、观察患者有无血压下降、呼吸困难等严重反应。血容量扩充药右旋糖酐初次滴注时，应严密观察 5~10 分钟，发现过敏症状立即停药。每次用量不宜超过 1500 ml，如用量过大易出现出血倾向和低蛋白血症。

二、羟乙基淀粉

羟乙基淀粉（hetastarch，706 代血浆，淀粉代血浆）是高分子胶体物质，静注后提高血浆胶体渗透压，扩充血容量，增加心排血量和改善微循环，作用可维持 24 小时以上。临床主要用于各种原因引起的低血容量性休克，如失血、创伤、烧伤及中毒性休克等。与其他血容量扩充剂比较主要优点有：结构和糖原相似，过敏发生率远低于右旋糖酐；无生物制品导致肝炎传染的威胁；治疗费用较低。少数患者可出现过敏反应，如眼睑水肿、荨麻疹等。

本章小结

作用于血液系统的药物主要有抗凝血药物肝素、香豆素类，应用过程中应注意监测凝血指标，避免过量导致出血；止血药物氨甲苯酸、酚磺乙胺等应用过程中应警惕易栓症患者有诱发血栓性疾病的风险，做到合理用药；抗贫血药、升白细胞药物要结合患者适应症，注意药物使用注意事项，并定期复查血常规。

目标检测

一、选择题

【A1/A2 型题】

1. 铁剂可用于治疗
   A. 巨幼红细胞贫血
   B. 溶血性贫血
   C. 小细胞低色素贫血
   D. 自身免疫性溶血性贫血
   E. 再生障碍性贫血

2. 下列关于用铁剂治疗缺铁性贫血的注意事项中哪项是错的
   A. 常与维生素 C 配伍以促进铁的吸收
   B. 服用铁剂时忌喝浓茶
   C. 忌与四环素类药物同服
   D. 可与牛奶同服以促进铁剂的吸收
   E. 口服铁剂宜饭后服用

3. 肝素不可用于
   A. 输血抗凝
   B. 脑血管栓塞
   C. 弥散性血管内凝血的早期
   D. 急性心肌梗死
   E. 产后出血

4. 肝素过量所导致的自发性出血可选用何药治疗
   A. 维生素 K
   B. 安络血

扫码"练一练"

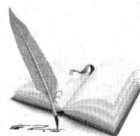

C. 鱼精蛋白　　　　　　　　　　　　D. 止血敏

E. 止血芳酸

5. 铁剂与下列哪种物质同服能促进吸收

A. 维生素 C　　　　　　　　　　　　B. 四环素

C. 浓茶　　　　　　　　　　　　　　D. 氢氧化铝凝胶

E. 牛奶或豆浆

6. 维生素 B_{12} 主要用于

A. 双香豆素类过量引起的出血　　　　B. 纤溶亢进所致的出血

C. 血栓性疾病　　　　　　　　　　　D. 恶性贫血和巨幼红细胞贫血

E. 加速凝血因子耗竭

7. 仅在体内有抗凝血作用的药物是

A. 肝素　　　　　　　　　　　　　　B. 华法林

C. 噻氯匹定　　　　　　　　　　　　D. 尿激酶

E. 维生素 K

8. 主要用于血液生化检测和献血血浆的保存药物是

A. 华法林　　　　　　　　　　　　　B. 枸橼酸钠

C. 肝素　　　　　　　　　　　　　　D. 氨甲苯酸

E. 链激酶

二、简答题

1. 应用铁剂时应注意哪些问题?

2. 试比较肝素与双香豆素类药理作用及临床应用的异同点。

（胡清伟）

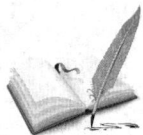

第三篇

血液及造血系统常见疾病

第六章　缺铁性贫血

扫码"学一学"

学习目标

1. **掌握**　铁的代谢、缺铁的原因；缺铁性贫血的临床表现，实验室检查，诊断及治疗。
2. **熟悉**　缺铁性贫血的鉴别诊断。
3. **了解**　缺铁性贫血的流行病学和预防措施。
4. 学会骨穿和判定血常规检查结果的方法。
5. 具有保护患者、进行健康宣教的意识。

案例导入

患者，女性，46 岁。面色苍白、乏力 5 年，加重 3 个月。查体：T 37℃，P 108 次/分，R 20 次/分，BP 110/75 mmHg，贫血貌，毛发干枯，指甲扁平，无光泽，浅表淋巴结无肿大，双肺听诊未及异常，心律齐，腹软，无压痛，肝、脾肋下未触及。血常规：WBC 4.96×10^9/L，RBC 2.8×10^{12}/L，Hb 45 g/L，PLT 288×10^9/L。DC：N 68%，L 23%，E 3%，M 6%，MCH 25pg，MCV 60fl，MCHC 26.4%，Ret. 2%。血涂片：红细胞大小不一，以小细胞为主，染色浅，中心淡染区扩大。

问题：

1. 该患者的诊断是什么？
2. 该患者的治疗原则是什么？

缺铁性贫血（IDA）是多种原因引起的体内储存铁耗尽，导致血红蛋白合成减少所引起的贫血，是最常见的一种贫血，在育龄女性和婴幼儿发病率最高。根据体内铁缺乏的发展过程，分为铁减少期、红细胞生成缺铁期和缺铁性贫血期三个阶段。

一、临床表现

1. 贫血表现　一般表现为疲乏无力、头晕眼花、活动后心悸气促、食欲不振等；伴皮肤黏膜苍白、心率增快。

2. 组织缺铁表现　神经、精神系统异常，如烦躁易怒、注意力不能集中、异食癖；体力、耐力下降，易感染；儿童生长发育迟缓、智力低下；口腔炎、舌炎、口角炎，可有咽下困难或咽下时梗阻感；毛发干枯脱落，皮肤干燥；指（趾）甲无光泽、脆薄易裂，重者指（趾）甲变平，甚至凹下呈勺状（匙状甲）。

3. 缺铁原发病表现　如消化性溃疡、肿瘤或痔疮等所致的黑便、血便或腹部不适，妇

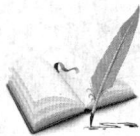

女月经过多，肿瘤性疾病的消瘦，血管内溶血的血红蛋白尿等。

二、诊断与鉴别诊断

（一）诊断

1. 病史 询问患者饮食、睡眠、大小便等情况，有无慢性失血病史、慢性胃肠道疾病和胃肠手术史；有无需铁增加而摄入不足的情况，儿童患者有无偏食、挑食等不良饮食习惯。

2. 典型表现 存在疲乏无力，头晕眼花、活动后心悸气促、食欲缺乏、头痛头晕、耳鸣、易激动、注意力不能集中、舌炎、口角炎、异食癖等症状。查体可见皮肤黏膜苍白、毛发干枯、无光泽、易折断，指甲扁平、易裂，反甲等。注意原发病的临床表现。

3. 辅助检查

（1）血常规 典型的 IDA 呈小细胞低色素性贫血。平均红细胞体积（MCV）<80fl，平均红细胞血红蛋白量（MCH）<27 pg，平均红细胞血红蛋白浓度（MCHC）<32%。可见成熟红细胞体积小、中央淡染区扩大。网织红细胞计数正常或轻度增高。白细胞和血小板计数正常或减低。

（2）骨髓象 有核红细胞增生活跃，以中、晚幼红细胞为主，其体积小、核染色质致密、胞浆偏蓝、边缘不整齐，呈"核老浆幼"。

（3）铁代谢

①血清铁蛋白（serurllferritin，SF）：是诊断红细胞生成缺铁期的敏感指标。其放射免疫法测定的正常值：<3 月婴儿为 194 ~ 238 μg/L，3 个月后为 18 ~ 91 μg/L；成人或小儿 SF 低于 12 μg/L 提示缺铁。合并感染、肿瘤、肝脏和心脏疾病时 SF 水平可轻度升高。

②全血红细胞游离原卟啉（free erythrocyte protoporphyrin，FEP）：当 FEP<0.9 μmol/L，提示细胞内缺铁。如 SF 值降低、FEP 升高而未出现贫血，这是缺铁 IDE 期的典型表现。铅中毒、慢性感染、炎症或先天性原卟啉增多症时 FEP 增高。

③血清铁（SI）、总铁结合力（TIBC）和转铁蛋白饱和度（TS）：这三项检查是反映血浆中铁含量，通常在 IDA 期出现异常，即 SI 和 TS 降低，TIBC 升高。成人 SI < 8.95 μmol/L，TIBC < 64.4 μmol/L，TS < 15%；小儿 SI < 9.0 μmol/L，TIBC < 62.7 μmol/L，TS < 15% 有诊断意义。

④骨髓铁染色：正常情况下，20% ~ 40% 的发育中的有核红细胞胞质中有铁蛋白颗粒（铁粒幼细胞），这是铁供给超过血红蛋白合成需要的表现。缺铁时，在骨髓小粒中无深蓝色的含铁血黄素颗粒，在幼红细胞内铁小粒减少或消失，铁粒幼细胞 <15%。

（二）鉴别诊断

1. 慢性病性贫血 是伴随慢性炎症、感染或肿瘤等疾病的贫血。血清铁蛋白和骨髓铁增多。血清铁、血清转铁蛋白饱和度、总铁结合力减低。

2. 地中海贫血 有家族史，有慢性溶血等表现。血片中可见大量靶形红细胞，并有珠蛋白肽链合成数量异常，如 HbF 和 HbA$_2$ 增高，出现血红蛋白 H 包涵体等。血清铁蛋白、血清铁和转铁蛋白饱和度、骨髓可染铁不低且常增高。

3. 铁粒幼细胞性贫血 遗传或不明原因导致的亚铁红蛋白生成障碍，铁利用不良而引

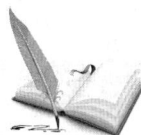

起的一组贫血综合征。无缺铁的表现：血清铁蛋白浓度增高，骨髓小粒含铁血黄素颗粒增多，铁粒幼细胞增多；血清铁和转铁蛋白饱和度增高，总铁结合力不低。

4. 转铁蛋白缺乏症　是常染色体隐性遗传所致或严重肝病、肿瘤继发。血清铁、血清铁蛋白、总铁结合力及骨髓含铁血黄素均明显降低。先天性者幼儿时发病，伴发育不良和多脏器功能受累。获得性者有原发病的表现。

> **考点提示**
>
> 　　根据病史，红细胞形态（小细胞低色素），血清铁蛋白和血清铁降低，可做出诊断。

三、病因与发病机制

（一）铁代谢

1. 铁的分布　成年男性体内铁含量为 $50 \sim 55$ mg/kg，女性为 $35 \sim 40$ mg/kg，其中血红蛋白占铁量的 $2/3$；肌红蛋白含铁 15%；各种酶含铁不超过 10 mg。按照类型可分为：功能状态铁（包括血红蛋白铁、肌红蛋白铁、转铁蛋白铁等）；贮存铁（包括铁蛋白和含铁血黄素）。

2. 铁的来源和吸收　合成新的血红蛋白的铁来源于体内衰老红细胞破坏释放的铁，还来源于食物。植物性食物中的铁一般以胶状氢氧化高铁 Fe^{3+} 形式存在，要变为二价铁才能被吸收，维生素 C 能使三价铁还原成二价铁，以利于吸收。茶与咖啡影响铁的吸收，茶叶中的鞣酸与铁形成鞣酸铁复合体，可使铁的吸收减少 75%。动物食品中的血红蛋白和肌红蛋白在胃酸与蛋白分解酶的作用下，血红素与珠蛋白分离，可直接被吸收。铁主要在十二指肠和空肠上段吸收。不同食物铁吸收率不同，一般来说，动物性食物铁吸收率高，植物性食物吸收率低。

3. 铁的运输和利用　食物铁以 Fe^{2+} 形式吸收进入细胞后经铜蓝蛋白氧化成 Fe^{3+}；其中一部分与去铁蛋白（apoferritin）结合形成铁蛋白（ferritin）并保存在肠黏膜细胞中；另一部分与肠黏膜胞浆中的载体蛋白转运到血液中，与血浆中转铁蛋白（transferrin，Tf）结合，随循环铁运到需铁及贮铁组织；红细胞破坏后释放的铁在血浆中与转铁蛋白结合后，随血液循环运送到骨髓，与幼红细胞线粒体中的原卟啉结合形成血红素，并与珠蛋白结合形成血红蛋白。也可合成肌红蛋白，与酶（单胺氧化酶等）结合等。未被利用的铁以铁蛋白和含铁血黄素形式贮存在骨髓、肝、脾等处，当铁摄入不足以满足机体需要时，这些贮存铁可被再利用。

4. 铁的排泄　铁主要经粪便排出，少量可通过尿液和汗液排出。育龄妇女主要经过月经、妊娠、哺乳而丢失。正常男性每日约丢失 1 mg 铁，正常女性每日约丢失 $1 \sim 1.5$ mg，一次月经丢失 $40 \sim 80$ ml 血液，失铁 $20 \sim 40$ mg。

（二）病因

1. 铁摄入不足　常见于婴幼儿、青少年、妊娠和哺乳期妇女，多因生理性需铁量增加而饮食中含铁量不足所致。

2. 铁吸收障碍　食物铁主要在十二指肠和空肠上段被吸收，胃大部切除术后、慢性腹泻、慢性肠炎、Crohn 病等均可因铁吸收障碍而发生 IDA。

3. 慢性失血　是成人缺铁性贫血最常见的原因，常见病因有消化性溃疡、消化道息肉、

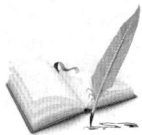

肿瘤，肺结核、支气管扩张和肺癌，妇女月经过多，阵发性睡眠性血红蛋白尿等致铁丢失过多而引起 IDA。男性和绝经后妇女缺铁性贫血最常见的原因是胃肠道出血，要警惕肿瘤性疾病。

（三）发病机制

1. 按照疾病发生的过程可分为三个阶段　①铁减少期（iron depletion，ID），此时储存铁减少，合成 Hb 的铁仍正常；②红细胞生成缺铁期（iron deficient erythropoiesis，IDE），储存铁进一步减少，红细胞生成的铁不足，但循环中 Hb 量未减少；③缺铁性贫血期（iron deficiency anemia，IDA），此时表现为小细胞低色素性贫血，还可有非造血系统症状。

2. 红细胞内缺铁对造血系统的影响　血红素合成障碍，大量原卟啉不能与铁结合成为血红素，以游离原卟啉（FEP）的形式积累在红细胞内或与锌原子结合成为锌原卟啉（ZPP），血红蛋白生成减少，红细胞胞浆少、体积小，发生小细胞低色素性贫血。

3. 组织缺铁对组织细胞代谢的影响　细胞中含铁酶和铁依赖酶的活性降低，进而影响患者的精神、行为、体力、免疫功能及患儿的生长发育和智力；缺铁可引起黏膜组织病变和外胚叶组织营养障碍。

四、处理措施

主要原则为去除病因和补充铁剂。

（一）病因治疗

IDA 的病因诊断是治疗 IDA 的关键。如婴幼儿、青少年和妊娠妇女营养不足引起的 IDA，应改善饮食；妇女月经过多引起的 IDA 应调理月经；寄生虫感染者应驱虫治疗，特别要警惕消化道的肿瘤性疾病。

（二）补铁治疗

1. 口服铁剂　是主要治疗方法，常用的口服铁剂有硫酸亚铁（含元素铁20%）、富马酸亚铁（含元素铁33%）、葡萄糖酸亚铁（含元素铁12%）、琥珀酸亚铁（含元素铁35%），多糖铁复合物（含元素铁46%）等，口服铁剂的剂量为元素铁每日 4～6 mg/kg，分3次口服，一次量不应超过元素铁 1.5～2 mg/kg；成人琥珀酸亚铁 0.1 g，每日 3 次。餐后服用胃肠道反应小且易耐受。应注意，进食谷类、乳类和茶等会抑制铁剂的吸收，鱼、肉类、维生素 C 可加强铁剂的吸收。口服铁剂后，先是外周血网织红细胞增多，高峰在开始服药后 5～10 天，2 周后血红蛋白浓度上升，一般 2 个月左右恢复正常。铁剂治疗在血红蛋白恢复正常后至少持续 4～6 个月，待铁蛋白正常后停药。

> ♦ **人文关怀**
>
> 口服铁剂会导致一些患者出现恶心或便秘症状。这些症状通常与铁摄入的量有关，所以口服铁剂应从小剂量开始，如出现不适反应，则需终止口服治疗，直至症状缓解后重新从低剂量开始口服。

治疗 3 周无明显疗效时，考虑可能的原因是：诊断有误，治疗依从性差，存在持续性失血（此时网织红细胞增加单贫血无改善），口服铁剂吸收不良或合并其他因素所致（如

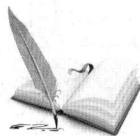

慢性感染、炎症、肿瘤等）。

2. 注射铁剂 若口服铁剂不能耐受或吸收障碍，可选用注射铁，如右旋糖酐铁和蔗糖铁，注射铁剂总量为：（需达到的血红蛋白浓度 – 患者的血红蛋白浓度）×0.33×患者体重（kg）。

如右旋糖酐铁肌肉注射，每次 50 mg，每日或隔日 1 次，缓慢注射。

（三）输血

一般不需要，重度贫血或合并严重感染或急需手术时可适当输血，可分次输注适量同血型浓缩红细胞，使血红蛋白 >80 g/L，高龄、心肌损害、肝功能不全伴严重的 IDA 者使血红蛋白 >60 g/L，缓慢滴注。

五、预防

加强妇幼保健，做好喂养指导，对婴幼儿及时添加富含铁的食品；对青少年纠正偏食，定期查、治寄生虫感染；对孕妇、哺乳期妇女可补充铁剂；对月经期妇女应防治月经过多。做好肿瘤性疾病和慢性出血性疾病的人群防治。

本章小结

缺铁性贫血是体内储存铁的缺乏所引起，中老年人不明原因的缺铁性贫血应注意肿瘤可能。临床表现除有贫血的一般表现外，还有与铁相关的组织器官受损表现。诊断根据病史、临床表现和实验室检查一般不难，但一定要明确病因。治疗上首选口服二价铁剂，慎用注射用铁，铁剂治疗后临床症状改善、Hb 恢复正常，仍需小剂量铁剂维持治疗至铁蛋白恢复正常。

目标检测

一、选择题

【A1/A2 型题】

1. 缺铁性贫血发病过程中最敏感或可靠的检验方法是
   - A. 血清铁降低
   - B. 血清总铁结合力降低
   - C. 平均血红蛋白量降低
   - D. 平均血红胞体积减小
   - E. 血清铁蛋白降低

扫码"练一练"

2. 女性，35 岁，平时月经量多已 3 年。半年来感头晕、心悸、乏力，查血红蛋白 70 g/L，白细胞 $5.0×10^9$/L，血小板 $150×10^9$/L，网织红细胞 0.8%，骨髓象粒：红为 1:1，幼红细胞增生活跃，中晚幼红细胞达 45%，体积小，胞浆蓝而少，边缘不规则，骨髓铁染色含铁血黄素颗粒缺如，此患者治疗首选
   - A. 输血
   - B. 肌注维生素 B_{12}
   - C. 口服铁剂
   - D. 口服叶酸
   - E. 脾切除

3. 人体铁吸收率最高的部位是

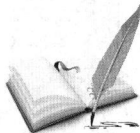

A. 十二指肠及空肠上段　　　　　B. 空肠及回肠上段

C. 升结肠及横结肠上段　　　　　D. 胃及十二指肠上段

E. 回肠及升结肠上段

4. 缺铁性贫血患者因组织缺铁而发生的临床表现不包括

A. 口腔炎、舌炎　　　　　　　　B. 匙状甲

C. 吞咽困难　　　　　　　　　　D. 头晕、乏力

E. 皮肤干燥、皱缩

5. 男，45 岁。便血、面色苍白 3 个月。血常规：Hb 60 g/L，MCV 72fl，MCHC 27%，WBC 8.0×10^9/L，PLT 38×10^9/L，网织红细胞 0.025，最可能出现的特有临床表现是

A. 皮肤瘀斑　　　　　　　　　　B. 匙状甲

C. 酱油色尿　　　　　　　　　　D. 巩膜黄染

E. 肝脾大

6. 诊断缺铁性贫血最敏感可靠的检查是

A. 骨髓细胞内铁　　　　　　　　B. 血清铁蛋白

C. 外周血红细胞及血红蛋白　　　D. 血清铁

E. 血清总铁结合力

7. 女，30 岁。乏力、头晕伴月经过多半年。化验：Hb 60 g/L，RBC 3.1×10^{12}/L，WBC 7.3×10^9/L，红细胞中心淡染区扩大。该患者最可能的化验结果是

A. 血清铁降低，总铁结合力降低，红细胞游离原卟啉降低

B. 血清铁降低，总铁结合力降低，红细胞游离原卟啉增高

C. 血清铁降低，总铁结合力增高，红细胞游离原卟啉增高

D. 血清铁增高，总铁结合力增高，红细胞游离原卟啉降低

E. 血清铁降低，总铁结合力增高，红细胞游离原卟啉降低

8. 女，20 岁。头晕、乏力 1 年。实验室检查：Hb 70 g/L，RBC 3.0×10^{12}/L，WBC 4.1×10^9/L，PLT 200×10^9/L，血清铁蛋白 4 μg/L。该患者最可能的诊断是

A. 地中海贫血　　　　　　　　　B. 缺铁性贫血

C. 巨幼细胞贫血　　　　　　　　D. 骨髓增生异常综合征

E. 慢性病性贫血

9. 缺铁性贫血患者应用铁剂治疗有效的最早期指标是

A. 血清铁蛋白上升　　　　　　　B. 血红蛋白上升

C. 网织红细胞上升　　　　　　　D. 血清铁上升

E. 红细胞总数上升

10. 成人缺铁性贫血最常见的病因是

A. 慢性胃炎　　　　　　　　　　B. 慢性肝炎

C. 慢性溶血　　　　　　　　　　D. 慢性感染

E. 慢性失血

11. 缺铁性贫血患者，最可能出现的体征是

A. 肝脾大　　　　　　　　　　　B. 淋巴细胞肿大

C. 舌乳头萎缩　　　　　　　　　D. 指甲变薄变脆

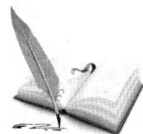

E. 胸骨压痛

12. 口服铁剂治疗缺铁性贫血，下列哪项不正确

    A. 宜选用二价铁制剂　　　　　　　　B. 从小剂量开始，宜餐间服用

    C. 同时服用维生素 C 有利于铁的吸收　　D. 常用剂量为元素铁 $4 \sim 6 \, \text{mg/(kg} \cdot \text{d)}$

    E. 疗程 2 周左右

13. 成年典型缺铁性贫血患者，下列血常规结果中不支持的是

    A. WBC 18.0×10^9/L　　　　　　　B. MCV 76fl

    C. 网织红细胞 0.02　　　　　　　　　D. MCHC 28%

    E. PLT 350×10^9/L

14. 婴儿，9 个月，面色苍白，食欲差。Hb 68 g/L，RBC 2.8×10^{12}/L，网织红细胞 1%，肝肋下 2.5 cm，脾肋下 0.5 cm。诊断应首选的检查是

    A. 骨髓检查　　　　　　　　　　　　B. 红细胞脆性试验

    C. 测血清铁和总铁结合力　　　　　　D. 测维生素 B_{12} 和叶酸浓度

    E. 血红蛋白电泳和 HbF 检查

15. 有关铁的描述，正确的是

    A. 食物中的铁以二价铁为主　　　　　B. 肠黏膜吸收的铁为二价铁

    C. 转铁蛋白结合的铁为二价铁　　　　D. 体内铁蛋白中结合的铁为二价铁

    E. 血红蛋白中的铁为三价铁

【A3/A4 型题】

(16 ~ 19 题共用题干)

10 个月男婴，面色苍白 2 个月，母乳喂养，未断奶，间加辅食，平时易感冒，浅表淋巴结不大，心尖区收缩期 Ⅱ 级杂音，肺 (－)，肝脾肋下未及。

16. 为了诊断，应首选检查是

    A. 血常规　　　　　　　　　　　　　B. 尿常规

    C. 骨髓检查　　　　　　　　　　　　D. 大便常规

    E. 胸部 X 线检查

17. 外周血 RBC 3.8×10^{12}/L，Hb 88 g/L，MCV 78fl，MCH 78fl，MCH 26 pg，MCHC 0.31，进一步检查应选

    A. 血清铁　　　　　　　　　　　　　B. 血清铁蛋白

    C. 维生素 B_{12} 测定　　　　　　　　　D. 叶酸测定

    E. 血红蛋白电泳

18. 检查结果示：RBC 4.0×10^{12}/L，Hb 75 g/L，MCV 63fl，血清铁蛋白 10 μg/L，血清铁 25 μmol/L，最可能的诊断是

    A. 地中海贫血　　　　　　　　　　　B. 巨幼细胞性贫血

    C. 营养性缺铁性贫血　　　　　　　　D. 感染性贫血

    E. 失血性贫血

19. 最佳的治疗是

    A. 注射铁剂　　　　　　　　　　　　B. 注射维生素 B_{12}

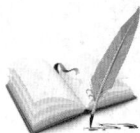

C. 口服三价铁　　　　　　　　　　D. 口服二价铁

E. 口服叶酸

(20~21题共用题干)

女，28岁。头晕、心慌、乏力半年，面色苍白3个月。1周来病情加重，食欲缺乏。既往月经量增多2年。查体：T 37℃，P 104次/分，R 20次/分，BP 100/70 mmHg。贫血貌，双肺听诊未及异常，心律齐，腹软，无压痛，肝脾肋下未及。实验室检查：Hb 70 g/L，红细胞大小不等，中央苍白区扩大，WBC 5.0×10^9/L，PLT 110×10^9/L，骨髓增生活跃，以红系增生明显，幼红细胞体积小。

20. 为明确诊断首选的检查是

A. 肝功能检查　　　　　　　　　　B. MCV，MCH，MCHC

C. 血清铁蛋白　　　　　　　　　　D. 血细胞比容

E. 网织红细胞计数

21. 该患者首选的治疗方法为

A. 皮下注射促红细胞生成素　　　　B. 静脉输注红细胞悬液

C. 雄激素治疗　　　　　　　　　　D. 维生素 B_{12}、叶酸治疗

E. 口服铁剂及维生素 C

(22~23题共用题干)

男性，40岁，痔疮出血1年，乏力、面色苍白3个月，查体：贫血貌，巩膜无黄染。血常规：白细胞 4.6×10^9/L，红细胞 3.9×10^{12}/L，Hb 65 g/L，血小板 330×10^9/L。

22. 该患者为何种细胞形态学贫血

A. 正细胞性贫血　　　　　　　　　B. 大细胞性贫血

C. 小细胞低色素性贫血　　　　　　D. 巨幼细胞贫血

E. 小细胞性贫血

23. 该患者可能的诊断是

A. 失血性贫血　　　　　　　　　　B. 缺铁性贫血

C. 巨幼细胞贫血　　　　　　　　　D. 溶血性贫血

E. 慢性疾病性贫血

二、简答题

1. 哪些因素可能引起缺铁性贫血？

2. 缺铁性贫血主要有哪些表现？

（张　艳　何　平）

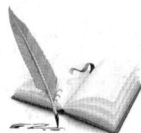

第七章　巨幼细胞贫血

扫码"学一学"

学习目标

1. **掌握**　巨幼细胞贫血的主要临床表现、诊断及治疗原则。
2. **熟悉**　巨幼细胞贫血的病因、实验室检查。
3. **了解**　巨幼细胞贫血诊治过程中的人文关怀和健康教育。
4. 能按照正确的临床思维方法对巨幼细胞贫血做出初步诊断。

案例导入

患者女性，22岁。因乏力伴头晕不适半年余来诊，近3个月来睡眠不规律，有长期素食习惯，肉蛋类进食较少。查体：精神可，中度贫血貌，皮肤黏膜略苍白，未见出血点、瘀斑，舌面光滑，浅表淋巴结未及肿大。胸骨无压痛，双肺呼吸音清，未闻及干湿性啰音。心率约88次/分，律齐，各瓣膜听诊区未闻及病理性杂音。腹软，肝脾肋下未及，双下肢无水肿。血常规：WBC 3.1×10^9/L，Hb 62 g/L，MCV 117.0 fl，PLT 98×10^9/L；肝、肾功能基本正常；骨髓形态学：有核细胞增生活跃，粒、红系巨幼变，红系增生旺盛，有"核幼浆老"现象。骨髓铁染色正常。

问题：

1. 该患者目前可能的诊断是什么？
2. 下一步需要完善哪些检查？

巨幼细胞贫血（megaloblastic anemia）是由于细胞核脱氧核糖核酸（DNA）合成障碍所致的大细胞性贫血，主要是叶酸和（或）维生素 B_{12} 缺乏或其他原因引起的。一般起病缓慢，主要临床表现为贫血和消化道症状，而维生素 B_{12} 缺乏尤其是恶性贫血患者可出现神经系统症状。

一、临床表现

（一）贫血表现

大多起病缓慢，临床上一般表现为中度至重度贫血，除面色苍白、活动后心悸、乏力、头晕、气促、耳鸣等一般性贫血的症状外，严重贫血者由于骨髓内无效造血，可出现轻度黄疸。出现全血细胞减少者，偶有感染及出血倾向。

（二）消化系统表现

常有明显食欲不振、消化不良、反复发作的舌炎、腹胀、腹泻及便秘，尤其是舌炎较常见且反复发生，舌面光滑、舌质绛红伴疼痛，舌面呈"牛肉样舌"，随病情发展逐渐发生

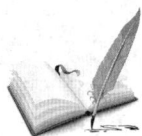

舌乳头萎缩，味觉减退。

（三）神经系统表现

维生素 B_{12} 缺乏特别是恶性贫血的患者，主要表现为脊髓后、侧索和周围神经受损所致的神经系统症状。典型的表现为手足指感觉异常、对称性麻木、下肢无力、站立和步态不稳、腱反射亢进、锥体束征阳性；老人及儿童常表现脑神经受损的精神异常、抑郁、嗜睡或精神错乱。

> **考点提示**
>
> 维生素 B_{12} 缺乏时可出现周围神经受损症状，部分患者的神经系统症状可发生于贫血之前。

以上临床表现在巨幼细胞贫血患者中可同时存在也可单独发生。

二、诊断与鉴别诊断

（一）诊断

1. 巨幼细胞贫血的诊断依据

（1）有造成叶酸和（或）维生素 B_{12} 缺乏的原因，如个人饮食习惯导致的摄入量不足、机体需要量增加及特殊用药史等。

（2）典型的临床表现除一般贫血的症状外，还可出现特殊的舌炎、舌面光滑或神经系统表现。

（3）血常规呈大细胞性贫血，出现大而椭圆形巨幼红细胞及中性粒细胞分叶核过多，可出现全血细胞减少。

（4）骨髓象呈典型的"巨幼变"。

（5）叶酸和维生素 B_{12} 含量测定低于正常。

（6）补充叶酸和（或）维生素 B_{12} 治疗有效。

2. 辅助检查

（1）血常规 贫血呈大细胞性，平均红细胞体积（MCV）大于100fl，平均红细胞血红蛋白含量（MCH）大于32pg。血涂片中红细胞大小不均，异形性明显，有大椭圆形红细胞、点彩红细胞等，红细胞中可见到 Cabot 环及 Howell - Jolly 小体。白细胞和血小板计数可轻度减少，中性粒细胞分叶过多，5叶以上者 >5%，可有6叶或更多的分叶，即所谓核右移，是胞核分裂异常或染色质的异常所致。重症患者可呈全血细胞减少，应注意和其他疾病鉴别。

（2）骨髓象 骨髓增生活跃或明显活跃，以红系增生最为显著，各阶段幼红细胞有巨幼变，胞体增大，胞浆量多，胞核疏松，核发育落后于胞浆，形成"核幼浆老"的现象。粒系可见巨中幼、晚幼、杆状核粒细胞，成熟粒细胞分叶过多。巨核系可见巨型和分叶过多的巨核细胞。巨幼红细胞对治疗反应敏感，补充叶酸和维生素 B_{12} 约48小时后，巨幼变细胞可恢复正常。

> **考点提示**
>
> 骨髓细胞形态学可见到核幼浆老现象，与缺铁性贫血的核老浆幼注意区别。

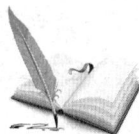

（3）叶酸和维生素 B_{12} 含量测定 患者的血清叶酸 <6.81nmol/L 为叶酸缺乏，维生素 B_{12} <74pmol/L 为维生素 B_{12} 缺乏。最好同时测定血清和红细胞的叶酸含量，因为红细胞叶酸不受当时叶酸摄入情况的影响，能准确反映机体叶酸总水平。叶酸缺乏时，红细胞叶

酸 $<227 nmol/L$。

（4）其他　胃酸测定、内因子抗体检测等。

（二）鉴别诊断

巨幼细胞贫血主要与骨髓增生异常综合征（MDS）相鉴别。特别是骨髓增生异常综合征伴难治性贫血（MDS - RA），其骨髓除有巨幼样改变外，还有其他细胞发育异常的病态造血现象，血清叶酸和维生素 B_{12} 多升高。临床上有些疾病也会出现巨幼细胞，如急性红白血病等，也有些疾病表现为全血细胞减少，如再生障碍性贫血、阵发性睡眠性血红蛋白尿等。骨髓检查、叶酸及维生素 B_{12} 含量测定，诊断性试验治疗等措施均有助于鉴别。

三、病因及发病机制

（一）病因

叶酸和维生素 B_{12} 缺乏是导致巨幼细胞贫血的主要病因，主要原因有摄入量不足、需要量增加、吸收及利用障碍。

知识链接

叶酸的来源及在人体内的代谢

叶酸富含于新鲜水果、蔬菜、肉类食品中。食物中的叶酸经长时间烹煮，可损失一半以上。人体每天的需要量估计至少 $50 \mu g$，但在妊娠、感染、发热等代谢增高的情况下，需要量可比正常情况下高几倍。叶酸的吸收部位在十二指肠及空肠上部，主要贮存于肝脏内，全身的叶酸贮存量为 $5 \sim 20 mg$。由于每日消耗量比较大，如果饮食中完全不含叶酸，约 4 个月时间即可使体内所贮存的叶酸全部消耗完。由于体内维生素 B_{12} 贮存量多，可供数年消耗，每日需要量仅为 $2 \sim 5 \mu g$，因此维生素 B_{12} 缺乏较叶酸缺乏少见。

---

1. 摄入不足　如饮食中长期缺乏新鲜蔬菜和水果，过度烹煮和腌制过久均可致叶酸丢失，婴幼儿饮食搭配不合理，偏食，长期酗酒者均易发生叶酸吸收不足。老年患者长期便秘导泻，出现肠黏膜吸收功能障碍也可导致叶酸缺乏。长期素食，可影响维生素 B_{12} 的摄取和吸收，导致维生素 B_{12} 缺乏。

2. 需要量增加　妊娠及哺乳期妇女、婴幼儿均对叶酸的需要较平时增加，甲状腺功能亢进、慢性感染、肿瘤等疾病消耗性增加，如补充不足则容易发生叶酸缺乏。

3. 吸收障碍　是维生素 B_{12} 缺乏最常见的原因，如胃切除术后、萎缩性胃炎、胃酸和胃蛋白酶缺乏均可导致维生素 B_{12} 吸收减少。长期腹泻、小肠炎症、恶性肿瘤和手术切除以及某些药物（如对氨基水杨酸、新霉素、秋水仙碱等），均可影响维生素 B_{12} 的吸收。

4. 利用障碍　抗核苷酸合成的药物影响叶酸代谢或吸收，如甲氨蝶呤、氨苯蝶啶等，均可影响叶酸或维生素 B_{12} 的利用。先天性转钴蛋白 II 缺乏可引起维生素 B_{12} 的输送障碍。

（二）发病机制

巨幼细胞贫血的发病机制主要是细胞内 DNA 合成障碍，叶酸缺乏直接影响胸腺核苷的合成，导致 DNA 合成障碍，细胞核停滞于 S 期（DNA 合成期），而细胞质内的 RNA 仍继续成熟，DNA 与 RNA 的发育比例失调，造成核浆发育不平衡，核发育落后于浆，细胞体积大而胞

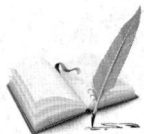

浆量多，出现巨幼改变。维生素 B_{12} 的作用是促进甲基四氢叶酸去甲基转变成四氢叶酸，如缺乏维生素 B_{12}，则间接影响 DNA 合成，出现与叶酸缺乏相似的表现，同样会引起 DNA 合成障碍。这种改变可以发生在人体所有细胞和组织，但以骨髓造血组织最显著，其中红细胞系统巨幼变最明显，出现核浆发育不平衡之巨幼红细胞特征，粒细胞及巨核细胞系统也有相应改变。巨幼变的细胞在骨髓中未能成熟即被破坏，称为无效造血，严重者可出现全血细胞减少，部分患者可发生轻度溶血和黄疸。此外，当维生素 B_{12} 缺乏时，血中甲基丙二酸大量堆积，影响神经髓鞘的正常结构，引起脊髓后侧索亚急性联合变性，出现神经系统症状。

四、处理措施

（一）病因治疗

针对病因，积极治疗原发病，尤其是胃肠道疾病，要及早治疗，防治肠道寄生虫感染，对药物继发因素致病者要酌情考虑停药。

（二）补充叶酸和维生素 B_{12}

1. 叶酸 口服叶酸 5~10 mg，3 次/天，用至血象恢复正常，但需要在饮食状况及基础疾病纠正后方可停药。如同时有维生素 B_{12} 缺乏，可二者同时并用。

2. 维生素 B_{12} 可肌内注射维生素 B_{12} 100 μg，1 次/天或 500 μg，2 次/周，常与叶酸联合应用。无吸收障碍的患者，可口服维生素 B_{12} 片剂 500 μg，1 次/天。若患者有神经系统症状，要治疗半年至 1 年。

知识链接

重度巨幼贫血治疗

经叶酸和维生素 B_{12} 治疗后，如血象改善不明显应考虑同时伴有缺铁的可能，或合并感染、甲状腺功能减退等，需要给予补充铁剂及相应的治疗。严重贫血的患者，可输注浓缩红细胞，但要注意防止血容量增加，引起心力衰竭。此外，要注意在大剂量叶酸和维生素 B_{12} 治疗初期易发生低钾血症，应及时监测血钾的变化，给予补钾。

（三）预防

加强营养知识宣传教育，多食新鲜蔬菜和一定量的动物性食物。改变生活习惯，纠正偏食和不良的烹调方法，防止食物中的维生素过多破坏。对于需要量增加的人群，如生长发育期的儿童、青少年、妊娠期女性、哺乳期女性，应适当补充叶酸。

健康教育

1. 巨幼细胞贫血发病缓慢，早期感觉无力，皮肤黏膜日见苍白，活动时心悸气短，注意合理饮食、加强营养，对于儿童及生长发育期的青少年，注意及早补充叶酸、维生素 B_{12}。

2. 加强孕期营养指导，改变不良饮食习惯，多食新鲜蔬菜、水果、瓜豆类、肉类、动物肝脏等食物。

3. 对于年龄较大、长期卧床、极度衰弱及食欲低下者，要加强营养，注意饮食搭配，合理配餐。

4. 生活中既要注意饮食多样化，又要讲究烹饪技术，尽量避免过度蒸煮食物。

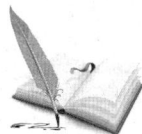

人文关怀

新生儿、未成熟儿和婴儿因生长发育较快，维生素B_{12}的需要量相应增加，单纯母乳喂养的婴儿未及时添加辅食者，其乳汁中维生素B_{12}的含量极少，导致婴儿发病。羊乳含叶酸量低，牛乳制品如奶粉、蒸发乳经加热等处理后，所含叶酸被破坏，故单纯用这类乳品喂养婴儿而未及时添加辅食就容易发生巨幼贫，故对于婴幼儿要及时添加辅食，补充足够的维生素，使宝宝健康成长。

本章小结

巨幼细胞贫血是由于缺乏叶酸、维生素B_{12}所致的大细胞性贫血，主要临床表现为贫血、消化道症状及神经系统症状。其主要病因为叶酸和维生素B_{12}摄入不足、需要量增加及吸收利用障碍。临床表现除了一般贫血的症状外，还有特殊的舌炎、舌面光滑或神经系统表现，实验室检查血常规呈大细胞性贫血，细胞涂片可见巨幼红细胞及中性粒细胞分叶核过多，骨髓象呈典型的巨幼变，有"核幼浆老"的现象，叶酸和维生素B_{12}含量测定低于正常，根据病史及相关实验室检查可明确诊断。治疗上主要是纠正病因，补充叶酸、维生素B_{12}，对于儿童、妊娠期妇女应及时补充叶酸，纠正偏食，合理膳食。

目标检测

一、选择题

【A1/A2 型题】

扫码"练一练"

1. 男性，67 岁，既往有"慢性胃病"病史，近半年来食欲差，伴头晕、乏力。查体：贫血貌，舌质红、牛肉舌，淋巴结及肝、脾均不大，余查体未见异常。血常规：Hb 70 g/L，RBC 1.8×10^{12}/L，WBC 8.0×10^9/L，血清铁 1000 μg/ml。该患者最可能的诊断是

    A. 缺铁性贫血   B. 自身免疫性溶血性贫血

    C. 再生障碍性贫血   D. 巨幼细胞贫血

    E. 骨髓增生异常综合征

2. 女，68 岁，乏力、面色苍白 3 个月来院就诊。血常规 WBC 3.5×10^9/L，RBC 1.5×10^{12}/L，Hb 70 g/L，PLT 87×10^9/L。病史示数月来食欲不佳，食量减少，腹部胀满。查体：面色苍黄，浅表淋巴结及肝、脾无肿大。骨穿显示增生活跃；以红系增生为主伴巨幼样变，成熟粒细胞分叶过多，可见较大血小板。胃镜检查为慢性浅表性胃炎。首先考虑的诊断为

    A. 巨幼细胞贫血   B. 骨髓增生异常综合征

    C. 阵发性睡眠型血红蛋白尿   D. 红白血病

    E. 急性巨核细胞白血病

3. 男性，50 岁。5 年前因胃癌行全胃切除术，近 1 年来渐感头晕、乏力，活动后心慌、气短来诊。血常规：RBC 1.5×10^{12}/L，Hb 55 g/L，WBC 3.2×10^9/L，PLT 65×10^9/L，网织

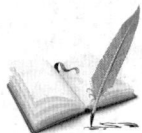

红细胞 0.001（0.1%），MCV 129fl（129 μm^3），MCH 36 pg，MCHC 34%，最可能的诊断是

    A. 缺铁性贫血　　　　　　　　　B. 巨幼细胞贫血

    C. 再生障碍性贫血　　　　　　　D. 溶血性贫血

    E. 骨髓病性贫血

4. 男性，40 岁。头晕、乏力 1 年。血常规：RBC 2×10^{12}/L，Hb 81 g/L，MCV 120fl（120 μm^3），MCH 40pg，诊断为巨幼细胞贫血，行骨髓检查，下列哪项不符合该例的骨髓象改变

    A. 骨髓增生明显活跃，红系占 0.40（40%）

    B. 红系细胞巨幼样变，幼红细胞浆发育落后于核

    C. 粒系常见巨杆状核及巨晚幼粒，中性粒细胞分叶过多

    D. 亚铁氰化钾染色示骨髓外铁增加

    E. 巨核细胞数正常，可见核分叶过多现象

5. 女性，35 岁。头晕、疲倦、心悸、步态不稳半年就诊。血常规：RBC 1.8×10^{12}/L，Hb 70 g/L，MCV 130fl（130 μm^3），骨髓穿刺确诊为巨幼细胞贫血。下列处理哪项不妥

    A. 单用叶酸　　　　　　　　　　B. 单用维生素 B

    C. 叶酸加维生素 B　　　　　　　D. 治疗过程中适当补充铁剂

    E. 进食绿色蔬菜、水果、肉类、肝肾及蛋奶等

【A3/A4 型题】

(6～8 题共用题干)

女，60 岁，缓慢起病，常有乏力、面色苍白、口腔黏膜萎缩、食欲不振，检查可见对称性的远端肢体麻木、深感觉障碍，血常规呈大细胞性贫血，血清叶酸 <6.8 nmol/L。患者平素喜吃软食，无其他疾病。

6. 该患者的诊断是

    A. 慢性病性贫血　　　　　　　　B. 缺铁性贫血

    C. 巨幼细胞贫血　　　　　　　　D. 海洋性贫血

    E. 合并高黏滞血症的贫血

7. 该患者贫血的原因是

    A. 维生素 B_{12} 缺乏　　　　　　　B. 叶酸缺乏

    C. 铁缺乏　　　　　　　　　　　D. 锌缺乏

    E. 维生素 C 缺乏

8. 该患者的治疗是

    A. 口服叶酸　　　　　　　　　　B. 口服维生素 B_{12}

    C. 注射维生素 B_{12}　　　　　　　D. 注射维生素 C

    D. 口服维生素 C

(9～11 题共用题干)

患者，女性，26 岁。妊娠 7 个月，常有乏力、面色苍白、口腔黏膜萎缩。检查可见对称性的远端肢体麻木、深感觉障碍。血象呈大细胞性贫血，血清叶酸 1 ng/ml（正常值 3～7 ng/ml）。血清维生素 B_{12} 水平正常。

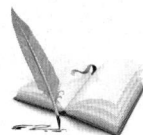

9. 该患者的诊断为

    A. 慢性病性贫血　　　　　　　　　　B. 缺铁性贫血

    C. 巨幼细胞贫血　　　　　　　　　　D. 海洋性贫血

    E. 合并高黏滞血症的贫血

10. 该患者贫血的原因应为

    A. 维生素 B_{12} 缺乏　　　　　　　　B. 叶酸缺乏

    C. 铁缺乏　　　　　　　　　　　　　D. 锌缺乏

    E. 维生素 C 缺乏

11. 下列哪项症状在本患者不该出现

    A. 四肢麻木，共济失调　　　　　　　B. 舌面光，舌乳头萎缩

    C. 口角炎，口腔黏膜可见小溃疡　　　D. 食欲不振，腹胀

    E. 心悸、气急

（12～16 题共用题干）

某女，25 岁，妊娠 8 个月，渐感头晕、乏力、面色苍白、下肢水肿。血常规：RBC 2.0×10^{12}/L，Hb 75 g/L，WBC 3.8×10^{9}/L，PLT 76×10^{9}/L，MCV 120fl（120 μm^3），MCH 40pg，叶酸测定 1 ng/ml（正常值 3～7 ng/ml），血清维生素 B_{12} 浓度正常。

12. 下列哪项症状在本例不应该出现的是

    A. 食欲不振，腹胀、腹泻或便秘

    B. 口角炎、口腔黏膜可见小溃疡

    C. 心悸气急

    D. 四肢麻木、共济失调、步态不稳

    E. 舌痛、舌面光、舌乳头萎缩

13. 下列哪项实验室检查能进一步证实诊断

    A. MCV、MCH 超过正常

    B. 外周血象出现有核红细胞

    C. 全血细胞减少，中性粒细胞核分叶过多

    D. 骨髓增生明显活跃，粒红比例降低

    E. 骨髓红系各阶段细胞均可见巨幼样改变，并见巨晚幼粒

14. 本例治疗哪项是错误的

    A. 叶酸加维生素 B_{12}　　　　　　　B. 终止妊娠

    C. 单用叶酸　　　　　　　　　　　　D. 叶酸加多种维生素

    E. 多食绿叶蔬菜、水果、肉类、肝肾等含叶酸丰富食品

15. 假如巨幼红细胞性贫血是由于应用影响叶酸代谢与吸收的药物引起，此时治疗选择是

    A. 停止抗叶酸药物的使用　　　　　　B. 叶酸加维生素 B_{12}

    C. 加大叶酸剂量　　　　　　　　　　D. 肌肉注射四氢叶酸钙

    E. 叶酸加维生素 C 加铁剂

16. 通过治疗，于第 4 周红细胞上升到 3.0×10^{12}/L，Hb 89 g/L，白细胞与血小板计数

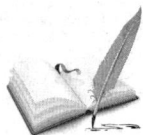

均恢复正常，于第 8 周复查 RBC 3.5×10^{12}/L，Hb 90 g/L，此时的合理治疗是

  A. 继续原方案治疗

  B. 增加原药物剂量

  C. 在原药物治疗基础上加铁剂加多种维生素

  D. 肌肉注射四氢叶酸钙

  E. 增加新鲜绿叶谎菜、水果、肉类等含叶酸丰富食品摄入

二、简答题

1. 简述巨幼细胞贫血的诊断依据。

2. 简述巨幼细胞贫血的治疗。

（付　彬　关建民）

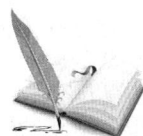

第八章　再生障碍性贫血

学习目标

1. **掌握**　再生障碍性贫血的临床表现、诊断及治疗原则。
2. **熟悉**　再生障碍性贫血的病因、实验室检查和防治。
3. **了解**　再生障碍性贫血诊治过程中的人文关怀和健康指导。
4. 能按照正确临床思维方法对初诊和复发再生障碍性贫血进行初步诊断，并做出正确的处理原则。

案例导入

患者，男性，55 岁。因"面色苍白、乏力伴发热 1 月余，加重伴皮肤瘀斑 3 天"入院。患者诉 1 个多月前无明显诱因出现面色苍白、乏力，伴发热，最高体温 39.0℃，伴畏寒、咽痛，无盗汗，偶有活动后心慌不适，休息后好转。于当地卫生院输注"头孢类抗生素"治疗 1 周，效果欠佳，仍有间断发热，3 天前出现皮肤散在瘀斑，乏力加重，今为进一步系统诊治入院。查体：意识清，精神可，重度贫血貌，皮肤黏膜苍白，可见下肢皮肤散在瘀斑，浅表淋巴结未触及肿大，咽部充血，扁桃体 Ⅱ 度肿大，口腔无血疱。双肺呼吸音粗，未闻及明显干、湿性啰音。心率约 88 次/分，律尚齐，各瓣膜听诊区未闻及病理性杂音。腹软，无压痛及反跳痛，肝、脾肋下未触及，双下肢无水肿。血常规：WBC $1.0 \times 10^9/L$，中性粒细胞 $0.2 \times 10^9/L$，Hb 53 g/L，PLT $11 \times 10^9/L$，网织红细胞比例 0.05%，网织红细胞绝对值 $10 \times 10^9/L$。骨髓象：增生极度低下，粒系比例减低，以杆状分叶核为主；红系受抑，成熟红细胞形态大致正常；淋巴细胞系比例增高，形态未见异常。全片未见巨核细胞。

问题：

该患者可能的诊断是什么？

该患者需进一步完善哪些检查？

再生障碍性贫血（aplastic anemia，AA）简称再障，是由于多种原因引起骨髓造血组织减少，造血干细胞损伤，造血微环境障碍，导致外周血全血细胞减少的贫血性疾病。临床特征为进行性贫血、出血和继发感染。AA 的发病率在欧美为 0.47~1.37/10 万人，日本为 1.47~2.4/10 万人，我国为 0.74/10 万人；可发生于各年龄段，老年人发病率较高；男、女发病率无明显差别。

一、临床表现

由于全血细胞减少，再障的临床表现主要有贫血、出血和感染。根据发病急缓、病情

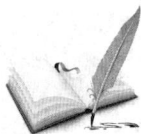

轻重、血常规、骨髓象和预后，分为重型再障（SAA）和非重型再障（NSAA）。

1. 重型再障（SAA）　发病急、症状重、进展快，早期出现感染和出血，贫血进行性加重。感染以身体和外界交通的门户部位多见，如口腔、呼吸系统、泌尿系统和肛门，以革兰阴性杆菌、金黄色葡萄球菌和真菌感染多见。多数患者有发热，体温可达39℃以上。出血广泛且严重，除皮肤、黏膜出血外，还常有内脏出血，颅内出血危及生命。病情险恶，疗效不佳。

2. 非重型再障（NSAA）　慢性病程、症状相对较轻，常以贫血为首发表现，出血和感染均较轻，出血以皮肤、黏膜出血为主，内脏出血少见；感染以上呼吸道感染常见，常见感染菌种为革兰阴性杆菌和各类球菌。经适当治疗，病情可缓解或长期生存。病程中如病情恶化，临床表现、血常规及骨髓象与重型再障相似。

二、诊断和鉴别诊断

（一）诊断

临床上有顽固性贫血进行性加重、一般抗贫血药物治疗无效，同时伴有出血、感染和全血细胞减少的患者，应想到再障的可能。其诊断标准为：①全血细胞（包括网织红细胞）减少，淋巴细胞比例增高。至少符合以下三项中两项：$Hb < 100\ g/L$；$PLT < 50 \times 10^9/L$；中性粒细胞绝对值（ANC）$< 1.5 \times 10^9/L$；②一般无肝脾大；③多部位（不同平面）骨髓增生减低或重度减低；小粒空虚，非造血细胞（淋巴细胞、网状细胞、浆细胞、肥大细胞等）比例增高；巨核细胞明显减少或缺如；红系、粒系细胞均明显减少；骨髓活检（髂骨）：全切片增生减低，造血组织减少，脂肪组织和（或）非造血细胞增多，网硬蛋白不增加，无异常细胞；④除外先天性和其他获得性引起全血细胞减少的疾病，如阵发性睡眠性血红蛋白尿、低增生性骨髓增生异常综合征、急性造血功能停滞、原发性骨髓纤维化等。

1. 再障分型诊断标准

（1）重型再障　除具有典型的急性临床表现（严重感染、出血和贫血）进行性加重外，尚须具备下列3项中的2项：①骨髓细胞增生程度 < 正常的25%；如 ≥ 正常的25%但 < 50%，则残存的造血细胞应 < 30%；②血常规需具备下列三项中的两项，$ANC < 0.5 \times 10^9/L$，网织红细胞绝对值 $< 20 \times 10^9/L$，$PLT < 20 \times 10^9/L$；③若 $ANC < 0.2 \times 10^9/L$ 则为极重型 AA。

> **考点提示**
> 重型再障往往出血倾向较明显，血小板可降至低于 $10 \times 10^9/L$。

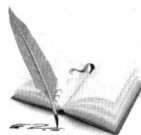

（2）非重型再障　除发病缓慢、临床表现较轻及血红蛋白下降较慢外，网织红细胞、白细胞、中性粒细胞及血小板常较重型再障为高。骨髓象显示3系或2系减少，至少1个部位增生不良，如增生良好，常有晚幼红比例升高，巨核细胞明显减少。骨髓小粒中非造血细胞及脂肪细胞增多。

2. 辅助检查

（1）血常规　SAA呈重度全血细胞减少，白细胞分类主要为中性粒细胞减少，血小板计数多 $< 20 \times 10^9/L$，中性粒细胞 $< 0.5 \times 10^9/L$，而淋巴细胞比例相对增高；网织红细胞减少，常 < 1%，甚至为零，其绝对值减少，常 $< 20 \times 10^9/L$。NSAA也呈全血细胞减少，但达不到SAA的程度。

（2）骨髓象　再障骨髓象的特点为多部位骨髓增生减低，造血细胞减少，淋巴细胞相对增多，网状细胞、浆细胞、组织嗜碱性细胞等非造血细胞比例明显增高，巨核细胞减少甚至缺如。脂肪多，穿刺涂片时可见大量油滴。

（3）骨髓活检　再障骨髓特征性病理改变为造血组织减少，红髓脂肪变，呈向心性损害，先累及髂骨，后波及脊椎和胸骨。骨髓活检与骨髓穿刺涂片检查，两者结合可使再障诊断的正确率提高。

（4）中性粒细胞碱性磷酸酶（N－ALP）　再障中性粒细胞生成存在质的异常，致骨髓及外周血中性粒细胞碱性磷酸酶（N－ALP）显著增高，病情改善后 N－ALP 可恢复正常。

考点提示

中性粒细胞碱性磷酸酶

中性粒细胞碱性磷酸酶（NAP）主要存在于成熟阶段的中性粒细胞，其他成分如嗜酸性粒细胞、嗜碱性粒细胞、淋巴细胞、单核细胞等均为阴性反应。当中性粒细胞活化后，NAP 阳性率及积分升高。再障粒系增生明显减少，原有的中性粒细胞越来越衰老，杆状及分叶核粒细胞越来越多，故 NAP 积分是升高的；而急慢性髓系白血病，粒细胞分别停留在原始、早幼粒以及中幼晚幼粒阶段，导致成熟的中性粒细胞减少，所以积分是降低的。

（5）其他检查　再障属于造血干细胞异常疾病，骨髓细胞培养结果显示，再障患者的粒－单系集落形成单位（CFU－GM）、红系集落形成单位（CFU－E）和红系爆式集落形成单位（BFU－E）均明显减少甚至为零。免疫功能检测，可有 T 淋巴细胞亚群异常，$CD4^+/CD8^+$ 细胞比值降低，Th1/Th2 型细胞比值增高。造血负调控因子 TNF－α、IFN－γ 水平增高。

（二）鉴别诊断

1. 骨髓增生异常综合征（MDS）　临床表现以难治性贫血为多见，可有一系血细胞或全血细胞减少，与再障相似。MDS 和再障虽同属于造血干细胞疾病，但本质和预后都截然不同。MDS 是一组以骨髓增生异常为特征的克隆性、异质性疾病，以病态造血、易转化为急性白血病为特征。早期髓系细胞相关抗原 CD13、CD33、CD34 表达增多，多有染色体核型异常，骨髓象显示增生活跃且有病态造血，骨髓活检有特征性改变易于鉴别。再障、MDS 及 PNH 三者关系十分密切，有时可以互相转变，临床上应严密观察。

2. 阵发性睡眠性血红蛋白尿（PNH）　系造血干细胞异质性疾病，属于血管内溶血性贫血，可表现为全血细胞减少，患者常有反复发作的血红蛋白尿、黄疸和（或）脾大。血清酸溶血试验（Ham 试验）、蛇毒因子溶血试验和尿含铁血黄素试验（Rous 试验）可呈阳性。流式细胞仪检测骨髓或外周血细胞膜上的 CD55、CD59 表达明显下降。再障与 PNH 均属造血干细胞发育异常疾病，两者关系密切，少数病例既可互相转化，也可同时存在。临床上有的再障患者出现 PNH 的实验室特征，亦有的 PNH 患者出现再障的表现，或两者先后出现，均称为 AA－PNH 综合征。

3. 急性白血病　对于临床不多见的低增生性白血病，由于骨髓增生减低，出现全血细

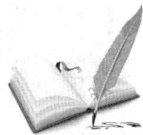

胞减少易误诊为再障。本病多有肝、脾或淋巴结肿大，多合并胸骨压痛及其他浸润表现，骨髓象原始或幼稚细胞明显增多，不难鉴别。

三、病因和发病机制

（一）病因

再障分为先天性和获得性两类，通常所说的再障多数是指后者。获得性再障又可分为病因不明的原发性再障和由于化学、物理、生物因素等引起的继发性再障。导致继发性再障的病因有以下几个方面。

1. 化学因素

（1）药物　是最常见的致病因素，随着化学药品的种类和数量日益增多，滥用药物容易发生骨髓抑制。药物性再障有两种情况：①与剂量有关，只要进入人体内的药物剂量过大，任何人都能发生骨髓抑制，如各种抗肿瘤药物，一般是可逆的，停药后可恢复，若长期过量使用则可能成为不可逆的；②与剂量无关，某些人敏感性过高，在接受一般剂量或很小治疗量时，即发生再障，如氯霉素、保泰松、磺胺类、抗甲状腺药等，其中氯霉素致病因素得到公认。

（2）化学毒物　苯、砷、劣质染发剂等长期接触也可引起骨髓抑制，尤其是苯及其衍生物，由于劳动环境防护不够，经呼吸道或皮肤侵入人体，常常导致再障发生。

2. 物理因素　各种电离辐射如 X 线、放射性核素等可直接损害造血干细胞和造血微环境，影响造血干细胞分化、增殖。其损伤程度与接受电离辐射的剂量有关。

3. 生物因素　严重感染如粟粒型结核、伤寒、白喉等可抑制骨髓造血功能。病毒感染引起的再障日益受到重视，其中以丙型肝炎病毒较常见，乙型肝炎病毒亦可见到，多发生在肝炎的恢复期，称肝炎后再障。其他还有 EB 病毒、微小病毒 B19、人类免疫缺陷病毒等感染均有可能引起再障。

◎ 人文关怀

需加强防护意识，对于从事接触放射性物质行业的工作人员，必须接触危害健康的化学物品时，一定要严格执行保护措施，防治有害物质污染环境和人体，严格按照操作规程保护自身健康，作业工人应佩戴防毒口罩或使用面罩等。生活中有意识地减少使用电脑时间，手机接通的瞬间远离身体，减少电脑、手机的辐射。尽量避免使用可能影响造血系统的氯霉素、磺胺等药物，避免与已知的能导致再障的化学物质和农药接触。家居装修材料要选择正规厂家的合格产品，装修完工后保持空气流通，不要立即迁入。

4. 其他因素　自身免疫性疾病，如类风湿关节炎、系统性红斑狼疮患者再障的发生率比正常人高。再障与妊娠也有一定关联，妊娠可使原有再障加重，分娩后再障可以好转。少数阵发性睡眠性血红蛋白尿、骨髓增生异常综合征病例和再障可以互相演变或重叠。

（二）发病机制

再障的发病机制复杂，至今尚未完全阐明，往往是多种因素作用的结果。造血干

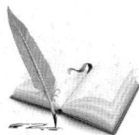

细胞数量减少和功能异常是再障的发病基础，造血微环境障碍可以引起继发性干细胞损伤，机体免疫调节机制紊乱在发病中起重要作用。再障是一组异质性疾病，其发病机制如下。

1. 造血干（祖）细胞缺陷 细胞表面分化抗原 34（CD34）是造血干（祖）细胞的特征性标志。再障骨髓 CD34$^+$ 细胞明显减少或缺如，造血干细胞自我更新能力缺陷，集落形成能力显著降低，而 CD34$^+$ 细胞减少的程度与病情的严重程度呈正相关。此外，造血干细胞对凋亡诱导的敏感性增加使细胞死亡加速，此种骨髓细胞凋亡增加，也是再障患者造血干细胞减少的重要原因。

2. 造血微环境障碍 造血微环境是指造血器官实质细胞周围的支架细胞和组织，包括微血管、末梢神经、网状细胞、基质细胞及其分泌的细胞因子等，它们支持和调节造血细胞的生长与发育。骨髓基质萎缩、脂肪化、成纤维集落形成单位减少、集落刺激因子活性降低，这些造血微环境异常，导致造血干细胞不能正常的生长和发育。

3. 免疫机制异常 机体免疫调节机制紊乱在再障的发病中起重要作用。T 淋巴细胞及其分泌的某些造血负调控因子可以使造血干（祖）细胞增殖及分化受损。再障患者存在 T 淋巴细胞数量和亚群的改变，外周血 T 淋巴细胞亚群失衡，CD4$^+$ 细胞减少，尤其是 CD8$^+$ 细胞异常增高，可直接或间接损伤造血干（祖）细胞而抑制造血。多种与造血有关的正、负调控因子分泌异常，在再障的发生、发展及临床转归中也起着重要作用，由 T 淋巴细胞分泌产生的肿瘤坏死因子（TNF - α）、干扰素（IFN - γ）等造血负调控因子，间接抑制造血干（祖）细胞克隆的形成，使其分化增殖受损。

4. 其他 再障患者对氯霉素、毒物及某些病毒具有易感性，常有 HLA - DR2 型抗原连锁倾向，说明再障的发病可能与遗传因素有关。

四、处理措施

（一）支持及对症治疗

注意个人卫生，加强皮肤、口腔、外阴和肛门的清洁护理，定时用消毒杀菌液漱口。重症患者单间病室保护性隔离。加强营养，及时处理贫血、出血和感染。

1. 贫血 患者血红蛋白在 60 g/L 以下时，可输注去白细胞的浓缩红细胞。尽量避免长期反复输血，以减少同种免疫输血反应和血色病。

2. 出血 给予常规止血药，如酚磺乙胺、氨甲苯酸等。鼻出血时可行鼻腔填塞压迫止血，血小板 $< 20 \times 10^9$/L 时，输注血小板悬液，如输注无效时，可输 HLA 配型相符的血小板。

3. 感染 患者一旦发热，应立即采取可疑部位标本如血、尿、便、痰和咽部分泌物等进行病原培养并作药敏试验，同时开始经验性抗感染治疗，单用或联用广谱、高效和足量的抗感染药物。常用有：①第三代头孢菌素类；②氨基糖苷类；③喹诺酮类；④重症患者尽早应用第四代头孢菌素或碳青霉烯类抗生素，如怀疑有耐药金黄色葡萄球菌感染时并用万古霉素。有真菌感染时，可加用抗真菌药物如两性霉素 B、氟康唑、伏立康唑、卡泊芬净等。

4. 护肝治疗 AA 常合并肝功能损害，应酌情选用护肝药物。

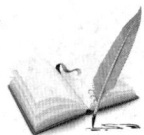

（二）促造血治疗

1. 雄激素　雄激素可以刺激骨髓造血干细胞分化增殖，并促进肾脏产生促红细胞生成素，是治疗非重型再障的首选药物，疗程不少于 6 个月。不良反应主要为肝功能损害及男性化。常用制剂有：①丙酸睾酮 50 ~ 100 mg 肌内注射，1 次/天；②司坦唑醇 2 mg 口服，3 次/天；③十一酸睾酮 40 mg 口服，3 次/天；④达那唑 200 mg 口服，3 次/天。

2. 造血生长因子　常用制剂有粒系集落刺激因子（G – CSF）或粒 – 单系集落刺激因子（GM – CSF）150 ~ 300 μg 皮下注射，1 次/天；促红细胞生成素（EPO），开始剂量每次 50 U/kg 皮下注射，每周 3 次，根据血红蛋白的检验结果调整用量。

（三）免疫治疗

1. 免疫抑制剂　能够抑制 T 淋巴细胞，使其产生的造血负调控因子减少，解除对造血细胞的抑制和破坏，进而重建造血。主要用于重型再障的治疗，常用制剂有：①抗淋巴细胞球蛋白（ALG）或抗胸腺细胞球蛋白（ATG），该类制剂有马、兔、猪等不同来源，不同来源制剂的临床用量不同，用药前应做过敏试验，用药后注意是否出现血清病样反应，该药可与雄激素、环孢素、造血生长因子合用；②环孢素（CsA），常与雄激素联合治疗再障，一般剂量为 3 ~ 5 mg/（kg·d），分 2 ~ 3 次口服；③其他如环磷酰胺、达那唑、甲泼尼龙、CD52 的单抗等治疗 SAA。

2. 免疫调节剂　能够调节体液免疫、细胞免疫和提高非特异性免疫功能。①小剂量免疫球蛋白，2.5 ~ 5.0 g 静脉滴注，1 次/天，利用免疫球蛋白中的抗细菌、真菌和病毒成分，协助消灭或抑制病原微生物，控制感染，是再障合并感染时最常用的免疫支持治疗；②左旋咪唑，50 mg 口服，3 次/天，每周连用 3 天。

📖 **知识链接**

环孢素应用

CsA 治疗再障可根据药物浓度及疗效调整 CsA 的应用剂量，一般目标血药浓度（谷浓度）为成人 100 ~ 200 μg/L、儿童 100 ~ 150 μg/L。主要不良反应是消化道反应、齿龈增生、色素沉着、肌肉震颤、肝肾功能损害，极少数出现头痛和血压变化，多数患者症状轻微或经对症处理减轻，必要时减量甚至停药。CsA 减量一般建议逐渐缓慢减量，疗效达平台期后持续服药至少 12 个月。服用 CsA 期间应定期监测血压、肝肾功能。

（四）造血干细胞移植

包括同基因骨髓移植、异基因骨髓移植、外周血干细胞移植和脐血移植。主要用于重型再障，年龄在 40 岁以内，未发生感染和其他并发症的患者，有合适的供髓者，可考虑尽早实行移植。

（五）中医中药治疗

再障以肾虚为主，以补肾中药与雄激素等药物并用治疗再障可以提高疗效。除辨证施治外，也可以应用一些常用的中成药。

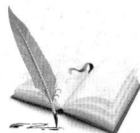

+ 健康教育

1. 预防感染 日常生活中要注意增减衣服，避免受凉。做好个人卫生，保持皮肤清洁，勤洗澡、更衣、剪指甲。居室定时通风，少出入公共场所，外出时戴口罩。注意口腔卫生，餐后睡前漱口。注意肛周清洁，女患者注意会阴清洁。若出现咽痛、咳嗽、流涕、尿痛、牙龈肿痛、红肿等，应及时到医院治疗，以便早期处理。

2. 预防出血 根据病情适当活动，防止滑倒或外伤，以免伤后出血。禁止用硬毛牙刷刷牙、牙签剔牙，进食宜慢，避免口腔黏膜及牙龈受损。预防鼻腔黏膜干燥，必要时涂油保护，禁止挖鼻孔，以免损伤鼻腔黏膜引起出血。

3. 生活照顾 饮食上要避免食用辛辣、刺激、过冷、过硬食物。宜进食清淡易消化、富含维生素的食物。生活要有规律，情绪稳定，适当活动，注意休息，避免劳累。避免接触有害物质、辐射及服用对骨髓有影响的药物。

4. 用药注意 严格遵医嘱服药，不能自行调整或减量。定期复查血常规及肝、肾功能。

📖 知识链接

干细胞移植

HLA 相合的无关供者造血干细胞移植需同时满足以下条件：①有 HLA 完全相合（在 DNA 水平 I 类抗原和 II 类抗原）供者；②年龄 <50 岁（50~60 岁间，须一般状况良好）；③重型或极重型 AA 患者；④无 HLA 相合的同胞供者；⑤至少 1 次 ATG/ALG 和 CsA 治疗失败；⑥造血干细胞移植时无活动性感染和出血。

本章小结

再生障碍性贫血是一种多能干细胞疾病，发病机制复杂，造血干细胞数量减少和功能异常是其发病基础。目前分为原发性再障和继发性再障，后者常常是由于化学、物理、生物等因素引起。主要临床表现为进行性贫血、出血及感染，其轻重与血细胞减少的程度及发展的速度有关，分为重型再障和非重型再障。其主要诊断标准为全血细胞减少，淋巴细胞比例增高，查体一般无肝、脾大，多部位骨髓增生减低，小粒空虚，巨核细胞明显减少或缺如，骨髓活检造血组织减少，需除外先天性和其他获得性引起全血细胞减少的疾病。治疗上主要是环孢素为主的免疫抑制剂治疗，造血生长因子及雄激素为主的促造血治疗，成分血输注、抗感染、中医中药及支持对症治疗，有条件者尽早行造血干细胞移植。

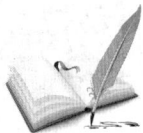

目标检测

扫码"练一练"

一、选择题

【A1/A2 型题】

1. 下列药物中易引起再生障碍性贫血的是
   A. 氯霉素　　　　　　　　　B. 氯丙嗪
   C. 链霉素　　　　　　　　　D. 氨基糖苷类
   E. 头孢呋辛酯

2. 再障的诊断，下列哪一项不正确
   A. 发热、出血、贫血
   B. 一般无肝脾和淋巴结肿大
   C. 中性粒细胞碱性磷酸酶阳性率和积分减低
   D. 骨髓可呈灶性增生，但巨核细胞减少
   E. 末梢血淋巴细胞比例增高

3. 支持重型再生障碍性贫血诊断的是
   A. 网织红细胞绝对值 $18 \times 10^9/L$　　　B. 血小板计数 $10 \times 10^9/L$
   C. 中性粒细胞计数 $1.0 \times 10^9/L$　　　D. 骨髓全片见巨核细胞 8 个
   E. 中性粒细胞碱性磷酸酶积分减低

4. 中性粒细胞碱性磷酸酯酶升高见于下列哪种疾病
   A. 急性早幼粒细胞白血病　　　B. 慢性粒细胞白血病
   C. 再生障碍性贫血　　　　　　D. 系统性红斑狼疮
   E. 阵发性睡眠性血红蛋白尿

5. 再生障碍性贫血的发病机制不包括
   A. 造血干细胞缺乏　　　　　　B. 骨髓微循环障碍
   C. 骨髓基质被破坏　　　　　　D. 造血原料缺乏
   E. 免疫异常

6. 下列不符合再障的是
   A. 发热、贫血、出血倾向　　　B. 骨髓增生低下
   C. 红系粒系或巨核系有两系以上减少　　D. 无淋巴结肿大
   E. 肝脾大

7. 重型再障最理想的治疗方法是
   A. 雄激素　　　　　　　　　　B. 免疫抑制剂
   C. HLA 相合的异基因骨髓移植　　D. 糖皮质激素
   E. 中医中药

8. 下列血液学改变符合再障诊断的是
   A. 网织红细胞绝对数正常　　　B. 中性粒细胞碱性磷酸酶积分增加
   C. 凝血时间延长　　　　　　　D. 凝血酶时间延长
   E. 骨髓涂片可见巨幼样变的幼红细胞

9. 男性，28 岁。头晕、乏力、间歇性牙龈出血，皮肤瘀斑 2 年余，1 年前曾做骨穿检

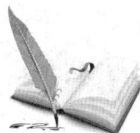

查确诊为再生障碍性贫血，外周血常规检查，哪项不符合该病的表现

  A. 中性粒细胞百分比及绝对值降低 B. 网织红细胞百分比及绝对值降低

  C. MCV、MCH、MCHC 在正常范围内 D. 血片中偶见幼红、幼粒细胞

  E. 血小板严重减少，形态正常

10. 女性，26 岁。因牙龈出血，面色苍白半年就诊，骨髓涂片确诊为再生障碍性贫血，给予丙酸睾酮治疗。关于雄性激素治疗再生障碍性贫血下列哪项说法是错误的

  A. 刺激红细胞生成素的分泌

  B. 刺激多能干细胞的分化

  C. 治疗有效者最早出现网织红细胞计数上升

  D. 治疗 1 个月无红细胞上升，可认为无效

  E. 主要不良反应是肝损害

11. 慢性再生障碍性贫血骨髓穿刺检查结果描述不正确的是

  A. 骨髓增生减低 B. 骨髓增生活跃

  C. 骨髓增生正常 D. 非造血细胞相对增多

  E. 巨核细胞增多

12. 可进行骨髓移植治疗的贫血是

  A. 再生障碍性贫血 B. 巨幼细胞贫血

  C. 自身免疫性溶血性贫血 D. 慢性病性贫血

  E. 缺铁性贫血

【A3/A4 型题】

（13 ~ 14 题共用题干）

患者，男性，21 岁，于当地化工厂工作。乏力进行性加重 2 月余，双下肢皮肤出血点 1 周，偶有牙龈出血，无发热，今门诊查血常规：WBC 1.6×10^9/L；Hb 65 g/L；PLT 22×10^9/；网织红细胞绝对值 9×10^9/L。

13. 该患者首先需要做的检查是

  A. 骨穿 B. 彩超

  C. 胸片部 CT D. NAP 积分

  E. 尿常规

14. 该患者的诊断首先考虑

  A. 缺铁性贫血 B. 急性白血病

  C. 再生障碍性贫血 D. 血小板减少性紫癜

  E. 淋巴瘤

（15 ~ 17 题共用题干）

患者，女，28 岁。3 个月来乏力，1 周来发热伴皮肤紫癜和口腔颊黏膜血疱，浅表淋巴结及肝脾均不大，胸骨无压痛。化验：Hb 65 g/L，RBC 2.2×10^{12}/L，Ret 0.2%，WBC 2.4×10^9/L，分类：N 24%，L 70%，M 6%，PLT 10×10^9/L。胸部 X 线片提示右下肺炎症。

15. 对该患者最可能的血液病学诊断是

  A. 骨髓增生异常综合征 B. 再生障碍性贫血

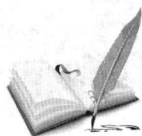

C. 急性淋巴细胞白血病　　　　　D. 巨幼细胞贫血

E. 溶血性贫血

16. 为确定诊断，首选的检查是

A. 血清铁和铁蛋白　　　　　　　B. 血清叶酸和维生素 B_{12}

C. 骨髓穿刺　　　　　　　　　　D. 骨髓活检

E. 胸腹 CT

17. 根据病史，该患者最急需的治疗是

A. 抗生素治疗　　　　　　　　　B. 补充叶酸和维生素 B_{12}

C. 雄激素治疗　　　　　　　　　D. 血小板成分输注

E. 口服硫酸亚铁

二、简答题

1. 重型再生障碍性贫血的诊断标准是什么？

2. 简述再生障碍性贫血的临床表现。

（关建民　付　彬）

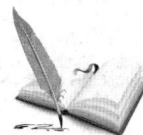

第九章　溶血性贫血

学习目标

1. **掌握**　溶血性贫血的临床表现、实验室检查和诊断。
2. **熟悉**　溶血性贫血病因的分类、自身免疫性溶血性贫血的临床表现、诊断和治疗。
3. **了解**　冷抗体型自身免疫性溶血性贫血的诊断及治疗原则。

案例导入

患者，女性，28 岁。因尿色深黄 10 天，加重伴头晕、乏力、面色苍白 2 天入院。查体：贫血貌，巩膜轻度黄染，肝、脾肋下未触及。白细胞 $11.2 \times 10^9/L$，红细胞 $2.08 \times 10^{12}/L$，血红蛋白 80 g/L，血小板 $213 \times 10^9/L$，网织红细胞比例 15.8%，总胆红素 62.8 μmol/L，直接胆红素 9.8 μmol/L，ALT 30 U/L，肾功能正常。尿胆原升高，尿胆红素阴性。直接 Coombs 试验阳性，Hams 试验阴性。骨髓象：增生性贫血骨髓象。

问题：

1. 该患者的诊断是什么？
2. 该患者的治疗原则是什么？

第一节　概　　述

溶血（hemolysis）是指红细胞被破坏，寿命缩短的过程。正常骨髓有 6 ~ 8 倍红系造血代偿能力，当溶血发生而骨髓能代偿时，可无贫血，称为溶血状态（hemolytic state）；当溶血超过骨髓代偿能力，引起的贫血即溶血性贫血（hemolytic anemia，HA）。

一、临床表现

溶血性贫血的临床表现主要与溶血发生的轻重缓急、骨髓红系造血的代偿能力、溶血的场所以及肝功能状态等有关。

1. 急性溶血　多为血管内溶血，起病急骤，临床表现为严重的腰背及四肢酸痛，伴头痛、呕吐、寒战，随后出现高热、面色苍白和血红蛋白尿（尿色如浓茶样或酱油样）、黄疸。严重者可出现周围循环衰竭和急性肾衰竭。

2. 慢性溶血　多为血管外溶血，起病缓慢，病程较长，临床表现有贫血、黄疸和脾大

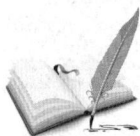

三大表现。长期高胆红素血症可并发胆石症和肝功能损害。在慢性溶血性贫血的病程中，可因某些诱因如病毒感染、叶酸缺乏等，而发生暂时性红系造血停滞，发生溶血危象或再障危象。慢性重度溶血性贫血时，长骨部分的黄骨髓可变成红骨髓，骨髓腔扩大，骨皮质变薄，骨骼变形。由于儿童平时骨髓腔都为红骨髓所充满，溶血时造血组织难以进一步扩展，因而发生髓外造血，致肝、脾大。

二、诊断与鉴别诊断

（一）诊断

根据 HA 的临床表现，实验室检查有贫血、红细胞破坏增多、骨髓红系代偿性增生的证据，可确定 HA 的诊断及溶血部位。通过详细询问病史及 HA 的特殊检查可确定 HA 的病因和类型。

1. 临床分类 溶血性贫血有多种临床分类方法，按发病和病情可分为急性溶血和慢性溶血（详见临床表现）；按溶血的部位可分为血管内溶血和血管外溶血（详见发病机制）；按病因可分为红细胞自身异常和红细胞外部因素，如下所述。

（1）红细胞自身异常所致的溶血性贫血

1）红细胞膜异常 ①遗传性红细胞膜异常：如遗传性球形红细胞增多症、遗传性椭圆形红细胞增多症、遗传性棘形红细胞增多症、遗传性口形红细胞增多症等。②获得性血细胞膜糖磷脂酰肌醇（GPI）锚链膜蛋白异常：如阵发性睡眠性血红蛋白尿（PNH）。

2）遗传性红细胞酶缺陷 ①磷酸戊糖途径酶缺陷，如葡萄糖－6－磷酸脱氢酶（G－6－PD）缺乏症等。②无氧糖酵解途径酶缺陷，如丙酮酸激酶缺乏症等。③核苷代谢酶系、氧化还原酶系等缺陷也可导致溶血性贫血。

3）遗传性珠蛋白生成障碍 ①珠蛋白肽链结构异常，如异常血红蛋白病。②珠蛋白肽链数量异常，如珠蛋白生成障碍性贫血，即地中海贫血。

（2）红细胞外部因素所致的溶血性贫血

1）免疫性溶血性贫血 ①自身免疫性溶血性贫血，如温抗体型或冷抗体型（冷凝集素型、D－L 抗体型）溶血性贫血；原发性或继发性（如 SLE、病毒或药物等）溶血性贫血。②同种免疫性 HA，如血型不相溶性输血反应、新生儿溶血性贫血等。

2）血管性溶血性贫血 ①微血管病性溶血性贫血，如血栓性血小板减少性紫癜/溶血尿毒症综合征（TTP/HUS）、弥散性血管内凝血（DIC）等。②瓣膜病，如钙化性主动脉瓣狭窄及人工心瓣膜等。③血管壁受到反复挤压，如行军性血红蛋白尿。

3）生物因素 蛇毒、疟疾、黑热病等。

4）理化因素 大面积烧伤、血浆中渗透压改变和化学因素如苯肼、亚硝酸盐类中毒等。

2. 辅助检查

（1）确定溶血性贫血存在的检查 红细胞寿命缩短是红细胞破坏增加最直接的证据，但测定红细胞寿命需要放射性核素，且测定时间较长，临床上较少使用。临床上常用的红细胞破坏增加的检查和红系造血代偿性增加的检查（表9－1）。

（2）确定溶血性贫血病因及类型的特殊检查 ①红细胞形态的检查，红细胞形态异常

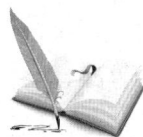

可为溶血的存在及病因诊断提供重要线索（表9-2）。②确定某些溶血性贫血病因的特殊检查（表9-3）。

表9-1 溶血性贫血的筛查试验

红细胞破坏增加的检查		红系代偿性增生的检查	
胆红素代谢	血游离胆红素升高	网织红细胞计数	升高
	尿胆原升高	外周血涂片	可见有核红细胞
	尿胆红素阴性	骨髓检查	红系增生旺盛
血浆游离血红蛋白*	升高		粒红比例降低或倒置
血清结合珠蛋白*	降低		
尿血红蛋白*	阳性		
尿含铁血黄素*	阳性		
外周血涂片	破碎和畸形红细胞升高		
红细胞寿命测定（^{51}Cr标记）	缩短（临床较少应用）		

注：*为血管内溶血的实验室检查

表9-2 溶血性贫血的红细胞形态学诊断

红细胞形态	病因	疾病
球形红细胞	膜骨架蛋白缺陷	遗传性球形红细胞增多症
	红细胞膜被部分吞噬	自身免疫性溶血性贫血
椭圆形红细胞	膜骨架蛋白缺陷	遗传性椭圆形红细胞增多症
靶形红细胞	血红蛋白异常	血红蛋白病
碎裂红细胞	机械损伤	微血管病性溶血
		心源性溶血
		行军性血红蛋白尿
镰形红细胞	血红蛋白S形成多聚体	镰状细胞贫血
吞噬红细胞及红细胞自凝	自身抗体和补体吸附在红细胞膜上	冷凝集素综合征
Heinz小体	血红蛋白沉淀	不稳定血红蛋白
		G-6-PD缺陷

表9-3 溶血性贫血病因诊断的实验室检查

实验室检查	疾病
抗人球蛋白（Coombs）试验	自身免疫性溶血性贫血
酸溶血（Ham）试验	阵发性睡眠性血红蛋白尿症
血细胞CD59、CD55测定	阵发性睡眠性血红蛋白尿症
流式细胞术检测嗜水气单胞菌溶素变异体（FLAER）	阵发性睡眠性血红蛋白尿症
红细胞渗透脆性试验	遗传性球形细胞增多症
血红蛋白电泳	血红蛋白病
异丙醇试验	不稳定血红蛋白病
酶活性测定	酶缺乏症
基因分析	某些先天性溶血性贫血

（二）鉴别诊断

以下几类临床表现易与HA混淆：①贫血伴网织红细胞增多，如失血性、缺铁性或巨

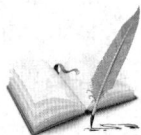

幼细胞贫血的恢复早期，但这些疾病无红细胞破坏增加的实验室证据。②非胆红素尿性黄疸，如家族性非溶血性黄疸（Gilbert 综合征等），该病无贫血，亦无溶血性贫血的实验室证据。③幼粒幼红细胞性贫血伴轻度网织红细胞增多，如骨髓转移瘤等。

三、病因与病理

不同病因导致的 HA 其红细胞破坏的机制不同。但红细胞被破坏的部位或为血管内或为血管外，并产生相应的临床表现及实验室改变。

（一）红细胞破坏及血红蛋白降解

1. 血管内溶血　见于血型不合的输血、输注低渗溶液、阵发性睡眠性血红蛋白尿、微血管病性溶血和某些红细胞酶缺乏病。红细胞在血液循环中被破坏，释放游离血红蛋白形成血红蛋白血症。血浆中游离血红蛋白增高，游离的血红蛋白与结合珠蛋白结合形成复合体，该复合体分子量较大，不能通过肾小球滤过排出；其被运至肝实质后，血红蛋白中的血红素被代谢降解为铁和胆绿素，胆绿素被进一步代谢降解为胆红素。如果大量血管内溶血超过了结合珠蛋白的处理能力，游离血红蛋白可从肾小球滤过，并在近端肾小管中被部分重吸收；若血红蛋白量超过近曲小管重吸收的能力，则出现血红蛋白尿。血红蛋白尿的出现提示有快速的血管内溶血。被肾近曲小管上皮细胞重吸收的血红蛋白分解为卟啉、珠蛋白及铁，分解的铁超过肾小管上皮细胞的输送能力时，以铁蛋白或含铁血黄素的形式沉积在上皮细胞内。当上皮细胞脱落时随尿排出，形成含铁血黄素尿，主要见于慢性血管内溶血。含铁血黄素尿一般出现在血红蛋白尿发生 3 ~ 4 天后，血红蛋白尿停止后仍可持续数周。当溶血产物引起肾小管阻塞、细胞坏死时，可并发急性肾衰竭。

2. 血管外溶血　见于遗传性球形细胞增多症、温抗体型自身免疫性溶血性贫血、血红蛋白病等。红细胞在脾脏被单核 - 吞噬细胞系统破坏，裂解释放出的血红蛋白分解为珠蛋白和血红素。珠蛋白进入全身蛋白池代谢，血红素被代谢降解为铁和胆绿素，胆绿素被进一步代谢降解为胆红素。

📖 **知识链接**

原位溶血

在巨幼细胞贫血、骨髓增生异常综合征等疾病时，骨髓内的幼红细胞在释放入血之前已在骨髓内被破坏，称为无效性红细胞生成（ineffective erythropoiesis）或原位溶血。其本质也是一种血管外溶血。

无论血红蛋白的破坏发生于何处，胆红素都是其终产物之一。游离胆红素入血后经肝细胞摄取，与葡萄糖醛酸结合形成结合胆红素随胆汁排入肠道，经肠道细菌作用还原为粪胆原并随粪便排出。少量粪胆原又被肠道重吸收入血并通过肝细胞重新随胆汁排泄到肠道中，即"粪胆原的肠肝循环"；其中小部分粪胆原通过肾脏随尿排出，称为尿胆原。当溶血程度超过肝脏处理胆红素的能力时，会发生溶血性黄疸。慢性血管外溶血由于长期高胆红素血症

考点提示

溶血性贫血的诊断、血管内溶血性贫血与血管外溶血性贫血的特点。

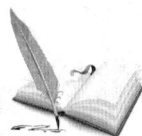

导致肝功能损害，可出现结合胆红素升高。

（二）红系代偿性增生

溶血时循环红细胞减少，组织缺氧，使 EPO 增多，引起骨髓红系代偿性增生活跃，可达到正常的 8 倍。外周血可见有核红细胞及网织红细胞增高（可达 0.05～0.20）。骨髓涂片检查显示骨髓增生活跃，红系比例增高，以中幼红和晚幼红为主，粒红比例倒置。部分红细胞内含有核碎片，如 Howell‐Jolly 小体和 Cabot 环。严重慢性溶血性贫血时，长骨中的黄骨髓可以变为红骨髓开始造血。

四、处理措施

1. 病因治疗 针对 HA 发病机制的治疗。如药物诱发的溶血性贫血，应立即停药并避免再次用药；自身免疫性溶血采用糖皮质激素或脾切除术治疗。

2. 对症治疗 针对贫血及 HA 引起并发症的治疗。输注红细胞可改善贫血症状，但在某些溶血情况下也具有一定的风险性，如在 AIHA 输血时易发生溶血反应，必须输注时可输注洗涤红细胞。同时注意纠正急性肾衰竭、休克、电解质紊乱，抗血栓形成，补充造血原料等。

第二节　自身免疫性溶血性贫血

自身免疫性溶血性贫血（Autoimmune hemolytic anemia，AIHA）是一种获得性溶血性疾病，系体内免疫功能调节紊乱，产生自身抗体和（或）补体吸附于红细胞表面，通过抗原抗体反应导致红细胞破坏加速超过骨髓代偿时发生的一类贫血。根据有无病因分为原发性和继发性自身免疫性溶血性贫血；根据致病抗体最佳活性温度分为温抗体型和冷抗体型自身免疫性溶血性贫血。

一、温抗体型自身免疫性溶血性贫血

（一）临床表现

多为慢性血管外溶血，起病缓慢，成年女性多见，以贫血、黄疸和脾大为特征，1/3 患者有贫血及黄疸，半数以上有轻、中度脾大，1/3 有肝大。长期高胆红素血症可并发胆石症和肝功能损害。可并发血栓栓塞性疾病，以抗磷脂抗体阳性者多见。感染等诱因可使溶血加重，发生溶血危象及再障危象。10%～20% 的患者可合并免疫性血小板减少，称为 Evans 综合征。继发性患者常有原发病的表现。

（二）诊断与鉴别诊断

有溶血性贫血的临床表现和实验室证据，DAT 阳性，冷凝集素效价在正常范围，近 4 个月内无输血和特殊药物应用史可诊断本病。少数 Coombs 试验阴性者需与其他溶血性贫血（特别是遗传性球形红细胞增多症）鉴别。另外，依据能否查到病因可诊断为继发性或原发性自身免疫性溶血性贫血。

（三）辅助检查

1. 血常规 血红蛋白和红细胞计数与溶血程度相关，多为正常细胞正色素性贫血。网

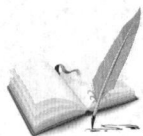

织红细胞比例增高，溶血危象时可高达50%；白细胞及血小板多正常，急性溶血阶段白细胞可增多。外周血涂片可见数量不等的球形红细胞及幼红细胞。

2. 骨髓象　骨髓呈代偿性增生，以幼红细胞增生为主，可达80%。再障危象时全血细胞减少，网织红细胞减低，甚至缺如；骨髓增生减低。

3. 有关溶血的检查　见本节第一部分。

4. 抗人球蛋白（Coombs）试验　分为直接抗人球蛋白试验（DAT，检测红细胞上的不完全抗体）和间接抗人球蛋白试验（IAT，检测血清中的游离抗体）。DAT阳性是本病最具诊断意义的实验室检查，主要为抗IgG及抗补体C3型。IAT可为阳性或阴性。

5. 流式细胞术检测红细胞表面抗体　流式细胞仪可以定量检测红细胞膜表面结合的免疫球蛋白分子，对DAT阴性自身免疫性溶血性贫血患者的诊断具有重要意义。

（四）病因与病理

占自身免疫性溶血性贫血的80%～90%。约50%的温抗体型AIHA原因不明，常见的继发性病因有：①淋巴细胞增殖性疾病，如淋巴瘤等；②自身免疫性疾病，如SLE等；③感染，特别是病毒感染；④药物，如青霉素、头孢菌素等。

温抗体型自身免疫性溶血性贫血的抗体主要为IgG，其次为C3，少数为IgA和IgM，37℃最活跃，为不完全抗体，吸附于红细胞表面。致敏的红细胞主要在单核–巨噬细胞系统内破坏，发生血管外溶血。IgG抗体和C3同时存在，引起的溶血最重；C3单独存在，引起的溶血最轻。研究发现自身免疫性溶血性贫血存在Th1/Th2细胞失衡，Th2细胞功能异常，如IL–4、IL–6、IL–10升高；以及Treg细胞异常。

（五）处理措施

1. 病因治疗　积极寻找病因，治疗原发病。

2. 控制溶血发作

（1）糖皮质激素　首选治疗，有效率80%以上。常用泼尼松1～1.5 mg/（kg·d）口服，急性溶血者可用地塞米松、甲泼尼龙等静脉滴注。糖皮质激素初始剂量应维持3～4周，用至血细胞比容大于30%或者血红蛋白水平稳定于100 g/L以上考虑减量。减量速度酌情而定，一般每周5～10 mg，小剂量泼尼松（5～10 mg/d）持续至少3～6个月。若使用推荐剂量治疗4周仍未达到上述疗效，建议考虑二线药物治疗。足量糖皮质激素治疗3周病情无改善，则视为激素治疗无效。

💙 **人文关怀**

溶血性贫血患者应用糖皮质激素治疗的时间较长，应用前需告知患者长期应用糖皮质激素可能的不良反应，如糖、蛋白质和脂肪代谢紊乱，钠、水潴留等水盐代谢紊乱，诱发或加重感染，胃肠道黏膜损伤，骨质疏松，神经精神异常，白内障和青光眼等，同时给予相应的预防措施。

（2）脾切除　二线治疗，有效率约60%。指征为：①糖皮质激素无效；②泼尼松维持量大于15 mg/d；③有激素应用禁忌证或不能耐受。术后复发病例再用糖皮质激素治疗，仍

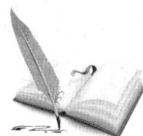

可有效。

（3）利妥昔单抗（Rituximab）用于治疗 AIHA 是基于其可特异性清除 B 淋巴细胞，其中包括产生红细胞自身抗体的淋巴细胞，但其作用机制可能更为复杂。脾切除无效的患者利妥昔单抗可能有效。标准用法 375 mg/（m² · w），连续 4 周，一年有效率 80% 至几乎 100%。也有报道显示小剂量 100 mg/（m² · w）降低不良反应同时，并不降低疗效。

（4）其他免疫抑制剂　对于糖皮质激素和脾切除都不缓解者、有脾切除禁忌证、泼尼松维持量大于 10 mg/d 的患者，可尝试应用其他免疫抑制剂。常用环磷酰胺、硫唑嘌呤、霉酚酸酯（MMF）或环孢素等，多与激素同用，总疗程需半年左右。

（5）其他　达那唑联合糖皮质激素对部分患者有效。大剂量免疫球蛋白静脉注射，因疗效有限，用于严重溶血、输血依赖、激素治疗反应不佳时。

3. 输血　贫血较重者应输洗涤红细胞，且速度应缓慢。

⊕ 健康教育

向患者及家属详细介绍药物剂量、时间、方法及注意事项，告知正确、合理应用糖皮质激素是提高疗效、减少不良反应的关键。嘱患者不可因药物的不良反应而随意自行停药，需在医生指导下加以调整，防止病情反弹，使病情加重及出现严重的并发症。

二、冷抗体型自身免疫性溶血性贫血

相对少见，占 AIHA 的 10% ~ 20%。

（一）冷凝集素综合征

冷凝集素综合征（cold agglutinin syndrome，CAS）常继发于淋巴细胞增殖性疾病，支原体肺炎、传染性单核细胞增多症，部分老年人有一过性生理性冷凝集素试验阳性。抗体多为冷凝集素性 IgM，是完全抗体，在 28 ~ 31℃ 即可与红细胞反应，0 ~ 5℃ 表现为最大的反应活性。以血管内溶血为主，遇冷时 IgM 可直接在血循环中使红细胞发生凝集反应并激活补体，发生血管内溶血。但严重的血管内溶血罕见，因为磷脂酰肌醇锚链的红细胞膜蛋白能保护红细胞免受自身补体损伤。红细胞在流经身体深部复温后，红细胞释放冷凝集素，只留有 C3 和 C4 调理素片段，主要在肝脏中被巨噬细胞清除，发生慢性血管外溶血。临床表现为末梢部位发绀，受暖后消失，伴贫血、血红蛋白尿等。冷凝集素实验阳性。DAT 阳性者多为 C3 型。

（二）阵发性冷性血红蛋白尿

阵发性冷性血红蛋白尿（paroxysmal cold hemoglobinuria，PCH）多继发于梅毒或病毒感染。抗体是 IgG 型双相溶血素，又称 D－L 抗体（即 Donath－Landsteiner antibody），20℃ 以下时其吸附于红细胞上并固定补体，当复温至 37℃ 时补体被迅速激活导致血管内溶血。临床表现为遇冷后出现血红蛋白尿，伴发热、腰背痛、恶心、呕吐等；发作多呈自限性，仅持续 1 ~ 2 天。冷热溶血试验（D－L 试验）阳性可以诊断。

治疗：针对病因进行治疗；保暖是最重要的治疗措施；有症状者应接受利妥昔单抗治

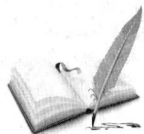

疗或使用其他细胞毒性免疫抑制剂。激素疗效不佳，切脾无效。

本章小结

溶血性贫血是指由于红细胞过早、过多地破坏，超过骨髓代偿能力所引起的贫血，是由不同病因引起的一组异质性疾病。对于溶血性贫血可按不同的方式进行分类，按发病及病情分为急性溶血和慢性溶血；按溶血的部位分为血管内溶血和血管外溶血；按病因分为红细胞自身异常和红细胞外部异常所致的溶血性贫血。确诊溶血性贫血的第一步是明确有无溶血，其次结合临床有目的地选择检查项目明确病因。治疗原则包括病因治疗以及对症支持治疗，能明确病因的尽可能祛除病因和诱因。由于大部分溶血性贫血尚缺乏有效方法进行根治，只能采用糖皮质激素、输血、脾切除等对症支持治疗方法改善病情。

目标检测

一、选择题

【A1／A2 型题】

1. 关于溶血性贫血的诊断错误的是

    A. 溶血最确实的证据为红细胞寿命缩短

    B. 血管内及血管外溶血时均有网织红细胞增加

    C. 血管外溶血时，血浆结合珠蛋白消失

    D. 慢性血管内溶血时，尿含铁血黄素阳性

    E. 血清间接胆红素增加，尿中尿胆原增加

扫码"练一练"

2. 温抗体型 AIHA 最常见的抗体类型是

    A. IgA   B. C3

    C. IgM   D. IgG

    E. IgE

3. 下列哪种血液病首选糖皮质激素治疗

    A. 自身免疫性溶血性贫血   B. 再生障碍性贫血

    C. 急性髓系白血病   D. 多发性骨髓瘤

    E. 缺铁性贫血

4. 关于溶血性贫血的定义，哪一项是正确的

    A. 红细胞寿命缩短   B. 红细胞破坏增加

    C. 骨髓造血功能亢进   D. 红细胞破坏增加，骨髓能代偿

    E. 红细胞破坏增加，超过骨髓代偿能力

5. 抗人球蛋白直接反应阳性，应首先考虑为

    A. 阵发性睡眠性血红蛋白尿症   B. 地中海贫血

    C. 自身免疫性溶血性贫血   D. 遗传性球形红细胞增多症

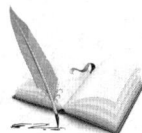

E. G-6-PD 缺乏症

6. 患者，女性。乏力，黄疸，脾大，末梢血网织红细胞为 15%，血间接胆红素升高，该患者最可能是

    A. 再生障碍性贫血
        B. 缺铁性贫血

    C. 自身免疫性溶血性贫血
        D. 失血性贫血

    E. 巨幼细胞贫血

7. 自身免疫性溶血性贫血的患者输血应首选

    A. 浓缩红细胞
        B. 洗涤红细胞

    C. 少白细胞的红细胞
        D. 冰冻红细胞

    E. 照射红细胞

8. 血管外溶血红细胞的破坏场所为

    A. 脾脏
        B. 心脏

    C. 肾脏
        D. 淋巴结

    E. 胰腺

9. 下列哪种疾病引起的贫血 Coombs 试验呈阴性

    A. 自身免疫性溶血性贫血
        B. 霍奇金淋巴瘤

    C. 系统性红斑狼疮
        D. 慢性淋巴细胞白血病

    E. 再生障碍性贫血

【A3/A4 型题】

(10~11 题共用题干)

患者，女性，25 岁。有类风湿性关节炎病史 3 年，乏力 10 天，伴有尿色加深，无发热及明显腰背痛。实验室检查：血红蛋白 72 g/L，网织红细胞 10.2%，间接胆红素 59 μmol/L，尿含铁血黄素阴性，腹部超声提示脾长径 14 cm，厚径 5 cm。

10. 首先考虑哪种疾病

    A. 缺铁性贫血
        B. 自身免疫性溶血性贫血

    C. 失血性贫血
        D. 巨幼细胞贫血

    E. PNH

11. 确诊该病较为特异性的检查为

    A. 骨穿
        B. Coombs 试验

    C. 红细胞渗透脆性试验
        D. 高铁血红蛋白还原试验

    E. 血红蛋白电泳

(12~13 题共用题干)

患者，女，36 岁。乏力、面色苍白半个月。查体：贫血貌，巩膜轻度黄染，脾肋下 1 cm，双下肢不肿。血常规：WBC 6.4×10^9/L，N 72%，L 24%，M 4%，Hb 68 g/L，MCV 86fL，MCH 28pg，MCHC 320 g/L，PLT 140×10^9/L。

12. 首先应考虑的疾病是

    A. 再生障碍性贫血
        B. 缺铁性贫血

    C. 溶血性贫血
        D. 失血性贫血

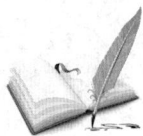

E. 巨幼细胞贫血

13. 进一步明确诊断，网织红细胞明显增高，抗人球蛋白试验阳性，流式检测 CD59 及 CD55 正常，首先考虑的诊断为

    A. 阵发性睡眠性血红蛋白尿症   B. 地中海贫血

    C. 自身免疫性溶血性贫血   D. 遗传性球形细胞增多症

    E. G-6-PD 缺乏症

二、简答题

1. 简述急性、慢性溶血性贫血的临床特点。

2. 简述温抗体型自身免疫性溶血性贫血的治疗原则。

（李昱瑛 何 平）

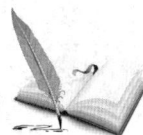

第十章 白血病

学习目标

1. **掌握** 急、慢性白血病的诊断、分类和治疗原则。
2. **熟悉** 急、慢性白血病的临床表现、实验室检查和预后分组。
3. **了解** 急、慢性白血病的病因和发病机制。
4. 能合理运用所学知识进行白血病的分类并指导治疗。
5. 尊重白血病患者隐私，保证知情同意。

扫码"学一学"

案例导入

患者，男性，32岁。无意中发现左上腹包块1周，无乏力、消瘦、腹胀。查体：胸骨中下段压痛阳性。脾明显肿大，质硬，无压痛。血象：WBC 354×10^9/L，Hb 145 g/L，血小板 668×10^9/L。血涂片分类：分叶33%，杆状23%，晚幼粒细胞11%，早幼粒细胞3%，中幼粒细胞9%，嗜酸性粒细胞5%，嗜碱性粒细胞4%，淋巴细胞12%，未见原粒细胞，可见3个有核红细胞，未见泪滴样红细胞。骨穿：骨髓增生极度活跃，以粒系为主，可见各阶段细胞，分类与周围血相似，原粒4%，早幼粒5%。成熟粒细胞胞浆中无中毒颗粒。红系轻度减少，各阶段比例及形态正常。全片可见巨核细胞30个，血小板不少。NAP（−），Ph染色体（+）。

问题：

1. 该患者的诊断是什么？
2. 该患者的治疗原则是什么？

第一节 概 述

白血病（leukemia）是起源于造血干细胞的恶性克隆性疾病，受累细胞（白血病细胞）出现增殖失控、分化障碍、凋亡受阻，大量蓄积于骨髓和其他造血组织，从而抑制骨髓正常造血功能并浸润淋巴结、肝、脾等组织器官。

我国的白血病发病情况调查结果显示，我国白血病年发病率约为2.76/10万。恶性肿瘤所致的死亡率中，白血病居第6位（男）和第8位（女），儿童及35岁以下成人中，居于第1位。

我国急性白血病比慢性白血病多见，其中AML最多（1.62/10万），其次为ALL（0.69/10万），CML（0.36/10万），CLL少见（0.05/10万）。男性发病率略高于女性，成人急性白血病

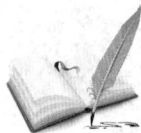

中以 AML 多见，儿童以 ALL 多见。CML 随年龄增长而发病率逐渐升高。CLL 在 50 岁以后发病才明显增多。

一、诊断

白血病的诊断主要是依赖骨髓涂片计数原始细胞比例。白血病的分型早期主要是依赖细胞形态学和细胞化学染色，目前白血病的分型主要是以流式细胞仪为基础的免疫学。遗传学信息主要用于白血病患者的预后判断，但对于伴特定遗传学异常［如 t（8；21）、inv（16）或 t（15；17）］的白血病，不论原始细胞比例如何，可直接诊断为 AML。

二、分类

1. 按自然病程及白血病细胞的成熟度分类

（1）急性白血病　急性白血病的细胞分化停滞在较早阶段，多为原始细胞及早期幼稚细胞，病情发展迅速，自然病程仅数月。

（2）慢性白血病　慢性白血病的细胞分化停滞在较晚阶段，多为较成熟幼稚细胞和成熟细胞，病情发展慢，自然病程为数年。

2. 按细胞类型分类　根据主要受累的细胞系可将急性白血病（Acute Leukemia，AL）分为急性淋巴细胞白血病（Acute Lymphoblastic Leukemia，ALL）和急性髓细胞白血病（Acute Myeloid Leukemia，AML）。慢性白血病分为慢性粒细胞白血病（Chronic Myeloid Leukemia，CML），慢性淋巴细胞白血病（Chronic Lymphoblastic Leukemia，CLL）及少见的多毛细胞白血病（Hairy Cell Leukemia，HCL）、幼淋巴细胞白血病（Prolymphocytic Leukemia，PLL）等。

三、病因与病理

（一）病因

人类白血病的病因与发病机制至今仍未完全明确。

1. 病毒　成人 T 细胞白血病/淋巴瘤（ATL）是由 I 型人类 T 细胞病毒（human T lymphocytotrophic virus - I，HTLV - I）所引起。HTLV 是一种 C 型反转录 RNA 病毒。1976 年日本发现 ATL，从 ATL 的恶性 T 细胞中分离出 HTLV - I 病毒，还从 ATL 患者的血清检出 HTLV - I 抗体。

2. 物理因素　日本广岛及长崎受原子弹袭击后，幸存者中白血病发病率比未受照射的人群高 30 倍和 17 倍。强直性脊柱炎接受小剂量多次放射治疗，真性红细胞增多症用 32P 治疗，白血病发病率也较对照组高。

3. 化学因素　苯的致白血病作用已经肯定，氯霉素、乙双吗啉、烷化剂及某些抗肿瘤药也有致白血病作用。

4. 遗传因素　白血病患者中有白血病家族史者占 8.1%，而对照组仅 0.5%。单卵双胎者如一人患白血病，另一人的发病率为 20%，并且双胎可得同型白血病。某些染色体有畸变、断裂或 DNA 修复有缺陷的遗传性疾病常伴有较高的白血病发病率，如 Downs 综合征（唐氏综合征）的患者发生急性白血病的危险性比正常人高 20 倍；先天性再生障碍性贫血

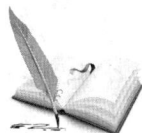

（Fanconi 贫血）、先天性血管扩张红斑病（Bloom 综合征）及先天性免疫球蛋白缺乏症等白血病发病率均较高。

白血病发生至少有两个阶段：①单个细胞原癌基因突变导致克隆性的异常造血细胞生成；②进一步的遗传学改变可能引起癌基因的激活和抑癌基因的失活，从而导致白血病。通常理化因素先引起单个细胞突变，以后因机体遗传易感性和免疫力低下，病毒感染、染色体畸变等激活了癌基因（如 ras 家族），并使部分抑癌基因失活（如 p53 突变或失活）及凋亡抑制基因（如 bcl‐2）过度表达，导致突变细胞凋亡受阻，恶性增殖。

（二）病理生理

白血病是一种干细胞的恶性克隆性疾病，即由一个干细胞发生恶性变引起的疾病，这可由慢性粒细胞白血病的 Ph 染色体出现得到证实，因为 Ph 染色体不仅在粒细胞系出现，也见于红系细胞、巨核细胞和淋巴细胞。

白血病细胞增殖失控，分化成熟能力丧失。白血病细胞增殖周期比正常细胞长（65 ~ 85 小时），但由于其增殖与分化过程失衡，致使白血病细胞在骨髓中大量聚积，骨髓压力增加，窦样隙屏障可能被破坏，使各阶段不成熟的细胞进入血液。进入血液的白血病细胞留在血液中的时间也较正常细胞长，白血病细胞离开血管进入组织也不像正常成熟细胞那样在短期内死亡，而是保持着继续分裂的能力，形成脏器内白血病细胞浸润，引起器官及组织受累的各种相应症状和体征。

四、处理措施

对于本病的治疗按照作用机制大致可以分为几类：①传统化疗，包括蒽环、抗代谢药物及烷化剂等；②诱导分化治疗，以用于急性早幼粒细胞白血病的全反式维甲酸和亚砷酸为代表；③造血干细胞移植；④分子靶向治疗，以用于慢性粒细胞白血病的伊马替尼为代表；⑤免疫治疗，包括用于淋巴瘤治疗的 CD20 单抗的抗体免疫治疗，还有近年新兴的 CART 细胞免疫治疗。

第二节　急性白血病

急性白血病是一组起源于造血干细胞的恶性克隆性疾病，骨髓中异常的白血病细胞大量增殖并广泛浸润肝、脾、淋巴结等组织器官，正常造血受抑，并因此表现出贫血、出血、感染和浸润等症状。疾病进展迅速。

一、临床表现

（一）正常造血功能受抑制表现

1. 贫血　少数患者因病程短可无贫血，半数患者就诊时已有贫血，为正细胞性贫血，轻重不等，随病情的发展而加重。

2. 发热　白血病本身可以发热，高热往往提示有继发感染。半数的患者以发热为早期表现。可低热，亦可高达 39 ~ 40℃以上，热型不定。感染部位以呼吸道、消化道及泌尿道等开放部位为主，可以迅速发展为败血症。以细菌感染最为多见，最常见的致病菌为革兰

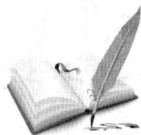

阴性杆菌，其次为革兰阳性球菌。亦可发生真菌感染和病毒感染。真菌感染以念珠菌和曲霉菌最多见，念珠菌感染常见与舌、软腭、硬腭等处，曲霉菌感染多发生于肺部。

3. 出血 主要为皮肤和黏膜出血，也可见消化道、呼吸道、泌尿道、眼底甚至中枢神经系统出血，严重时威胁生命。急性早幼粒细胞白血病（AML－M3，APL）因并发 DIC 而出现全身广泛性出血。

（二）白血病细胞增殖浸润的表现

1. 肝、脾淋巴结肿大 ALL 较多见脾和淋巴结肿大，少见肝肿大。纵隔淋巴结肿大常见于 T－ALL。除 CML 急变外，巨脾罕见。

2. 骨骼和关节 急性白血病常有胸骨下段局部压痛和骨关节疼痛。发生骨髓坏死时，可引起骨骼剧痛。

3. 眼部 AML 白血病形成的粒细胞肉瘤（granulocyticsarcoma）或绿色瘤（chloroma）常累及骨膜，以眼眶部位最常见，可引起眼球突出、复视或失明。粒细胞肉瘤常见于 t（8；21）/AML、inv（16）/AML 和白血病显著增多的患者。

4. 口腔和皮肤 常见于单核细胞白血病，是由于白血病细胞浸润出现牙龈增生、肿胀，皮肤出现局限性或弥漫性紫色突起硬结或斑块。

5. 中枢神经系统白血病（CNSL） 多见于 ALL 初期白细胞计数 >100000/μl 的患者，儿童多于成人，AML 以 t（8；21）/AML、inv（16）/AML、M4 和 M5 多见。临床上轻者表现为头痛、头晕，重者有呕吐、颈项强直，甚至抽搐、昏迷。可能存在视乳头水肿、视网膜出血、颅神经麻痹，常侵及软脑膜，脑实质损伤少见。

6. 睾丸 明显的睾丸白血病见于约 2% 的 ALL 男童，尤其是 T－ALL，表现为两侧睾丸无痛不对称增大，且经常是复发的早期表现，是仅次于 CNSL 的白血病髓外复发的根源。

二、诊断与鉴别诊断

（一）诊断

1. 病史 急性白血病多无前驱病史，疾病短时间内发生。

2. 典型表现 贫血、出血、贫血和浸润是急性白血病典型的临床表现。

3. 辅助检查

（1）血常规 大多数患者白细胞数增多，疾病晚期增多更显著。最高者可超过 $100 \times 10^9/L$，称为高白细胞性白血病。也有部分患者的白细胞计数在正常水平或减少，低者可 $<1.0 \times 10^9/L$，称为白细胞不增多性白血病。血片分类检查常见原始和（或）幼稚细胞，但白细胞不增多性病例可能缺如。白血病患者有不同程度的正常细胞性贫血，少数患者血片上红细胞大小不等，可找到幼红细胞。约 50% 患者血小板低于 $60 \times 10^9/L$，晚期血小板往往极度减少。

（2）骨髓象 骨髓穿刺检查是诊断急性白血病的重要方法，骨髓涂片有核细胞大多数是增生明显活跃或极度活跃，也有少数为增生活跃或增生减低。增生的细胞主要是原始细胞和早期幼稚细胞，FAB 分类白血病细胞（原始粒细胞Ⅰ型＋Ⅱ型、原单＋幼单或原淋＋幼淋）≥骨髓有核细胞的 30% 可诊断急性白血病。WHO 分类将骨髓原始细胞≥20% 定为诊断标准。

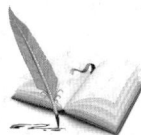

胞浆出现 Auer 小体是急性髓细胞白血病的重要标记。多数病例骨髓象有核细胞显著增生，以原始细胞为主，而较成熟中间阶段细胞缺如，并残留少量成熟粒细胞，形成所谓"裂孔"现象。

（3）细胞化学反应　主要用于鉴别各类白血病细胞。常见白血病的细胞化学反应见表10-1。糖原染色（PAS）除可用于鉴别上述三种细胞外，尚可用于鉴别红白血病（M6 型）与巨幼细胞贫血，前者往往呈强阳性反应，后者反应不明显。

表 10-1　细胞化学染色在鉴别白血病类型的意义

	急淋白血病	急粒白血病	急单白血病
过氧化物酶（POX）或苏丹黑	（-）	分化差的原始细胞（-）~（+） 分化好的原始细胞（+）~（+++）	（-）~（+）
糖原反应（PAS）	（+）成块或颗粒状	（-）或（+），呈弥漫性淡红色	（-）或（+），呈弥漫性淡红色或颗粒状
非特异性酯酶（NSE）	（-）	（-）~（+），NaF 抑制小于50%	（+），NaF 抑制大于50%
中性粒细胞碱性磷酸酶（AKP/NAP）	增加	减少或（-）	正常或增加

上述各种细胞化学染色应有针对性的选用，为鉴别 AML 和 ALL 常规做过氧化物酶或苏丹黑染色；为区分粒系和单核系应做酯酶染色；疑 M6 者行糖原染色。

（4）免疫学检查　根据白血病细胞免疫学标志，不仅可将急性淋巴细胞白血病与急性髓系白血病区别；而且可将各亚型的白血病加以区别（表10-2，10-3）。其中干/祖细胞标志为 CD34、CD117、CD38，髓系标志为 CD33、CD13、CD14、CD15、CD11b 及 cMPO。淋巴 B 系标记为 CD10、CD19、CD20、CD22、CD79a；T 系标记为 CD2、CD3、CD4、CD7、CD8。M6 较特异的是 CD71 阳性，血型糖蛋白阳性。M7 较特异的是血小板糖蛋白（GP）阳性，血友病甲相关抗原，即 vWF 阳性。急性混合细胞白血病包括急性双表型（白血病细胞同时表达髓系和淋系抗原）、双克隆（两群来源各自干细胞的白血病细胞分别表达髓系和淋系抗原）或双系列（除白血病细胞来自同一干细胞外余同双克隆型）白血病，按照白血病免疫分型欧洲工作组（EGIL）提出的免疫学积分系统，其髓系和一个淋系积分均 >2（表10-4）。

表 10-2　AML 亚型的免疫分型

FAB 亚型	免疫表型分析
M0	HLA-DR⁺、CD13⁺、CD33⁺、CD34⁺、cMPO⁺、至少表达一个髓系抗原，MPO 比 CD13、CD33 敏感
M1	同 M0，CD34 表达少于 M0，部分表达 CD15
M2	HLA-DR⁺、CD13⁺、CD33⁺、CD34 表达弱于 M1，CD15 表达增强
M3	HLA-DR⁺、CD13⁺、CD33⁺、CD34⁻/⁺、CD13 常弱表达
M4	HLA-DR⁺、CD15⁺、CD14⁺/⁻、CD33⁺>CD13⁺、CD34⁻/⁺、CD45ᵈⁱᵐ
M5	HLA-DR⁺、CD15⁺、CD14⁺/⁻、CD33⁺>CD13⁺、CD34⁻/⁺、CD45ᵈⁱᵐ
M6	HLA-DR⁺、CD13⁻/⁺、CD33⁺/⁻、CD45ᵈⁱᵐ、CD71⁺、CD34⁺
M7	HLA-DR⁻/⁺、CD13⁻/⁺、CD41⁺、CD61⁺、CD42⁺、CD34⁺

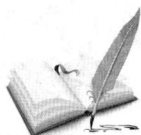

表 10 –3 ALL 的典型免疫表型

免疫分型	分类	典型免疫表型
T – ALL	早期前体细胞	CD7 + , TDT + , CD34 +
	幼稚胸腺细胞	CD2 + , cCD3 + , CD5 + , CD7, CD34（ +/ -), TDT +
	中间型胸腺细胞	CD1 + , CD2 + , CD3 + , CD4 + , CD5 + , CD7 + , CD8 + , TDT +
	成熟胸腺细胞	CD2 + , CD3 + , CD4 + 或 CD8 + , CD5 + , TDT（ +/ -)
B – ALL	早期 B 前体细胞	HLA – DR, TDT, CD19 + , CD34 +
	前体细胞（普通型）	HLA – DR, TDT, CD10 + , CD19 + , CD20（ -/ +), CD34（ -/ +)
	前 B 细胞	HLA – DR, TDT（ -/ +), CD10 + , CD19 + , CD20 + , CD34（ -/ +) cIg +
	成熟 B 细胞	HLA – DR, CD10（ -/ +), CD19 + , CD20 + , sIg - +

注：sIg，表面免疫球蛋白；cIg，胞浆免疫球蛋白；sCD3，表面 CD3；cCD3，胞浆 CD3

表 10 –4 白血病免疫学积分系统（EGIL，1998）

积分	B 系	T 系	髓系
2	CD79a	CyCD3	MPO
	CyCD22	抗 TcRα/β	
	CyIgM	抗 TcRγ/δ	
1	CD19, CD20	CD2, CD5,	CD117, CD13,
	CD10	CD8, CD10,	CD33, CD65
0.5	TdT	TdT, CD7	CD14, CD15
	CD24	CD1a	CD64

（5）染色体和基因改变 白血病常伴有特异的染色体和基因改变。例如 M3 有 t（15；17）（q22；q21）易位，系 15 号染色体上的 PML（早幼粒白血病基因）与 17 号染色体上 RARa（维 A 酸受体基因）形成 PML/RARa 融合基因。这是 M3 发病及用维 A 酸治疗有效的分子基础。其他常见的异常见表 10 – 5。此外，某些急性白血病尚有 N – ras 癌基因点突变、活化。抑癌基因 p53、Rb 失活。

表 10 –5 白血病部分亚型的染色体和基因改变

类型	染色体改变	基因改变
M2	t（8；21）（q22；q22）	AML1/ETO
M3	t（15；17）（q22；q21）	PML/RARa
M4EO	inv/del（16）（q22）	CBFβ/MYH11
M5	t/del（11）（q23）	MLL/ENL
L3（B – ALL）	t（8；14）（q24；q32）	MYC 与 IgH 并列
ALL（5% ~20%）	t（9；22）（q34；q11）	bcr/abl, m – bcr/abl

（6）血液生化改变 化疗使尿酸产生和排泄增多，如形成结晶沉积于肾小管可导致急性肾功能衰竭。白血病细胞短期内大量崩解，释出细胞内钾可导致高钾血症。急性单核和急粒 – 单核细胞白血病血清和尿溶菌酶活性显著升高。

4. 分类 急性白血病的诊断标准包括 1985 年提出的法美英 FAB 协作组诊断标准（表 10 – 6）和 1999 年提出的世界卫生组织（WHO）诊断标准，之后 WHO 标准不断更新至 2016 年的修订版本（表 10 – 7，10 – 8）。FAB 标准将原始细胞 ≥30% 作为急性白血病的诊

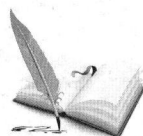

断标准，按照细胞形态和细胞化学染色分为 AML 和 ALL，AML 分为 M0 ~ M7 型，ALL 分为 L1、L2 和 L3 型。WHO 将原始细胞≥20% 作为急性白血病的诊断标准，基于 FAB 分型，结合形态 - 免疫学 - 细胞遗传学 - 分子生物学制定而成，即所谓的 MICM 分型。

中国成人 AML（非 APL）诊疗指南危险度分组（2017 年）和中国成人 ALL 的预后分组见表 10 - 9，10 - 10。

表 10 - 6 AML 的 FAB 分型

分型	中文名	骨髓特点
M0	急性髓细胞白血病微分化型	原始细胞≥30%，无嗜天青颗粒及 Auer 小体，MPO 及苏丹黑 B 阳性细胞 < 3%，CD33 及 CD13 阳性，淋巴抗原及血小板抗原阴性
M1	急性粒细胞白血病未分化型	原粒细胞占非红系有核细胞（NEC）≥90%，其中 MPO 阳性细胞 >3%
M2	急性粒细胞白血病部分分化型	原粒细胞占 NEC 30% ~89%，其他粒细胞≥10%，单核细胞 <20%
M3	急性早幼粒细胞白血病（APL）	早幼粒细胞占 NEC≥30%
M4	急性粒细胞 - 单核细胞白血病	原始细胞占 NEC≥30%，各阶段粒细胞≥20%，各阶段单核细胞≥20%
M5	急性单核细胞白血病	原单、幼单细胞占 NEC≥30% 且原单、幼单及单核细胞≥80%
M6	红白血病	幼红细胞≥50%，原始细胞占 NEC≥30%
M7	急性巨核细胞白血病	原始巨核细胞≥30%，血小板抗原阳性，血小板过氧化物酶阳性

表 10 - 7 AML 的 WHO 分型（2016 年）

AML 伴重现性遗传异常
AML 伴 t（8；21）（q22；q22.1）；RUNX1 - RUNX1T1
AML 伴 inv（16）（p13.1q22）或 t（16；16）（p13.1；q22）；CBFB - MYH11
APL 伴 PML - RARA
AML 伴 t（9；11）（p21.3；q23.3）；MLLT3 - KMT2A
AML 伴 t（6；9）（p23；q34.1）；DEK - NUP214
AML 伴 inv（3）（q21.3q26.2）或 t（3；3）（q21.3；q26.2）；GATA2，MECOM
AML（原始巨核细胞）伴 t（1；22）（p13.3；q13.3）；RBM15 - MKL1
暂定型：AML 伴 BCR - ABL1
AML 伴 NPM1 突变
AML 伴 CEBPA 双等位基因突变
暂定型：AML 伴 RUNX1 突变
AML 伴骨髓增生异常相关改变
治疗相关髓系肿瘤
AML 非特定型
AML 微分化型
AML 未分化型
AML 部分分化型
急性粒细胞 - 单核细胞白血病
急性单核细胞白血病
纯红白血病
急性巨核细胞白血病
急性嗜碱性粒细胞白血病
急性全髓白血病伴骨髓纤维化
骨髓肉瘤
唐氏综合征相关性骨髓增生

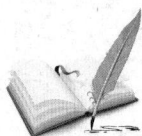

表 10 - 8 ALL 的 WHO 分型（2016 年）

B - 前体淋巴细胞白血病/淋巴瘤

  B - 淋巴细胞白血病/淋巴瘤，非特定型

  B - 淋巴细胞白血病/淋巴瘤伴重现性遗传异常

  B - 淋巴细胞白血病/淋巴瘤伴 t（9；22）（q34.1；q11.2）；BCR - ABL1

  B - 淋巴细胞白血病/淋巴瘤伴 t（v；11q23.3）；KMT2A 重排

  B - 淋巴细胞白血病/淋巴瘤伴 t（2；21）（p13.2；q22.1）；ETV6 - RUNX1

  B - 淋巴细胞白血病/淋巴瘤伴超二倍体

  B - 淋巴细胞白血病/淋巴瘤伴亚二倍体

  B - 淋巴细胞白血病/淋巴瘤伴 t（5；14）（q31.1；q32.3）；IL3 - IGH

  B - 淋巴细胞白血病/淋巴瘤伴 t（1；19）（q23；p13.3）；TCF3 - PBX1

  暂定型：B - 淋巴细胞白血病/淋巴瘤，BCR - ABL1 样

  暂定型：B - 淋巴细胞白血病/淋巴瘤伴 iAMP21

T - 前体淋巴细胞白血病/淋巴瘤

  暂定型：早期前 T - 淋巴细胞白血病

暂定型：NK 细胞白血病/淋巴瘤

表 10 - 9 中国成人 AML（非 APL）诊疗指南危险度分组（2017 年）

预后等级	细胞遗传学	分子学异常
预后良好	inv（16）（p13；q22） t（16；16）（p13；q22） t（8；21）（q22；q22）	NPM1 突变但不伴有 FLT3 - ITD 突变 CEBPA 双突变
预后中等	正常核型 t（9；11）（p22；q23） 其他异常	inv（16）（p13；q22）或 t（16；16） （p13；q22）伴 C - kit 突变 t（8；21）（q22；q22 伴 C - kit 突变
预后不良	复杂核型（≥3 种），单体核型 -5，-7，5q-，-17/abnl（17p） 11q23 染色体易位，除外 t（9；11） t（9；22）（q34.1；q11.2） inv（3）（q21q26.2），t（3；3） （q21q26.2） t（6；9）（p23；q34）	TP53 突变，ASXL1，RUNX1 突变[a]， FLT3 - ITD 突变[a]

注：[a] 这些异常在预后良好组不作为预后不良标志。

表 10 - 10 中国成人 ALL 的预后分组

指标	预后好	预后差	
		B - ALL	T - ALL
诊断时			
WBC（$\times10^9$/L）	<30	>30	>100
免疫表型	胸腺 T	早期前 B（CD10 -） 前体 B（CD10 -）	早期前 T（CD1a -，sCD3 -） 成熟 T（CD1a -，sCD3 +）
遗传学或基因表达谱	TEL - AML1 HOX11 过表达 NOTCH1 9q 缺失 超二倍体	t（9；22）/BCR - ABL t（4；11）/MLL - AF4 t（1；19）/E2A - PBX 复杂核型 亚二倍体或近四倍体	HOC11L2 过表达 CALM - AF4 过表达 复杂核型 亚二倍体或近四倍体

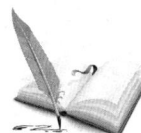

续表

指标	预后好	预后差	
		B – ALL	T – ALL
治疗反应			
泼尼松反应	好	差	
达 CR 的时间	早期	较晚（>3 – 4 周）	
CR 后 MRD	阴性/ <10^{-4}	阳性/ >10^{-4}	
年龄	<25 岁，<35 岁	>35 岁，>55 岁，>70 岁	
其他因素	依从耐受性及多药耐药、药物代谢基因的多态性等		

（二）鉴别诊断

1. 类白血病反应 类白血病反应表现为外周血白细胞增多，涂片可见中、晚幼粒细胞；骨髓粒系左移，有时原始细胞增多。但类白血病有原发病，血液学异常指标随原发病的好转而恢复。

2. 骨髓增生异常综合征 表现为血细胞减少的患者需与骨髓增生异常综合征相鉴别。主要鉴别点在于，骨髓增生异常综合征骨髓原始细胞小于 20%，一般没有脾、淋巴结肿大及其他浸润症状。

3. 再生障碍性贫血 表现为全血细胞减少，骨髓增生减低的患者需与该病鉴别。该病原始细胞少见，无肝、脾大。

4. 其他原因引起的白细胞异常 EB 病毒感染如传染性单核细胞增多症，百日咳、传染性淋巴细胞增多症、风疹等病毒感染时及幼年特发性关节炎，也可表现为发热、脾淋巴结腺体肿大或全血细胞减少。但此类疾病病程短呈良性经过，骨髓象原始幼稚细胞均不增多。

5. 巨幼细胞贫血 巨幼细胞贫血有时可与红白血病混淆。但前者骨髓中原始细胞不增多、幼粒细胞 PAS 反应常为阴性。

同时，应注意关节痛突出而血细胞计数基本正常的儿童也可能是 ALL。

三、处理措施

近些年来急性白血病治疗已有显著进展。化学治疗使成人急性髓系白血病和急性淋巴细胞白血病完全缓解率分别达 60% ~85% 和 80% ~90%；五年无病生存率分别达 30% ~50% 和 20% ~30%。确诊后，应根据患者意愿和疾病特点，进行综合治疗。主要包括两个方面：①改善患者一般状况，防治并发症，为抗白血病治疗创造条件；②联合化疗，杀灭白血病细胞，促进正常造血功能的恢复。

（一）支持疗法

1. 防治感染 白血病患者正常粒细胞减少，在化疗后正常的粒细胞恢复较慢，易发生各种感染。使用人基因重组的集落刺激因子可以促使粒细胞恢复，如发生感染应及时地使用抗生素治疗。病原菌不明时，应先使用广谱抗生素，如有药敏结果使用敏感的抗生素。

2. 纠正贫血 严重贫血可输注浓缩红细胞，然而积极争取白血病缓解是纠正贫血最有效办法。

3. 控制出血 血小板过低引起的出血，可输注单采血小板。病因治疗，加强血液制品

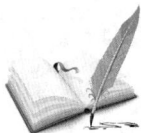

输注。鼻及牙龈出血可用填塞或明胶海绵局部止血。

4. 尿酸性肾病防治 由于化疗时白血病细胞大量破坏，血清尿酸浓度增高，如在肾小管形成结晶可引起阻塞性肾病。应鼓励患者多饮水，静脉补液并碱化尿液。可给予别嘌醇100 mg，每日 3 次，从而抑制尿酸合成。对少尿和无尿患者，应按急性肾功能衰竭处理。

5. 肿瘤溶解综合征防治 在 AL 初始治疗时发生，在高白细胞（$>100 \times 10^9/L$）的患者中更为多见，高白细胞患者可产生白细胞淤滞，表现为呼吸困难，甚至呼吸窘迫、反应迟钝、言语不清、颅内出血、阴茎异常勃起等。肿瘤溶解综合征可表现为代谢的异常，包括高尿酸血症、高磷酸盐血症、高钾血症和低钙血症。化疗时白血病细胞大量破坏，血清和尿中尿酸浓度增高，积聚在肾小管，引起阻塞而发生高尿酸血症肾病。应给予水化和别嘌醇作为预防性的措施，严格监测尿量、尿酸和电解质，鼓励患者多饮水。可先选用短期预处理方案降低肿瘤负荷，ALL 应用糖皮质激素及环磷酰胺，AML 应用羟基脲降低白细胞水平。除 APL 外，可采用白细胞分离术清除过高的白细胞，同时给予化疗药物和水化，并预防高尿酸血症及电解质紊乱，给予血制品积极纠正凝血异常。

6. 维持营养 白血病系严重消耗性疾病，应注意补充营养，维持水、电解质平衡，给患者高蛋白、高热量、易消化食物，必要时静脉高营养保证足够的支持。

（二）联合化疗

AL 确诊后根据不同的预后进行分层治疗，要结合患者基础状况、自身意愿和经济能力等，制订个体化化疗方案并及早治疗。

1. 化疗的策略 按照治疗的目标白血病的联合化疗可分为两个阶段，即诱导缓解治疗和缓解后治疗。缓解后治疗由巩固治疗和维持治疗两部分构成。诱导缓解治疗是采用常规剂量联合化疗杀灭白血病细胞，使正常骨髓造血得到恢复，从而使病情迅速达到完全缓解（CR），标准为白血病症状、体征消失；外周血中性粒细胞绝对值 $\geq 1.5 \times 10^9/L$，血小板 $\geq 100 \times 10^9/L$，白细胞分类中无白血病细胞；骨髓中原始细胞 $<5\%$，APL 原粒 + 早幼粒 $\leq 5\%$，无 Auer 小体；无髓外白血病。免疫学，细胞遗传学，分子生物学异常标志均消失更佳。初治时体内白血病细胞数量 $10^{10} \sim 10^{12}$，诱导缓解达 CR 时，体内仍残留白血病细胞，称为微小残留病（MRD），缓解后给予巩固治疗，以进一步降低 MRD，防止复发。治疗期间均应兼顾髓外尤其是中枢神经系统白血病的防治。多数大于 60 岁的患者化疗可以减量用药。维持治疗主要用于 ALL 的治疗。另外，移植治疗也是缓解后治疗的一种方法。

2. ALL 的治疗 包括四个部分，即诱导治疗、巩固强化治疗、维持治疗和中枢神经系统白血病（CNSL）的预防，总体的疗程大约 3 年。

（1）诱导缓解治疗 以长春新碱（VCR）和泼尼松（P）组成的 VP 方案为基础，在此基础上可以联合柔红霉素（DNR）、门冬酰胺酶（L - ASP）、环磷酰胺（C）组成的 V（DCL）P 方案是目前常用的 ALL 诱导方案。目前，成人 ALL 的治疗方案主要参照儿童 ALL 的方案，增加抗代谢药物及更严格地按照方案日程进行治疗。DNR 主要毒副作用为心脏毒性，VCR 为末梢神经炎和便秘，L - ASP 为肝损害、胰腺炎、凝血因子合成减少及过敏反应。

（2）缓解后治疗 预后差的 ALL 应首选 allo - HSCT。如未行 allo - HSCT，ALL 总疗程一般需 3 年。ALL 的缓解后化疗包括巩固强化治疗和维持治疗。ALL 的巩固强化治疗是一个包括多种药物组成的"鸡尾酒"方案，一个是被广为应用 BFM 方案；另一类是 MD Anderson 肿瘤中心的 hyperCVAD 方案。强化治疗中 HD MTX（$3 \sim 5$ g/m²）在脑脊液中可以达到治疗药物浓度，广为应用。HDMTX 可致严重的黏膜炎，故治疗的同时需加用亚叶酸钙解救。巯嘌呤（6-MP）和 MTX 联用是普遍采用的有效维持方案，维持治疗应用足够的治疗强度，以达到 WBC $<3.0 \times 10^9$/L，中性粒细胞为 $0.5 \sim 1.5 \times 10^9$/L。维持治疗期间可以给予间断的强化治疗。ph + ALL 在诱导化疗和巩固时可联用酪氨酸激酶抑制剂进行靶向治疗。

（3）中枢神经系统白血病（CNSL）的预防和治疗　CNSL 是 ALL 整体治疗的重要组成部分。诊断 CNSL 需脑脊液中发现原幼淋巴细胞。CNSL 可鞘内注射地塞米松、MTX 和（或）Ara-C、放疗。睾丸白血病即使仅有单侧睾丸肿大也要进行双侧照射。T-ALL、成熟 B-ALL、高白血病数、血清 LDH 增高是 CNSL 的高危因素。鞘内注射（一般应 6 次以上，高危组患者可 12 次以上），鞘内注射频率一般每周不超过 2 次。

（4）HSCT　预后差、MRD 持续阳性及 T-ALL 应考虑行异基因干细胞移植。考虑 allo-HSCT 的患者应在一定的巩固强化治疗后尽快移植。Ph 阳性 ALL 既往是异基因造血干细胞移植的适应证，随着酪氨酸激酶抑制剂，MRD 转为阴性的儿童 Ph 阳性 ALL 已不推荐异基因造血干细胞移植。对于成人 Ph 阳性 ALL 仍可以选择异基因造血干细胞移植。

（5）ALL 复发治疗　骨髓复发最常见，髓外复发多见于 CNS 和睾丸。单纯髓外复发者需同时检出骨髓 MRD，随之出现血液学复发；因此髓外局部治疗的同时，需进行全身化疗。ALL 一旦复发，不管采用何种化疗方案，CR2 期通常都较短暂，长期生存率 <5%，应尽早考虑 allo-HSCT 或二次移植。

3. AML 的治疗

（1）非 APL 的 AML 的诱导缓解治疗　目前初治成人非 APL 的 AML 诱导治疗方案的组成以蒽环类药物联合阿糖胞苷为基础，常用的有去甲氧柔红霉素（IDA）或柔红霉素（DNR）联合阿糖胞苷（Ara-C）组成的 IA/DA（3+7）方案，具体剂量需要根据患者的病情决定。目前国际上常用剂量为：第 $1 \sim 3$ 天 IDA 12 mg/（m²·d）或 DNR（$60 \sim 90$）mg/（m²·d）静脉注射；第 $1 \sim 7$ 天 Ara-C（$100 \sim 200$）mg/（m²·d）静脉注射。常用的药物还有高三尖杉酯（HHT）、阿克拉霉素、米托蒽醌等药物，可以组成 HAD、HAA 等方案。

（2）非 APL 的 AML 缓解后治疗　①高危组，首选异体 HSCT；②低危组首选大剂量 Ara-C 为主的巩固化疗，可以使用大剂量阿糖胞苷 3 g/m² Q12h 共 6 个剂量，$3 \sim 4$ 个疗程。也可以使用中剂量阿糖胞苷或者标准剂量阿糖胞苷的方案进行巩固治疗。③中危组，HSCT 和化疗均可采用。自体 HSCT（auto-HSCT）适用于部分中低危组患者。④初诊时白血病细胞高，伴髓外病变，M4/M5，存在 t（8；21）或 inv（16）或有颅内出血者，应在 CR 后做脑脊液检查并鞘内预防性用 MTX、阿糖胞苷及地塞米松。

通过多色流式细胞术、定量 PCR 等技术监测患者体内 MRD 水平是预警白血病复发的重要方法。巩固治疗后 MRD 持续高水平或先降后升，往往提示复发高风险。对这些患者应考虑造血干细胞移植治疗。

（3）老年 AML 的治疗　老年患者年龄小于 75 岁、一般情况好、不具有不良预后因素（不良核型、前期血液病病史、治疗相关 AML），可用标准 3+7 方案诱导治疗。年龄 ≥75 岁、一般情况差或具有不良预后因素的患者多采用支持治疗或低剂量化疗（如地西他滨或 CAG 方案）。缓解后可以使用标准剂量的化疗巩固治疗，对于预后良好的患者也可以使用

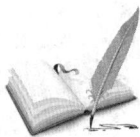

中剂量阿糖胞苷巩固治疗。一般情况且良好有合适供者的患者在缓解后可行降低强度预处理造血干细胞移植。

(4) APL 的治疗 APL 根据白细胞数和血小板数量进行预后分组（表 10 - 11）：目前常常把低危组和中危组采用相同的策略治疗。

表 10 - 11 APL 的危险分层

	WBC	PLT
低危组	$< 10 \times 10^9/L$	$> 40 \times 10^9/L$
中危组	$< 10 \times 10^9/L$	$< 40 \times 10^9/L$
高危组	$> 10 \times 10^9/L$	

由于 APL 的出血倾向，往往导致早期死亡。因此，对于疑诊 APL 时，应先口服 ATRA 治疗，待明确诊断后再调整诊疗方案。

对于中低危组 APL 采用全反式维甲酸（ATRA）（25 ~ 45）mg/（m² · d）口服并联合三氧化二砷（ATO）0.15 mg/kg · d（最大剂量 10 mg/d）。缓解后可以继续应用 ATRA 及 ATO 巩固治疗，ATRA 每次口服两周，休息两周，共 7 个疗程；ATO 每疗程 28 天，休息 1 个月，共 4 个疗程。

对于高危组患者，可以采用全反式维甲酸（ATRA）（25 ~ 45）mg/（m² · d）口服并联合 ATO 及蒽环类药物化疗直至缓解。缓解后可以采用 ATRA、ATO 及化疗巩固治疗。对于高危组患者可以进行甲氨蝶呤、巯嘌呤及 ATRA 维持治疗，共两年。对于中低危组 APL 也可以采用 ATRA、ATO 及化疗的治疗方案。

APL 治疗后，以 PML/RARa 融合基因动态变化检测残留白血病（MRD），治疗的目标是使 PML/RARa 融合基因达到阴性。对于持续阳性的 APL 应考虑造血干细胞移植。对于分子学复发的患者应进行抢先治疗，早期干预。

在 APL 诱导治疗过程中，为了减少出血的风险，应维持 $PLT > 40 \times 10^9/L$，纤维蛋白原 1.5 g/L。另外需警惕出现分化综合征（differential syndrome），机制可能与细胞因子大量释放和黏附分子表达增加有关，表现为发热、肌肉骨骼疼痛、胸腔与心包积液、肺间质浸润、呼吸窘迫、体重增加、低血压、急性肾衰竭甚至死亡，初诊时白细胞较高及治疗后迅速上升者易发生。一旦出现，应给予糖皮质激素治疗，可以予地塞米松 10 mg 每天两次。并吸氧，利尿，症状严重者可暂停 ATRA。除分化综合征外，ATRA 的其他不良反应有颅内压增高、肝功能损害等，ATO 不良反应有肝功能损害、心电图 Q - T 间期延长等。

对 APL 患者应进行 CNSL 的预防鞘注治疗，可应用甲氨蝶呤（MTX）、阿糖胞苷加用地塞米松（DXM）鞘内注射进行治疗。

APL 复发患者可以使用砷剂治疗，同时可以联合 ATRA 或化疗。对于 PML/RARa 融合基因达到阴性的复发 APL 可以进行自体造血干细胞移植，PML/RARa 融合基因不能达到阴性的复发 APL 应进行异基因造血干细胞移植。

(5) 复发、难治性 AML 的治疗 约 20% 患者标准方案不能获得 CR，同时很多患者 2 年内会复发，此类患者仍缺乏有效的治疗方式。对于 CR1 期时间大于 12 个月的患者，可以使用初次诱导方案治疗。异基因 HSCT（allo - HSCT）是唯一可能获得长期缓解的治疗措施，移植前通过挽救方案获得缓解有利于提高移植疗效。对于 allo - HSCT 后复发患者可尝

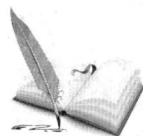

试供体淋巴细胞输注（DLI）、二次移植等。

AML 异基因造血干细胞移植适应证

中国异基因造血干细胞移植指南指出，对于 AML，以下是适应证。（1）APL 初次诱导治疗失败或首次复发的 APL，无论再诱导治疗是否缓解，只要 PML/RARα 持续阳性，应行 allo – HSCT。（2）对于年龄≤60 岁的非 APL 患者：①AML1/ETO，巩固 2 疗后 ETO 下降 <3log 或强化治疗后由阴性转阳性；②按照 WHO 分层标准处于预后中危组或高危组；③经过 2 个疗程以上达到 CR1；④MDS 转化 AML 或治疗相关 AML；患者为 CR2 或以上；经初次诱导未达 CR。（3）对于年龄 >60 岁的非 APL 患者，身体条件允许，有经验移植单位也可以进行。

第三节　慢性髓细胞白血病

慢性髓细胞白血病（chronic myelogenous leukemia，CML，慢粒白血病）是慢性骨髓增殖性疾病中最常见的起源于造血干细胞的一种恶性克隆性疾病。有明确的遗传学（Ph 染色体）和基因学（bcr/abl 融合基因）标记。多有脾脏肿大，甚至巨脾，外周血粒细胞明显增多并有不成熟性。CML 的自然病程可分为慢性期、加速期和急变期，大多数患者因急变而死亡。

全球 CML 占所有成人白血病的 15% ~20%，年发病率为 1/10 万 ~2/10 万人口。CML 患者中位发病年龄为 55 ~60 岁，发病率随年龄增长而上升，60 岁以上患者占 30%，男性略高于女性，占所有白血病死亡的 3.7%。

一、临床表现

多数起病隐匿，进展缓慢，早期可无任何症状，常因脾大或其他原因检查血常规时被发现。患者中位发病年龄为 55 ~60 岁，主要表现如下。

1. 脾大　为最显著特征，可平脐甚至达盆腔，质坚实，无压痛，如有脾梗死或脾周围炎，可发生剧烈疼痛，呼吸时加重，可出现摩擦音。因巨脾存在而引起腹胀、腹部下坠感。肝脏可轻度肿大。

2. 全身症状　以乏力、低热、多汗盗汗、体重减轻等新陈代谢亢进为主要表现。

3. 胸骨压痛　多在胸骨中下段，为重要体征。

4. 其他表现

（1）白细胞淤滞　白细胞 >50×10⁹/L 常发生血管内淤积，可有阴茎持续性勃起、中枢神经系统出血、呼吸窘迫等表现。

（2）嗜碱性粒细胞增多和高组胺血症　表现有哮喘、荨麻疹、皮肤瘙痒、神经性水肿、腹泻、胃酸分泌增高。

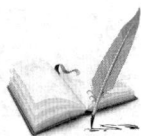

二、诊断与鉴别诊断

(一) 诊断

1. 病史 此类患者多有前驱病史，隐匿表现，进展缓慢，不易被察觉。

2. 典型表现 多以脾大为主要表现，腹胀、腹部饱满。部分患者可有白细胞淤滞的表现或嗜碱性粒细胞增多和高组胺血症。

3. 辅助检查

（1）血常规

1）白细胞总数显著增高，常在 50×10^9/L 以上。半数患者在（$100 \sim 400$）$\times 10^9$/L。血涂片中性、中幼、晚幼粒及杆状核占大多数。慢性期患者原始细胞 <10%，嗜酸、嗜碱性粒细胞比例增高。

2）血小板早期正常或增多，可高达 1000×10^9/L，晚期显著减少。

3）红细胞及血红蛋白正常或增高，也可轻度减低。血涂片中可见少量有核红细胞，但无泪滴状红细胞。

（2）骨髓象 骨髓细胞增生极度活跃，粒系明显增多，以中晚幼粒细胞、杆状细胞为主，伴有嗜酸、嗜碱性粒细胞比例增高。巨核细胞正常或增多，晚期减少。中性粒细胞碱性磷酸酶活性减低或阴性，有效治疗后恢复正常。骨髓活检部分患者可见不同程度纤维化。原始粒 + 早幼粒细胞比例在慢性期 <10%，在急变期应 ≥20%。

（3）染色体检查 95%以上患者出现标记性异常染色体，即 t（9；22）（q34；q11），即 9 号染色体长臂与 22 号染色体长臂易位，形成新的 bcr/abl 融合基因，产生的蛋白具有酪氨酸激酶的活性，刺激细胞增殖。100% 的患者均能查出 bcr/abl 融合基因。

（4）生化检查 血及尿中尿酸增高，乳酸脱氢酶升高。

4. 分期 根据脾大，白细胞高（以中晚幼粒为主），Ph 染色体和 bcr/abl 基因阳性可作出诊断。慢粒病程分三期。

（1）慢性期（CP） 无临床症状或有低热、乏力、多汗、体重减轻和脾大等。骨髓原始细胞 < 10%。嗜酸和嗜碱性粒细胞增多。

（2）加速期（AP） 出现原因不明的发热、骨痛，逐渐出现贫血和出血。具有下列之一或以上者：白细胞计数持续增加和（或）脾脏进行性肿大，治疗无效；外周血或骨髓原始细胞占有核细胞 10%～19%；外周血嗜碱性粒细胞 ≥20%；与治疗无关的持续性血小板减少（<100×10^9/L）或增高（>1000×10^9/L）；遗传学示克隆演变。

（3）急变期（BC） CML 的终末期，临床表现同 AL。多数急粒变，少数急淋变或急单变。急性变预后差，中数生存期 2～6 月。外周血或骨髓中原始细胞 ≥20%；出现髓外原始细胞浸润；骨髓活检见原始细胞大量聚集或成簇增殖。以上 1 项或 1 项以上即可诊断。

> **考点提示**
>
> BCR/ABL 基因阳性是诊断 CML 的金标准，CML 的分期对于指导治疗尤为重要。

(二) 鉴别诊断

1. Ph 染色体阳性的其他白血病 Ph 染色体虽为慢粒白血病标记染色体，但在 2% 急粒、5% 儿童急淋及 20% 成人急淋白血病中也可出现，应注意鉴别。

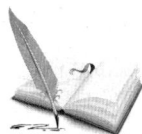

2. 其他原因引起的脾大 血吸虫病、慢性疟疾、黑热病、肝硬化、脾功能亢进等均有脾大。但各病均有原发病的临床特点，血常规及骨髓象无慢粒白血病的改变，Ph 染色体阴性等。

3. 类白血病反应 类白血病反应常并发于严重感染、恶性肿瘤、急性失血等疾病。白细胞数多不超过 $50 \times 10^9/L$，有各自的病因和临床表现。原发病控制后，类白血病反应亦随之消失。此外，脾大常不如慢粒显著。嗜酸性粒细胞和嗜碱性粒细胞不增多。NAP 反应强阳性。细胞中 Ph 染色体阴性。血小板和血红蛋白量大多正常。

4. 骨髓纤维化 原发性骨髓纤维化脾大显著，血常规中白细胞增多，并出现幼粒细胞等，易与慢粒白血病混淆。但骨髓纤维化外周血白细胞大多不超过 $30 \times 10^9/L$，NAP 阳性。此外，幼红细胞持续出现于血中，红细胞形态异常，特别是泪滴状红细胞易见。Ph 染色体阴性。多部位骨髓穿刺干抽，骨髓活检网状纤维染色阳性。

三、病因

病因尚不清楚，放射性是重要因素之一，日本广岛、长崎受原子弹袭击后，爆炸后的幸存者 CML 发病率明显升高。短期接受多次放射性检查人群的发病率增高。多数患者未能追溯明确的诱因。化学毒物或致癌剂等因素未确定，而遗传因素未得到证实。

四、处理措施

1. 分子靶向治疗 伊马替尼是第一代酪氨酸激酶抑制剂（TKI），作为治疗 CML 的首选药物之一。特异性阻断 CML 异常酪氨酸激酶的激活，从而抑制 BCR/ABL 阳性细胞的增殖。适应证：①新诊断的 CML 慢性期患者；②加速期、急变期患者，进入慢性期或缓解后行异基因造血干细胞移植治疗。慢性期剂量 400 mg/d，加速期 600 mg/d，急变期 600 ~ 800 mg/d。常见不良反应包括水肿、恶心、肌肉骨骼疼痛、腹泻、皮疹、头痛等，一般症状轻微。血常规三系均可下降，严重时减量或停药。初治慢性期治疗 1 年后血液学完全缓解率达 96%，5 年完全细胞遗传学缓解率 87%，总生存率 90%。2008 年美国国立综合癌症网络（NCCN）的 CML 治疗指南中已经将伊马替尼定为治疗 CML - CP 的首选药物。加速期血液学完全缓解 34%，完全细胞遗传学缓解率 15%。急变期疗效不如其他病期，且维持时间短。伊马替尼治疗过程中需密切监测疗效，如出现伊马替尼耐药或不能耐受者，可选用新型酪氨酸激酶抑制剂如尼洛替尼、达沙替尼和博舒替尼等。

2. 化疗

（1）羟基脲（hydroxycarbamide，HU） 可选择性抑制 DNA 合成，起效快，能使白细胞迅速下降。开始剂量 2 ~ 3 g/d，分 2 次服用。白细胞降至（10 ~ 20）× $10^9/L$ 减量，以 0.5 ~ 1.0g/d 维持，同时服用别嘌醇，防止尿酸水平升高。本药治疗虽可达到血液学缓解，但不能减少 Ph 阳性细胞。多用于早期控制血常规治疗。

（2）白消安（busulfan，马利兰） 为烷化剂，开始剂量 4 ~ 6 mg/d，用药 2 ~ 3 周白细胞下降，脾脏缩小，当白细胞降到 <20 × $10^9/L$ 时停药。该药作用缓慢，不良反应有骨髓抑制、肺间质纤维化、皮肤色素沉着，甚至提前发生急变等，现已少用。

（3）联合化疗 急变期可采用急性髓系白血病或急淋白血病相应的化疗方案治疗，但疗效较差。

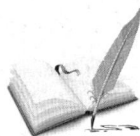

3. α - 干扰素 剂量为 (3~5) ×10^{6}u/d，每周三次皮下注射，连用数月。不良反应有发热、头痛、肌肉和骨骼酸痛、厌食，血小板减少等。可与其他化疗药物联合应用，如小剂量阿糖胞苷或羟基脲。多数患者获得血液学缓解，部分患者 Ph 阳性细胞比例下降。干扰素对 Ph 阳性细胞的抑制作用是缓慢发生的，达到主要细胞遗传学缓解的患者生存期延长。干扰素治疗 CML 主要适用于慢性期，以慢性早期疗效最好，加速期患者虽有疗效，多为一过性，对于急变期患者只有 20% 可达血液学缓解，无细胞遗传学缓解。

4. 异基因造血干细胞移植（Allo - SCT） 是目前认为能治愈 CML 的唯一方法。但近 10 年来伊马替尼的安全、高效以及第 2 代 TKI 的问世对 allo - HSCT 是个挑战。但对于以下条件的慢性粒细胞白血病患者应考虑 allo - HSCT 治疗。①新诊断的儿童和青年 CML 患者，具有配型相合的同胞供者时；如有配型较好的其他供者，在家长完全知情和理解移植利弊的情况下，也可进行移植。②慢性期患者如果 Sokal 评分高危而 EBMT 风险积分≤2，且有 HLA 相合供者，可选择移植为一线治疗。③对于伊马替尼治疗失败的慢性期患者，可根据患者的年龄和意愿考虑移植。④在伊马替尼治疗中或任何时候出现 BCR/ABL 基因 T315I 突变的所有患者，可进行 allo - HSCT。⑤对第二代酪氨酸激酶（TKI）治疗反应欠佳、失败或不耐受的所有患者，可进行 allo - HSCT。⑥加速期或急变期患者建议进行 allo - HSCT，移植前首选 TKI 治疗。

CP 患者全相合 allo - HSCT 术后 5 年 OS 可达 80%，治疗相关死亡率 <10%。而进展期 CML 患者（包括 AP 和 BC）需经治疗后达到慢性期再进行 allo - HSCT，但总体预后不佳，明显不如 CP 的移植效果，TKI 可以改善移植预后。报道称 TKI 联合 allo - HSCT 治疗进展期 CML，3 年 OS 达 59%。

知识链接

TKI 治疗过程中，在治疗后 3、6、12 个月监测治疗反应，疗效标准如下表，根据治疗反应，按照中国慢性粒细胞白血病指南的调整策略。

血液学反应（HR）		细胞遗传学反应（CyR）		分子学反应（MR）	
完全（CHR）	· 血小板计数：< 450 × 10^9/L	完全 CCyR	Ph +0%	主要分子学反应 MMR	BCR - ABL1（IS）≤0.1%（ABL1 转录本 >10000）
	· 白细胞计数：<10×10^9/L	部分 PCyR	Ph + 1%~35%	分子学反应 MR4	BCR - ABL1（IS）≤0.01%（ABL1 转录本 >10000）
	· 外周血中无髓性不成熟细胞，嗜碱性粒细胞 <5%	次要 mCyR	Ph + 36%~65%	分子学反应 MR4.5	BCR - ABL1（IS）≤0.0032%（ABL1 转录本 >32000）
	· 无疾病的症状、体征，可触及的脾大已消失	微小 miniCyR	Ph +66%~95%	分子学反应 MR5	BCR - ABL1（IS）≤0.001%（ABL1 转录本 >100000）
		无	Ph + >95%	分子学无法检测 UMRD	在可扩增 ABL1 转录本水平下无法检测到 BCR - ABL1 转录本

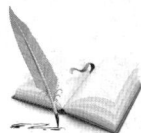

五、预后

CML 的自然病程 3～5 年，经历较为平稳的慢性期进展至加速和急变期。慢粒由于个体差异、治疗方法不同，生存期差异很大。TKI 及造血干细胞移植可使患者生存期显著延长，慢性期患者在 TKI 治疗后预计中位生存延长至 20 年，但进展期患者疗效不如 CP 患者，但 TKI 联合 allo－HSCT 可改善疗效。影响 CML－CP 预后相关因素有：①初诊时预后风险积分（Sokal1984 或 Hasford1988 积分系统）；②治疗方式；③病程演变。

第四节　慢性淋巴细胞白血病

慢性淋巴细胞白血病（CLL）是一种恶性淋巴细胞增殖性疾病，其特点为成熟的淋巴细胞在体内积聚使血液和骨髓中淋巴细胞增多，淋巴结、肝、脾大，最后累及淋巴系统以外的其他组织，≥95% 以上的慢淋为 B－CLL，<5% 为 T－CLL。由于在细胞形态学、免疫表型、细胞遗传学、临床与预后方面 B－CLL 与 SLL 相似，世界卫生组织（WHO）将其归为成熟 B 细胞肿瘤，而将 T－CLL 归入 T 幼淋细胞白血病。为此 B－CLL 可与 CLL 同义。

CLL 在欧美国家发病率高，占慢性白血病的 50%，占全部白血病的 25%。CLL 在我国发生率较低，占慢性白血病的 10%，占全部白血病 <4%。日本和东南亚与我国相似，明显低于西方国家，在我国发病年龄高峰在 40～60 岁，男女之比为 2:1。慢淋具有家族易感性。

一、临床表现

1. 一般症状　起病隐袭，进展缓慢，疲乏、体能下降和虚弱为常见症状。在疾病进展期，患者可有体重减轻、反复感染、出血或严重贫血症状。

2. 肝脾淋巴结肿大　浅表淋巴结肿大是慢淋最常见的体征，肿大的淋巴结可移动、质地硬、无压痛。腹腔淋巴结肿大可引起腹痛，纵隔淋巴结肿大可引起咳嗽、声音嘶哑及呼吸困难等。肝多为轻度肿大，脾大不如慢粒明显。

3. 结外累及　少数人可有结外侵犯，如皮肤、乳腺、眼附属器官。

4. 其他表现　如自身免疫性血细胞减少；CLL 细胞浸润肝门压迫胆管引起阻塞性黄疸；皮肤损害，表现为多形性红斑、瘙痒、荨麻疹等；约 15% 的患者可出现渗出性胸膜炎。

二、诊断与鉴别诊断

（一）诊断

1. 病史　慢淋患者有的病程成惰性，多年无明显变化，个别患者病程侵袭进展迅速。

2. 典型表现　多数患者往往无症状亦无脏器肿大，偶因其他原因血常规检查时被发现。80% 患者因淋巴结肿大就诊，表现为分散、无粘连、无触痛，亦可有压迫症状。部分患者可有结外受累，15% 患者以胸膜炎起病。

3. 辅助检查

（1）血常规　白细胞计数增高，可达 ≥$1000×10^9$/L，淋巴细胞占 50% 以上，绝对值 ≥$5×10^9$/L（持续 4 周以上），形态以成熟淋巴细胞为主，可见幼稚淋巴细胞和不典型淋巴细

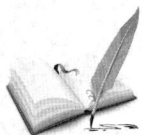

胞。红细胞和血小板数早期正常，后期减低。

（2）骨髓象 骨髓增生明显至极度活跃，成熟样小淋巴细胞≥40%，原始淋巴细胞<2%，幼稚淋巴细胞<10%。活检淋巴细胞浸润情况可分为3种类型，即结节型、间质型、弥漫型。

（3）免疫分型 典型B-CLL：CD5、CD19、CD79a、CD23 阳性，CD20、CD22 、CD11c、sIgM 或 IgM 和 IgD 均呈现弱阳性；CD79b、CD10、CyclinD1 阴性，近年来发现 CLL 有 100% CD200 阳性。此点有别于套细胞淋巴瘤（CD200$^-$）。

（4）遗传学 B-CLL：80% 患者有下列染色体畸变：13q14.3，11q22-23，6q21，17p13.3 缺失；三体 12。P53 基因表达见于 15% CLL，多为晚期或临床进展期患者。细胞遗传学与预后相关，del（11q）、del（17p）者预后较差。

（5）部分变数有助于侵袭（低危）或侵袭（高危），与预后相关，LDH 和 β2M 增高，CD38、ZAP70、BCL-2 高表达，端粒长度短，Ig 重链可变区（IgHV）突变阴性者预后差。

（6）免疫功能异常 CLL 细胞表面免疫球蛋白表达水平低，在未受刺激条件下，仅分泌单一型轻链，其细胞介导的抗体依赖型细胞毒作用降低。CLL 细胞对 B 细胞有丝分裂原如脂多糖、EB 病毒反应低下。

患者具备实验室检查第1项+第2项+第3项即可确定为 CLL。遗传学改变为重要参考条件。

4. 分期

（1）Binet 分期标准

①A 期：Hb≥100 g/L；血小板≥100×10^9/L；头颈部、腋窝、腹股沟淋巴结（单侧或双侧）、肝、脾共 5 个区域累及 3 个以下。

②B 期：Hb≥100 g/L；血小板≥100×10^9/L；淋巴结和肝、脾累及区域≥3 个。

③C 期：出现贫血（Hb<100 g/L）或（和）血小板减少（PLT<100×10^9/L）。

（2）Rain 分期标准 见表 10-12。

表 10-12 慢性淋巴细胞白血病临床分期

分期	标准	修订分期
0 期	仅表现淋巴细胞增多	低危
Ⅰ 期	淋巴细胞增多+淋巴结肿大	中危
Ⅱ 期	淋巴细胞增多伴肝和（或）脾大	中危
Ⅲ 期	淋巴细胞增多伴贫血（Hb<110 g/L）	高危
Ⅳ 期	淋巴细胞增多伴血小板减少（PLT<100×10^9/L）	高危

（二）鉴别诊断

1. 幼淋巴细胞白血病 病程较慢淋短，临床表现为巨脾，无或轻度淋巴结肿大，白细胞总数显著增高，以带核仁的幼淋巴细胞占优势（>55%），免疫表型：FMC7、CD22 和 SmIg 阳性，CD5 阴性。

2. 毛细胞白血病 全血细胞减少，脾大、淋巴结肿大不常见，骨髓常出现干抽，瘤细胞表面有纤毛状突起抗酒石酸的酸性磷酸酶染色阳性，免疫表型为 CD25、CD11c 和 CD103 阳性，CD5 阴性。

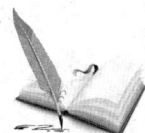

3. 套细胞淋巴瘤 套细胞淋巴瘤（MCL）多以中、老年男性居多。细胞为小至中等单形淋巴细胞。骨髓受累者 >50%。25% 患者就诊时处于白血病期，易与 CLL 混淆。免疫表型：CD5$^+$、CD23$^-$、FCM7$^+$，高表达细胞周期蛋白 D1，70% ~ 75% 患者有 t（11；14（q13；q32），可与 CLL 区别。

三、处理措施

CLL 呈慢性、惰性病程，研究表明，早期治疗并不能延长患者生存期。Rai 0 – II 或 Binet A 期患者无须治疗，定期复查即可。出现下列情况之一，说明疾病高度活动，应开始治疗：①Rai0 – II 期或 BinetA 期患者出现下列症状时，6 个月内体重下降 ≥10%、极度疲劳、发热（T≥38℃）>2 周、盗汗但无明显感染证据；②进行性外周血淋巴细胞增多，2 个月内增加 >50% 或倍增时间 <6 个月；③进行性贫血和（或）PLT 减少；④进行性脾大或脾区疼痛；⑤淋巴结进行性肿大或直径 ≥10 cm；⑥出现自身免疫性血细胞减少，糖皮质激素治疗无效。

（一）化学治疗

1. 烷化剂苯丁酸氮芥（CLB）为治疗 CLL 常用的药物，对于初治 CLL 总反应率 40% ~ 50%，但 CR 率不足 10%，用于不能耐受其他化疗及维持治疗的患者。对 CLB 耐药可选用环磷酰胺（CTX）。苯达莫司汀为新型烷化剂，治疗反应率及 CR 率均较高。

2. 核苷酸类似物氟达拉滨，总反应率约 70%，CR 率 20% ~ 40%。中位缓解期约是 CLB 的 2 倍，但二者总生存期无差异。可用于烷化剂耐药患者，也可与烷化剂联用。

（二）免疫治疗

利妥昔单抗（rituximab）作用于 CLL 细胞表面 CD20 抗原。阿兰单抗（campath – 1H）作用于 CLL 细胞表面 CD52 抗原，可用于治疗 P53 缺失者对烷化剂、嘌呤类似物及 CD20 单抗耐药的 CLL 患者。

（三）针对 B 细胞受体信号通路的靶向药物

伊布替尼（Ibrutinib）是一种新型口服的酪氨酸激酶抑制剂，可以用于 CLL 的治疗。17p – 患者对其他药物疗效不佳，但伊布替尼对于 17p – 患者同样有效。

（四）化学联合免疫治疗

利妥昔单抗（rituximab）可以增强嘌呤类似物的抗肿瘤活性，ritlaximab + Flu 的 CR 率和生存率高于单用 Flu。FC 联合 rituximab（FCR）治疗初治 CLL，获得 CR 率 70%，总反应率 95%，40% 以上 CR 患者的骨髓中 PCR 检测未发现微小残留病，4 年无治疗失败生存率为 69%。这是初治 CLL 迄今获得的最佳治疗反应。

（五）造血干细胞移植

传统化疗不能治愈 CLL、高危组、年轻患者（<65 岁）可考虑 HSCT。自体 HSCT 复发率高。异基因 HSCT 可使部分患者长期存活甚至治愈，但相关并发症多，采用非清髓性移植（NST）有望降低移植相关死亡率。

（六）并发症治疗

反复感染者可输注免疫球蛋白。合并 AIHA 或 ITP 可用糖皮质激素，治疗无效且脾大明

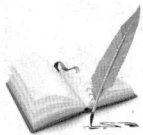

显者考虑切脾。有明显淋巴结肿大或巨脾，局部压迫症状明显，而化疗效果不明显时，也可考虑放疗。

四、预后

CLL 的一种异质性疾病，自然病程在两年或数十年之间。一旦确诊后，需进行分期，根据疾病活动性及患者意愿制定治疗方案。治疗目前强调免疫 – 化疗。用 FC + / – R 可作为一线首选方案。患者多死于骨髓衰竭导致的严重出血、贫血和感染。

本章小结

对于白血病应重点掌握白血病的诊断原则和分类。对于急性白血病，应清楚急性白血病分为急性髓系白血病和急性淋巴细胞白血病，二者均使用化疗及移植作为其治疗方案，但二者的治疗方案不同。其中应牢记急性早幼粒细胞白血病的及时诊断对其疗效至关重要。对于慢性粒细胞白血病，应清楚费城染色体或 BCR – ABL 融合基因是诊断的必要条件，同时应掌握酪氨酸激酶抑制剂的治疗方案。重点掌握慢性淋巴细胞白血病的免疫表型特点及治疗指证。

◉ 人文关怀

白血病为恶性血液系统疾病一种，其治疗周期长、花费大。主要治疗方法为化疗、分子靶向治疗、造血干细胞移植等，治疗过程中主要的并发症是贫血、出血、感染等。治疗过程中应加强患者心理疏导，增加患者治愈信心。并注意感染的防护，避免多人接触，戴口罩，注意手卫生。化疗过程中注意胃肠道保护，食用清洁及易消化饮食。

目标检测

一、选择题

【A1/A2 型题】

1. 慢性白血病不包括
   A. 慢粒白血病
   B. 慢淋白血病
   C. 毛细胞白血病
   D. 幼淋细胞白血病
   E. 早幼粒细胞白血病

2. 关于急性白血病哪种说法正确
   A. 末梢血中一定能找到原始细胞
   B. 都有特定的染色体移位
   C. 急性白血病分成急淋和急非淋白血病，急非淋白血病 FAB 分型又分成 8 个亚型
   D. 急淋白血病细胞浆中能找到 Auer 小体
   E. 所有类型白血病均可应用 ATRA 治疗

3. 关于急性白血病发热哪种说法错误

扫码"练一练"

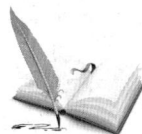

A. 急性白血病本身可引起发热，多为低热

B. 高热往往提示有感染

C. 感染可发生在各个部位，以口腔炎、牙龈炎、咽峡炎最常见

D. 肺部感染、肛周炎、肛旁脓肿亦常见，严重时可致败血症

E. 最常见的致病菌为 G^+ 球菌及霉菌

4. 关于白血病哪种提法正确

A. 出血的原因最主要是白血病浸润

B. 早幼粒白血病出血为突出表现

C. 出血甚至颅内出血不是白血病主要死因

D. 浸润不是白血病的临床表现

E. 出血不是白血病早期表现

5. 关于急性白血病浸润哪种说法错误

A. 淋巴结、肝、脾大于急淋白血病较多见

B. M2 可在眼部形成绿色瘤

C. 皮肤黏膜浸润以 M4 及 M5 多见

D. CNSL 于各种白血病均可发生，以 ALL 最常见，其次是 M4 及 M5

E. CNSL 发生均有，临床表现如头痛、呕吐、甚至昏迷

6. 急性白血病血常规哪种可能不存在

A. WBC 高   B. WBC 低

C. 涂片分类发现幼稚细胞   D. 末梢血无幼稚细胞

E. 100% 患者血小板都少于 $60 \times 10^9/L$

7. 关于急性白血病骨髓象哪种改变不可能

A. 某一系列原始细胞 ≥30%

B. 可出现所谓 "裂孔" 现象

C. 有核细胞均增生明显活跃，无低增生性急性白血病

D. Auer 小体出现于 ANLL

E. M3 以异常的早幼粒细胞增生为主

8. 关于急性白血病常见的单抗改变哪种说法错误

A. B – ALL   CD19 CD20 阳性   B. T – ALL   CD7 阳性

C. AML CD33 CD13 阳性   D. T – ALL   TCR 阳性

E. B – ALL   TCR 亦阳性

9. 下列哪种改变不正确

A. 90% M3 有 t (15；17)

B. M3 除存在 t (15；17) 外，可有其他染色体异常

C. M3 诱导缓解治疗首选 ATRA 或 As_2O_3

D. M3 诱导缓解目前仍以化疗为主

E. M3 诱导达完全缓解后，一部分仍复发

10. INV (16) 常见于哪种白血病

A. ALL – L1   B. AML – M2

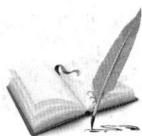

    C. AML – M3   D. AML – M4Eo

    E. AML – M6

11. AML – M2 哪种说法不正确

    A. 一部分有 t（8；21）   B. 有 t（8；21）预后较好

    C. 有 t（8；21）预后极差   D. 目前常选用 DA、HA 方案诱导治疗

    E. 不伴有 t（15；17）

12. AL 与 MDS 鉴别点那种说法正确

    A. MDS 有多系病态造血   B. AL 原始细胞≥30%

    C. MDS 贫血为主   D. AL 有染色体改变

    E. MDS 可转为 AL

13. 急性白血病治疗那种说法不正确

    A. 目前仍以化疗为主要治疗手段

    B. 化疗可分成诱导缓解及缓解后治疗

    C. 诱导达完全缓解后不必进行继续治疗

    D. M3 可用 ATRA 或 As_2O_3 治疗

    E. BMT 是治愈急性白血病的主要手段

14. 关于白血病完全缓解说法不正确的是

    A. 症状体征消失   B. 中性粒细胞绝对值≥1.5×10^9/L

    C. 血小板≥100×10^9/L   D. 骨髓中原始细胞≤5%

    E. 缓解后不需要继续治疗

15. 关于白血病化疗方案那种说法不正确

    A. VP 是 ALL 的基本方案

    B. VCR 主要不良反应是末梢神经炎

    C. VDLP 是 ALL 推荐诱导方案

    D. L – ASP 主要不良反应不是胰腺及肝损害，而是心脏毒性

    E. 大剂量 MTX 、Ara – C 可进入血 – 脑屏障，起到治疗 CNSL 的作用

16. 关于急性白血病预后那种说法不对

    A. AL 不治疗平均生存期为 3 个月

    B. ALL，1~9 岁并非高危型，预后最好

    C. 年龄大，高危型 ALL 预后不良

    D. APL 若能避免早期死亡，预后良好，多可治愈

    E. ALL 伴有 t（9；22）预后也良好

17. 关于 AL 治疗那种提法不正确

    A. APL 诱导治疗可选用 ATRA 或 As_2O_3

    B. ANLL 常用诱导方案为 DA

    C. ANLL 诱导缓解期，可进行以大剂量 Ara – C 为主的巩固强化治疗

    D. 对伴 t（8；21）或 INV（16）ANLL 主要复发后再行 HSCT

    E. 大剂量 MTX 治疗后不用 CF 解救

18. 关于 ATRA 的不良反应哪种说法不合理

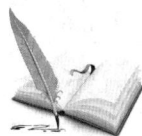

A. 可表现为发热   B. 可有肌痛

C. 可有呼吸困难、胸水   D. 一般白细胞不升高

E. 维甲酸综合征与细胞因子释放及黏附分子表达增加有关

19. 关于 CML 哪种说法不正确

A. 突出临床特点为白细胞升高，脾大

B. 临床分为慢性、加速和急变期

C. 90% 有 Ph 染色体

D. NAP 呈阳性，积分最高

E. 末梢血嗜酸、嗜碱性细胞比例高

20. 下列提法正确的是

A. 发热、白细胞高于 20×10^9/L、脾不大首先想到的是 CML

B. CML 与类白血病反应鉴别主要是脾大

C. CML 慢性期治疗可选用羟基脲、干扰素

D. CML 急变期也按慢性期治疗

E. CML 早期一般有贫血、血小板少

21. 关于 CML 与类白血病反应鉴别下列哪种最不重要

A. Ph 染色体   B. NAP 积分

C. WBC 高，超过 50×10^9/L   D. 骨髓嗜酸、嗜碱性粒细胞增多

E. 血小板数量

22. 关于 CML 慢性期治疗不宜选择的是

A. 羟基脲、干扰素   B. 高三尖杉酯碱

C. 伊马替尼   D. ALLOSCT

E. 联合化疗

【A3/A4 型题】

(23 ~ 24 题共用题干)

男性，25 岁，发热 38.5℃，乏力、面色苍白 1 个月，检查发现 WBC 为 19.6×10^9/L，血涂片分类可见原始细胞，血小板少，26×10^9/L，Hb 68 g/L。

23. 首先考虑哪种疾病

A. 急性白血病   B. 败血症

C. 溶血性贫血   D. 缺铁性贫血

E、淋巴瘤

24. 该患首先要做的检查是

A. 骨穿   B. 染色体及融合基因

C. 胸片   D. NAP 积分

E. 尿常规

(25 ~ 27 题共用题干)

女性，21 岁，全身皮肤瘀斑，月经过多，逐渐面色苍白 20 天入院，化验 PLT 10×10^9/L，Hb 86 g/L，WBC 1.6×10^9/L，骨穿早幼粒细胞占 0.96，POX 染色强阳性。

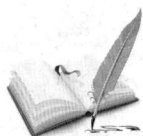

25. 该患可诊断为

    A. ALL
    B. APL

    C. 淋巴瘤
    D. 骨髓瘤

    E. 溶血性贫血

26. 该患十分必要进行的一项检查是，该检查对预后十分有帮助

    A. 染色体及 PML – RARαmRNA
    B. 流式细胞仪

    C. 胸片
    D. 心电

    E. 尿常规

27. 首选哪种治疗（除支持治疗外）

    A. ATRA 或 As_2O_3
    B. DA 方案化疗

    C. 抗感染治疗
    D. BMT

    E. 小剂量化疗

（28～30 题共用题干）

男性，40 岁。脾大 4 个月入院，检查白细胞 200×10^9/L，骨穿粒系增生异常，以中晚杆状核为主，嗜酸、嗜碱性粒细胞多，NAP 积分 5 分

28. 考虑诊断为

    A. CML
    B. AML

    C. ALL
    D. 溶血性贫血

    E. 缺铁性贫血

29. 宜进一步做的检查是

    A. 染色体
    B. 血培养

    C. 骨髓培养
    D. 内外铁检查

    E. 尿 Rous 试验

30. 不宜选用哪种治疗

    A. 干扰素 + 羟基脲
    B. 干扰素 + 高三尖杉酯碱

    C. 联合化疗
    D. 白消安

    E. 伊马替尼

二、简答题

1. 请说出急性白血病的 M2、M3、ALL 有哪些代表性染色体畸变核型改变。

2. 急性早幼粒细胞白血病首选治疗药物有哪些？其作用机制是什么？

3. 急性淋巴细胞白血病诱导缓解的主要化疗方案及用药有哪些？

4. 急性非淋巴细胞白血病诱导方案在国内外普遍应用的首选方案是什么？其药物组成有哪些？

5. 慢性粒细胞性白血病临床上可分为哪三个期，其诊断标准是哪些？

6. 叙述慢性粒细胞性白血病细胞遗传学及分子生物学改变。

7. 急性白血病器官和组织浸润主要有哪些表现？

（谭业辉　刘晓亮）

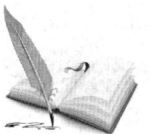

第十一章 骨髓增生异常综合征

📚 **学习目标**

1. **掌握** 骨髓增生异常综合征的诊断与治疗原则。
2. **熟悉** 骨髓增生异常综合征的临床表现、实验室检查、分类和预后评价系统。
3. **了解** 骨髓增生异常综合征的病因和发病机制。
4. 能合理的运用诊断标准进行明确诊断、危险分层，指导治疗。
5. 尊重患者及家属的病情知情权，关心患者疾病发展进程。

👉 **案例导入**

患者男，56岁。因"面色苍白、乏力1年"就诊，患者一年前出现面色苍白、乏力，近1个月出现牙龈渗血。查体：贫血貌，肝、脾肋下未触及。血常规：白细胞$2.5 \times 10^9/L$，血红蛋白68g/L，血小板$34 \times 10^9/L$。骨髓检查增生明显活跃，原始细胞8%。

问题：

1. 该患者可能是何种疾病？
2. 为明确诊断该患者还需做哪些检查？
3. 该患者的治疗原则是什么？

骨髓增生异常综合征（myelodysplastic syndromes，MDS）是起源于造血干细胞的一组高度异质性克隆性疾病，特点是髓系细胞分化及发育异常，表现为一系或多系血细胞病态造血及无效造血、造血功能衰竭，高风险向急性髓系白血病（AML）转化。

任何年龄男、女均可发病，发病率为（2～12）/10万，但国内尚无该病确切的流行病学资料。约80%的患者年龄>60岁，男性多于女性。

一、临床表现

MDS的临床表现无特异性，主要与减少的细胞系及减少的程度有关。个别患者可无临床症状，而由偶然的血常规检查发现。MDS患者的临床表现主要由血细胞减少引起，85%以上的患者有贫血，患者可以有不同程度的贫血症状，如头晕、乏力、疲倦、面色苍白、活动后心悸、气短，部分老年患者可因贫血出现心绞痛发作频繁或认知障碍，甚至出现一过性脑供血不足。

约60%的MDS患者伴有中性粒细胞减少及粒细胞功能低下，容易发生感染。约40%～60%的MDS患者有血小板减少及出血症状。

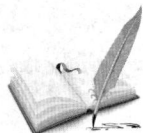

脾大可见于 10%～25% 的患者，肝及淋巴结肿大少见。在进展为急性白血病前，通常无胸骨压痛。

二、诊断与鉴别诊断

（一）诊断

1. 病史　MDS 患者既往可能有贫血病史或突然因贫血症状加重就诊。

2. 典型表现　MDS 的临床表现为外周血细胞减少所致的非特异性症状。由于慢性贫血，超过 90% 的患者存在疲劳、嗜睡、活动后心悸气短等。约 50% 患者存在中性粒细胞质和量的异常，约 10% 存在反复感染。约 50% 的患者存在血小板减少。

3. 辅助检查

（1）血常规　大多数为全血细胞减少，也可为红细胞、白细胞、血小板中一系或两系血细胞减少。贫血通常是大细胞性的，需排除叶酸和维生素 B_{12} 缺乏。

外周血中红细胞发育异常有红细胞大小不均，可见到巨大红细胞、异形红细胞、点彩红细胞，可出现有核红细胞。粒细胞的发育异常有中性粒细胞颗粒减少或缺如，胞质持续嗜碱，假 Pelger – Hüet 异常。血小板的发育异常为可以见到巨大血小板。

（2）骨髓细胞学检查和骨髓活检　骨髓细胞学检查和骨髓活检十分必要，骨髓细胞形态学检查发现病态造血是诊断 MDS 的非常重要的条件（表 11 – 1）。骨髓增生多活跃或明显活跃。有 10%～15% 的患者骨髓增生减低。

骨髓中幼稚红细胞常见发育异常形态学改变有核出芽、核间桥、核碎裂、多核、核过分叶、红细胞类巨幼样改变、环状铁粒幼红细胞、空泡、PAS 阳性。粒细胞的发育异常有出现异型原粒细胞、幼粒细胞发育不平行、巨幼样变、核低分叶（假 Pelger – Hüet 异常）、不规则过分叶、颗粒减少、无颗粒、假 Chediak – Higashi 颗粒、Auer 小体。巨核细胞的发育异常主要是骨髓中出现小巨核细胞。对于骨髓分类需计数 500 个细胞，外周血需计数 200 个细胞。判断各系别是否有发育异常的定量标准为该系有形态异常的细胞≥10%（环状铁粒幼细胞为≥15%）。

正常人原粒和早幼粒细胞沿骨小梁内膜分布，MDS 患者在骨小梁旁区和间区出现 3～5 个或更多的原粒和早幼粒细胞簇状分布，称为不成熟前体细胞异常定位（abnormal localization of immature precursor，ALIP），ALIP 在 MDS 诊断中有一定参考价值。

表 11 – 1　MDS 病态造血的形态学改变（WHO 标准，2008 年）

红系	核：核出芽、核间桥、核碎裂、多核、核多分叶、类巨幼变 浆：环状铁粒幼细胞、空泡、PAS 染色阳性
粒系	胞体小或异常增大、核分叶减少（假 Pelger – Huët；pelgeriod）、不规则核分叶增多、颗粒减少或无颗粒、假 Chediak – Higashi 颗粒、Auer 小体
巨核系	小巨核细胞、核少分叶、多核（正常巨核细胞为单核分叶）

（3）细胞遗传学检测　半数以上患者有染色体核型异常，常见的有 20q－，＋8，－y，－5/5q－，－7/7q－ 等。针对 MDS 常见异常的组套探针进行 FISH 检测，有助于提高 MDS 患者细胞遗传学异常检出率，通常探针包括：5q31、CEP7、7q31、CEP8、20q、CEPY 和 p53。

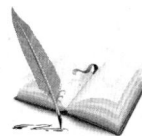

（4）流式细胞术免疫表型分析　对于低危 MDS 与非克隆性血细胞减少症的鉴别诊断有应用价值。流式检测有 ≥3 个异常抗原标志，提示有 MDS 可能。

（5）分子遗传学检测　部分 MDS 患者中可检出体细胞性基因突变，常见突变包括 TET2、SF3B1、ASXL1、DNMT3A、RUNX1、EZH2、N－RAS/K－RAS、p53 等，对基因突变进行检测有助于 MDS 的诊断和预后判断。

MDS 是个排除性诊断，根据患者的血象、骨髓检查和遗传学异常确立诊断。2007 版 MDS 维也纳最低诊断标准见表 11－2。

表 11－2　MDS 维也纳最低诊断标准（2007）

	条件
必要条件	（两个条件必须同时具备，缺一不可） 持续（≥6 个月）一系或多系血细胞减少，血红蛋白 <110 g/L，中性粒细胞 <1.5×10⁹/L，血小板 <100×10⁹/L 排除其他可以导致血细胞减少或病态造血的造血及非造血系统疾患
MDS 相关条件（确定标准）	符合两个"必备条件"和治疗一个"确定条件"时，可以确诊为 MDS 细胞发育异常，骨髓涂片红细胞系、中性粒细胞系、巨核细胞系中任一系至少达 10%；环状铁粒幼细胞 >15% 原始细胞，骨髓涂片原始细胞达 5%~19% 典型染色体异常（常规核型分析或 FISH）
辅助条件	符合必要条件，未达到确定条件，但临床呈典型 MDS 表现者，为高度疑似 MDS（HS－MDS） 流式细胞术显示骨髓细胞表型异常，提示红细胞系和（或）髓系存在单克隆细胞群 单克隆细胞群存在明确的分子学标志，人雄激素受体基因分析、基因芯片谱型或点突变（如 RAS 突变） 骨髓或（和）循环中祖细胞的 CFU 集落形成显著并持续减少

4. 分型　依据外周血、骨髓中原始细胞比例及形态学改变等，FAB 和 WHO 均对 MDS 进行了分型。FAB 分型已经被 WHO 分型取代，但目前在临床上还习惯于 FAB 分型的命名，FAB 分型见表 11－3。

表 11－3　MDS 的 FAB 分型

FAB 分型	外周血	骨髓
难治性贫血（RA）	原始细胞 <1%	原始细胞 <5%
环形铁粒幼细胞性难治性贫血（RAS）	原始细胞 <1%	原始细胞 <5% 环形铁粒幼细胞 > 有核红细胞的 15%
难治性贫血伴原始细胞增多（RAEB）	原始细胞 <5%	原始细胞 5%~20%
难治性贫血伴原始细胞增多转变型（RAEB－t）	原始细胞 ≥5%	原始细胞 20%~30% 或幼粒细胞出现 Auer 小体
慢性粒－单核细胞性白血病（CMML）	原始细胞 <5% 单核细胞 >1×10⁹/L	原始细胞 5%~20%

WHO 分型将骨髓原始细胞 >20% 的 RAEB－t 亚型归为急性髓系白血病（AML）。CMML 亚型归为骨髓增生异常综合征/骨髓增殖性肿瘤（MDS/MPN）。2016 年 WHO 对 MDS 分型的命名进行了更新，既往的 MDS 以"难治性贫血"命名，新的 WHO 分型以骨髓病态造血系列的情况为基础。WHO（2016）对血细胞减少的定义标准为：血红蛋白 <100 g/L、血小板 <100×10⁹/L 和中性粒细胞 <1.8×10⁹/L。2016 年 WHO 的 MDS 分型见表 11－4，MDS 定义的染色体异常见表 11－5。

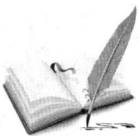

表 11 –4　MDS 的 WHO 分型（2016）

分型	外周血	骨髓
MDS 伴单系发育异常（MDS – SLD）	一系或两系血细胞减少 原始细胞 <1% 无 Auer 小体	一系发育异常 原始细胞 <5% 无 Auer 小体 环状铁粒幼红细胞 <15% 或 <5%
MDS 伴多系发育异常（MDS – MLD）	血细胞减少 原始细胞 <1% 无 Auer 小体	≥两系发育异常 原始细胞 <5% 无 Auer 小体 环状铁粒幼红细胞 <15% 或 <5%
MDS 伴环状铁粒幼红细胞（MDS – RS））	血细胞减少 原始细胞 <1% 无 Auer 小体	环状铁粒幼红细胞 ≥15% 或 ≥5% 伴有 SF3B1 突变阳性 原始细胞 <5% 无 Auer 小体
MDS 伴原始细胞增多 – 1 型（MDS – EB – 1）	血细胞减少 原始细胞 2% ~4% 无 Auer 小体	有或无发育异常 原始细胞 5% ~9% 无 Auer 小体
MDS 伴原始细胞增多 – 2 型（MDS – EB – 2）	血细胞减少 原始细胞 5% ~19% 或出现 Auer 小体	有或无发育异常 原始细胞 10% ~19% 或出现 Auer 小体
MDS – 未分类（MDS – U）	血细胞减少 原始细胞 ≤1%	一系或多系发育异常 如无发育异常，应伴特征性细胞遗传学异常 原始细胞 <5%
MDS 伴单纯 5q –	一系或两系血细胞减少 原始细胞 <1% 无 Auer 小体	原始细胞 <5% 无 Auer 小体 细胞遗传学异常仅见 5q – 或伴有除 – 7 或 del（7q）以外的一种附加核型

表 11 –5　MDS 定义的染色体核型异常

	不平衡异常	平衡异常
复杂核型（三个或更多异常）	– 7/del（7q） del（5q）/t（5q） i（17q）/t（17p） – 13/del（13q） del（11q） del（12p）/t（12p） idic（X）（q13）	t（11；16）（q23. 3；p13. 3） t（3；21）（q26. 2；q22. 1） t（1；3）（p36. 3；q21. 2） t（2；11）（p21；q23. 3） t（5；12）（q32；p13. 2） t（5；7）（q32；q11. 2） t（5；17）（q32；p13. 2） t（5；10）（q32；q21. 2） t（3；5）（q25. 3；q35. 1）

（二）鉴别诊断

诊断 MDS 的主要问题是要确定骨髓增生异常是否由克隆性疾病或其他因素所导致，病态造血本身并不是克隆性疾病的确切证据。目前 MDS 的诊断尚无 "金标准"，需与以下疾病鉴别。

1. 营养性因素　中毒或其他原因可以引起病态造血的改变，包括维生素 B_{12} 和叶酸缺乏，人体必需元素的缺乏以及接触重金属，尤其是砷剂和其他一些常用的药物、生物试剂等。

2. 先天性血液系统疾病　如先天性红细胞生成异常性贫血（CDA）可引起红系病态造

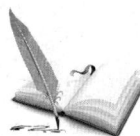

血。微小病毒 B19 感染可以引起幼稚红细胞减少，并伴有巨大巨幼样的幼稚红细胞。免疫抑制剂麦考酚酸酯也可以导致幼稚红细胞减少。

3. 药物因素 复方新诺明可以导致中性粒细胞核分叶减少，易与 MDS 中的病态造血相混淆。化疗可引起显著的髓系细胞病态造血。G - CSF 会导致中性粒细胞形态学的改变，如胞质颗粒显著增多，核分叶减少；外周血中可见原始细胞，但很少超过 10%，骨髓中原始细胞比例一般正常，但是也可以升高。

了解临床病史包括药物和化学试剂的接触史很重要，鉴别骨髓增生异常时，尤其是原始细胞不高的病例，要考虑非克隆性疾病。若诊断困难，可在几个月后再行骨髓及细胞遗传学检查。

4. 其他血液疾病 再生障碍性贫血与 MDS 鉴别。RA 的网织红细胞可正常或升高，外周血可见到有核红细胞，骨髓病态造血明显，早期细胞比例不低或增加，染色体异常，而再生障碍性贫血一般无上述异常。

PNH 也可出现全血细胞减少和病态造血，但 PNH 检测可发现 $CD55^+$、$CD59^+$ 细胞减少，可发现粒细胞和单核细胞的 GPI 锚连蛋白缺失，Ham 试验阳性及血管内溶血的改变。

免疫相关性全血细胞减少症也能见到病态造血，骨髓有核细胞 Coombs 试验阳性和流式细胞术能检测到造血前体细胞相关自身抗体，而且应用糖皮质激素、免疫抑制剂常于短期内出现较好的治疗反应。

考点提示

需熟悉 MDS 病态造血的特点，掌握 MDS 的诊断标准及鉴别诊断。

5. 甲状腺疾病 也可出现全血细胞减少和病态造血，但甲状腺功能检查异常。

6. 其他 实体肿瘤也可出现全血细胞减少和病态造血，可行相关检查排除。

知识链接

未满足 MDS 诊断标准的治疗策略

如患者符合必要条件，未达确诊标准（不典型的染色体异常、发育异常细胞 < 10%、原始细胞 ≤ 4% 等），存在输血依赖的大细胞贫血等常见 MDS 临床表现，怀疑 MDS 时，应进行 MDS 辅助诊断标准的检测。若辅助检测未能够进行或结果阴性，需对患者密切随访，或暂时归为意义未明的特发性血细胞减少症（ICUS），部分 ICUS 可逐渐发展为典型 MDS。怀疑 MDS 患者都应进行染色体核型检测，通常需分析 ≥ 20 个骨髓细胞中期分裂象。形态学未达标准，但同时伴有持续血细胞减少，如检出具有 MDS 诊断价值的细胞遗传学异常，应诊断为 MDS - U。

三、病因与病理

（一）病因

原发性 MDS 的病因尚不明确，继发性 MDS 见于烷化剂、放射线、苯等密切接触者。

MDS 是起源于造血干细胞的克隆性疾病，可以累及粒系、红系及巨核系，异常克隆细胞在骨髓中分化、成熟障碍，出现病态造血，在骨髓原位或释放入血后不久被破坏，导致

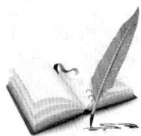

无效造血。

约 50% MDS 患者具有染色体核型异常。部分患者出现原癌基因（如 N – RAS 基因）突变、抑癌基因（如 P53 基因）突变及凋亡相关基因异常表达。涉及 DNA 甲基化及组蛋白去乙酰化等表观遗传学的改变也与 MDS 的发病有关，如 P15、P16、降钙素等抑癌基因过度甲基化而失活，造成细胞周期异常、增殖能力增强而凋亡和分化能力减弱，从而形成肿瘤克隆。

（二）病理生理

骨髓增生异常综合征（myelodysplastic syndromes，MDS）是起源于造血干细胞的一组高度异质性克隆性疾病，特点是髓系细胞分化及发育异常，表现为一系或多系血细胞病态造血及无效造血、造血功能衰竭，高风险向急性髓系白血病（AML）转化。

四、处理措施

MDS 患者的自然病程及预后差异性很大，治疗需做到个体化，总体而言，MDS 尚无满意的治疗方法，MDS 国际预后积分系统（IPSS）对预后判断和指导治疗有意义。IPSS 根据外周血细胞减少情况、骨髓原始细胞比例及细胞遗传学异常情况对 MDS 进行预后分组（表 11 – 6）。而 2012 年 MDS 预后国际工作组对 MDS 的预后评分系统重新修订，产生了 IPSS – R（表 11 – 7）。一般而言，MDS 患者可按预后分组系统分为两组（表 11 – 8）：相对低危组（IPSS – 低危组、中危 – 1，IPSS – R 极低危组、低危组和中危组）和相对高危组（IPSS – 中危 2、高危，IPSS – R 中危组、高危组、极高危组）。对低危 MDS 患者治疗目的侧重改善造血、提高生活质量，主要采用支持治疗、促造血、去甲基化药物和免疫调节药物等治疗，而对高危 MDS 患者治疗目标是改善自然病程、延长生存期和治愈，主要采用去甲基化药物、化疗和造血干细胞移植。

表 11 – 6　MDS 国际预后评分系统〔IPSS〕

预后变量	积分				
	0	0.5	1.0	1.5	2.0
原始细胞（%）	0 ~ 4	5 ~ 10	—	11 ~ 20	21 ~ 29
染色体核型	好	中	差		
血细胞减少	0 ~ 1	2 ~ 3			

注：1. 核型判断标准
　　良好核型：正常核型，单纯 – Y，单纯 del（5q），单纯 del（20q）
　　不良核型：复杂核型（≥3 种异常核型），7 号染色体异常
　　中等核型：其他核型（需除外 t（8；21），inv16 及 t（15；17），以上三者出现即诊断 AML）
　　2. 血细胞减少标准
　　中性粒细胞绝对值 < 1.5 × 10⁹/L；血小板 < 100 × 10⁹/L；血红蛋白 < 100 g/L

表 11 – 7　MDS 修订国际预后评分积分（IPSS – R，2012）

参数	积分						
	0	0.5	1.0	1.5	2.0	3	4
染色体核型	极好		好		中等	差	极差
骨髓原始细胞	≤2		2 ~ 5		5 ~ 10	>10	
血红蛋白（g/L）	≥100		80 ~ 100	<80			

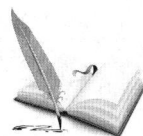

续表

参数	积分						
	0	0.5	1.0	1.5	2.0	3	4
血小板（$\times 10^9$/L）	≥100	50~100	<50				
中性粒细胞（$\times 10^9$/L）	≥0.8	<0.8					

注：染色体核型：极好 -Y，11q-；好 正常，5q-，12p-，20q-，5q-附加另一种异常；中等 7q-，+8，+19，i（17q），其他1种或2种独立克隆的染色体异常；差 -7，inv（3）/t（3q）/del（3q），-7/7q-附加另一种异常，复合异常（3种异常）；极差 复杂异常（>3种）

危险度评分：极低危组≤1.5分；低危组：2~3分；中危组：3.5~4.5分；高危组：5~6分；极高危组：≥6.5分。

表 11 - 8　危险度分组及各组中位生存期和向 AML 转化时间

危险分组	总分	不治疗情况下中位生存时间（年）	不治疗情况下25%患者进展为 AML 的时间（年）
低危	0	5.7	9.4
中危-1	0.5~1.0	3.5	3.3
中危-2	1.5~2.0	1.1	1.1
高危	≥2.5	0.4	0.2

（一）支持治疗

支持治疗是所有 MDS 患者治疗的核心选择，主要为抗感染、纠正贫血、血小板减少和中性粒细胞减少。对于严重贫血和有出血症状的患者，可输注红细胞和血小板。累计输RBC 大于 50 单位或血清铁蛋白（SF）大于 1000 μg/L 的患者应进行去铁治疗。

（二）促进造血治疗

1. 造血生长因子　首先单用 rhEPO 10000 U/d，连用 6 周。无效者，可再用六周，或加用 G - CSF。有效者，可以逐渐减量至维持最佳疗效的最低用量。治疗前 EPO 水平 <500 U/L 和红细胞输注依赖的 MDS 患者治疗反应率更高。

2. 雄性激素　雄激素也可以用于 MDS 的治疗。

（三）免疫抑制和免疫调节治疗

对于 HLA - DR15 阳性、骨髓增生减低、染色体核型正常、IPSS 较低危组、存在有PNH 克隆的患者和红细胞输注时间小于 2 年的患者，可以选用环孢素和（或）ATG 治疗。来那度胺（Lenalidomide）对 5q-综合征有较好疗效。

（四）去甲基化药物治疗

常用的去甲基化药物包括 5 - 阿扎 - 2 - 脱氧胞苷（decitabine，地西他滨）和 5 - 阿扎胞苷（azacitidine，AZA）。去甲基化药物治疗适用于中高危 MDS 患者；低危患者如伴严重血细胞减少和（或）输血依赖，也可尝试治疗。

（五）联合化疗

MDS 大剂量化疗后骨髓抑制期长，相关并发症多，通常只用于年轻、高危、骨髓原始细胞 >10% 的患者或非清髓性异基因骨髓移植前治疗的患者，且需要脏器功能正常。

（六）造血干细胞移植

异基因干细胞移植是目前唯一可治愈 MDS 的方法，中危 2 和高危患者应首先考虑移

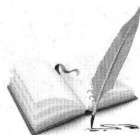

植，以及低危伴严重输血依赖且对现有治疗无效的患者。

知识链接

MDS 患者的祛铁治疗

关于 MDS 患者的祛铁治疗：接受输血治疗，特别是红细胞输注依赖患者，可出现铁超负荷，并导致输血依赖 MDS 患者的生存期缩短。铁负荷可导致 allo – HSCT 的 MDS 患者生存期下降。对于输血依赖患者应定期监测铁蛋白（SF）水平、累计输血量和器官功能（心、肝、胰腺）。SF > 1000 μg/L，且预计生存期大于半年的患者应接受祛铁治疗。常用的祛铁药物为去铁胺和地拉罗司等。

对于适合 allo – HSCT 的 MDS 患者，干细胞来源包括同胞全合供者、非血缘供者和单倍体相合血缘供者。

人文关怀

骨髓增生异常综合征为一种异质性疾病，如不能达 MDS 诊断标准，需定期复查骨穿。多数患者以贫血为首发表现，血常规需定期监测，如贫血症状明显或血小板减少明显，需定期输注血制品。注意感染的防护，避免多人接触，戴口罩，注意手卫生。化疗过程中注意胃肠道保护，清洁及易消化饮食。

本章小结

本章首先应明确 MDS 是一种异质性疾病，病情较轻的患者往往与再障等疾病难于鉴别，而进展期患者则与急性白血病相似。对于 MDS 的诊断是一个排除性诊断，应重点掌握 MDS 的诊断标准。年轻患者的 MDS 治疗可以考虑选择异基因造血干细胞移植，从而治愈。老年患者则以缓解症状为主。

目标检测

一、选择题

【A1/A2 型题】

1. 骨髓增生异常综合征属于何种疾病
   A. 红细胞系疾病　　　　　　B. 巨核细胞系疾病
   C. 造血干细胞克隆性疾病　　D. 粒细胞系疾病
   E. 浆细胞系疾病

2. 骨髓增生异常综合征患者中骨髓幼稚细胞中可见 Auer 小体，可见于哪种类型
   A. MDS – SLD　　　　　　　B. MDS – MLD
   C. MDS – RS　　　　　　　 D. MDS – EB1

扫码"练一练"

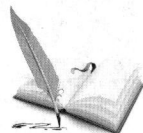

E. MDS－EB2

3. 按照 WHO 新的诊断标准，骨髓原始细胞≥20％而＜30％应诊断为

    A. AML   B. MDS－EB2

    C. MDS－EB1   D. MDS－CMML

    E. MDS－MLD

4. 急性白血病和骨髓增生异常综合征最重要的区别是

    A. 骨髓原始细胞和幼稚细胞的多少

    B. 病态造血是否明显

    C. 全血细胞减少程度

    D. 环形铁粒幼细胞多少

    E. 是否肝脾大

5. 幼红细胞浆内蓝色铁颗粒在 6 个以上，且呈环形分布，称为

    A. 细胞外铁   B. 铁粒幼红细胞

    C. 环铁粒幼红细胞   D. 铁粒红细胞

    E. 以上都不是

6. 患者男性，59 岁，全血细胞减少，脾肋下 1 cm，骨髓检查：增生活跃，原始粒细胞占 5％，早幼粒细胞占 10％，该患者可能的诊断为

    A. 急性白血病   B. 骨髓增生异常综合征

    C. 再生障碍性贫血   D. 粒细胞缺乏

    E. 以上都不是

二、简答题

1. 骨髓增生异常综合征的诊断标准是什么？

2. 骨髓增生异常综合征的鉴别诊断是什么？

（赵　欣　刘晓亮）

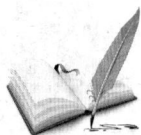

第十二章 淋巴瘤

📖 学习目标

1. **掌握** 淋巴瘤的病理分型、临床表现和分期。
2. **熟悉** 淋巴瘤的病因、实验室检查、诊断与治疗原则。
3. **了解** 淋巴瘤诊治过程中的人文关怀和健康指导。
4. 能对不同临床表现的淋巴瘤进行初步诊断，并做出正确的处理原则。

扫码"学一学"

👉 案例导入

患者，男性，35 岁。发现双颈部及双侧腋下多发肿物 1 个月，伴发热，无寒战，体温最高达 38.3℃，无胸闷、气短，无咳嗽、咳痰，无恶心、呕吐。当地医院诊断"淋巴结炎"，予以抗感染治疗后无缩小。查体：双颈部及双侧腋下可触及多个肿大淋巴结，最大者位于右颈部，大小约 3 cm×3 cm，质韧，无压痛，融合固定，与周围组织分界不清，皮肤表面无红肿破溃。彩超提示双颈部及双腋下多发肿大淋巴结，淋巴结皮髓质分界不清。颈部淋巴结活检病理检查，发现 R-S 细胞。

问题：

1. 该患者最可能的诊断是什么？
2. 淋巴瘤的发病机制和病理改变是什么？
3. 该患者下一步需要完善的检查及治疗原则是什么？

淋巴瘤（lymphoma）是淋巴组织恶性肿瘤，具有异质性，是一组可以高度治愈的肿瘤，根据其形态学特点分为霍奇金淋巴瘤（Hodgkin's lymphoma，HL）和非霍奇金淋巴瘤（non-Hodgkin's lymphoma，NHL）两大类。HL 的组织病理学特点是特征性肿瘤细胞 Reed-Sternberg 多核巨细胞（R-S 细胞）的存在，大多数 R-S 细胞来源于生发中心的 B 细胞。NHL 来源于不同成熟阶段的 T 或 B 淋巴细胞发生的单克隆性异常增殖，70%~85% 的 NHL 起源于 B 细胞。

HL 是相对少见的恶性淋巴瘤，其发病率远低于 NHL，在各国差异较大，近 20 年其发病率呈稳定或轻度上升的趋势。NHL 在过去 30 年间，发病率以每年 3%~5% 的速度递增，世界范围内其发病率增长约 1 倍，在我国男性常见恶性肿瘤中居第 8 位，是增长速度最快的常见恶性肿瘤之一。HL 多见于青年，NHL 随年龄增长而增多，男性多于女性。

一、临床表现

无痛性、进行性淋巴结肿大和局部肿块是淋巴瘤最常见、最典型的临床表现。淋巴瘤可发生在身体的任何部位，每个患者的病变部位和范围不同，临床表现多样，常有发热、

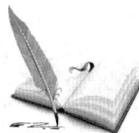

消瘦、盗汗等全身症状。

1. 淋巴结肿大 这是淋巴瘤最常见的临床表现。淋巴瘤淋巴结肿大的特点为无痛性、表面光滑、活动，扪之质韧、饱满、均匀，早期活动，孤立或散在于颈部、腋下、腹股沟等处，晚期则互相融合，与皮肤粘连，不活动，或形成溃疡。淋巴结肿大可压迫邻近器官，引起相应症状。纵隔、肺门淋巴结肿块可致胸闷、胸痛、呼吸困难、上腔静脉压迫综合征等；腹腔内肿块可致腹痛、腹部包块、肠梗阻、输尿管梗阻、肾盂积液等；硬膜外肿块导致脊髓压迫症等。

HL 大多首先侵犯浅表淋巴结，颈部或锁骨上的淋巴结占 60% ~80%，其次为腋下淋巴结肿大，也可有深部淋巴结肿大。HL 的淋巴结受累多为连续性，依次侵及邻近区域淋巴结，仅有 9% 可有结外累及。NHL 也有超过一半的患者首先表现为浅表淋巴结肿大，与 HL 不同的是，NHL 的淋巴结多为跳跃性的，20% ~50% 的患者有结外侵犯。

特殊症状为 HL 可有饮酒痛，即饮酒后引起肿瘤部位疼痛，多为酒后数分钟至数小时发生，近年来，随着患者的早期诊断和有效治疗，饮酒痛不常见。

2. 淋巴结外受累 淋巴瘤的结外侵犯可以是原发的，也可以是继发的。HL 结外受累比 NHL 少，也有器官偏向性，脾累及常见，肺、胸膜侵犯也较 NHL 多，胃肠道累及少见。HL 的结外累及常与淋巴结内病变同时出现或出现在淋巴结病变后，无独立的结外累及。NHL 的病变范围多广泛，结外器官累及多见。

（1）胃肠道 以胃最常见，小肠次之，食管和结肠少见。早期多无症状，随着疾病进展表现出腹痛、呕吐、慢性腹泻、消化道出血、肠梗阻等症状。

（2）鼻腔 原发鼻腔的淋巴瘤绝大多数为 NHL，主要病理类型包括鼻腔 NK/T 细胞淋巴瘤和弥漫大 B 细胞淋巴瘤，可表现为鼻塞、鼻出血、耳鸣、听力下降等。

（3）皮肤 可原发或继发皮肤侵犯，多见于 NHL，表现为肿块、皮下结节、浸润性斑块、溃疡等。

（4）肺及胸膜 患者可表现为肺部浸润或（和）胸腔积液。10% ~20% 的 HL 在诊断时可有肺或胸膜受累。肺原发淋巴瘤很少见，仅有 0.5% ~2%。淋巴瘤肺浸润患者早期可无症状，病变进展可出现咳嗽、咳痰、气短、呼吸困难等。

（5）其他 淋巴瘤也可原发或继发于中枢神经系统、骨髓、骨骼、心包、心脏、肝、脾、肾脏、睾丸、卵巢、阴道、宫颈、乳腺、甲状腺、肾上腺、眼眶球后组织等，临床表现复杂多样，应注意鉴别。

3. 全身症状 恶性淋巴瘤可出现发热、盗汗、消瘦（6 个月内体重减轻 10% 以上）、乏力及皮肤瘙痒等全身症状。皮肤瘙痒以 HL 多见。

二、诊断与鉴别诊断

（一）诊断

淋巴瘤的完整诊断应该包括病理诊断和临床分期，并明确相应的危险因素。

1. 病史 无明显感染灶的淋巴结肿大，或较长时间不明原因发热、盗汗、体重减轻等症状，应考虑到本病。

2. 典型表现 如果肿大的淋巴结具有饱满、质韧等特点时应考虑本病。

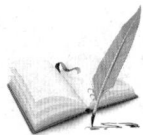

3. 辅助检查

（1）血液和骨髓检查 HL常有轻、中度贫血，伴有中性粒细胞增多。NHL白细胞数多正常，可伴有淋巴细胞绝对和相对增多。骨髓广泛浸润、脾功能亢进时，可有全血细胞减少。发生骨髓浸润时可见RS细胞或NHL淋巴瘤细胞浸润骨髓象。

（2）化验检查 HL活动期血沉加快。乳酸脱氢酶升高提示淋巴瘤预后不良。β_2-微球蛋白与淋巴瘤负荷相关，广泛病变者高于局限病变者。血清碱性磷酸酶活力或血钙增加提示骨骼累及。B细胞NHL可并发抗人球蛋白试验阳性或阴性的溶血性贫血。NHL累及中枢神经系统时，脑脊液可发生改变。

（3）影像学检查 超声更适合浅表淋巴结检查，CT是胸部、腹腔和盆腔检查的首选方法。一般认为有两种以上影像学诊断同时显示实质性占位病变时才能确定肝脾受累。胃镜和肠镜有助于胃肠道淋巴瘤的检查。正电子发射计算机断层显像（PET）是淋巴瘤诊断、疗效评价和随访的重要手段，可以显示淋巴瘤和淋巴瘤残留病灶。

（4）病理学检查 确诊淋巴瘤必须依靠病理诊断，应选取完整的、肿大、丰满、质韧、受炎症感染小的浅表淋巴结。如无浅表淋巴结，在全面检查后可取深部淋巴结。如仅有结外部位受侵，也应取得足够的结外组织标本。除了依据组织及细胞学形态特点，还要结合免疫组化及细胞遗传学检查明确病理分型，指导治疗及预后。免疫组化可以测定淋巴瘤细胞表面分化抗原，区分B细胞或T细胞免疫表型，并可了解细胞成熟程度。染色体易位检查有助于NHL分型诊断。t（14；18）是滤泡细胞淋巴瘤的标记，t（11；18）是边缘区淋巴瘤的标记，t（8；14）是Burkitt淋巴瘤的标记，t（11；14）是套细胞淋巴瘤的标记，t（2；5）是CD30$^+$间变性大细胞淋巴瘤的标记，3q27异常是弥漫性大细胞淋巴瘤的染色体标志。聚合酶链式反应（PCR）可用于检测T细胞受体（TCR）基因重排和B细胞H链的基因重排辅助疑难淋巴瘤的诊断。

4. 分型 淋巴瘤准确的诊断与分类是影响其治疗及预后的关键。2008年世界卫生组织（WHO）发布的第4版造血与淋巴组织肿瘤分类的主要原则是在1994年欧美淋巴瘤（Revised European and American Lymphoma，REAL）分类的基础上，综合细胞起源、形态学、免疫表型、遗传及临床特征，将淋巴瘤分为前驱细胞淋巴瘤和成熟细胞淋巴瘤。2016年更新版的WHO造血和淋巴组织肿瘤分类是在2008版的基础上纳入了临床、形态学、免疫表型及分子遗传学的标准。

组织病理学检查发现R-S细胞是HL的特点，HL分为结节性淋巴细胞为主型霍奇金淋巴瘤（nodular lymphocytic predominance Hodgkin's lymphoma，NLPHL）和经典型霍奇金淋巴瘤（classical Hodgkin's lymphoma，CHL），其中CHL又分为4个亚型，即结节硬化型、混合细胞型、富于淋巴细胞型及淋巴细胞消减型。

NHL具有高度异质性，由一组不同病理亚型、不同恶性程度的疾病组成。其病理分类经历了长期的历史演变。WHO分类将NHL分为B细胞淋巴瘤、T细胞淋巴瘤与NK细胞淋巴瘤。常见的NHL亚型包括以下几种。

（1）慢性淋巴细胞性白血病/小淋巴细胞性淋巴瘤（chronic lymphocytic leukemia/small lymphocytic lymphoma，CLL/SLL） 是一种慢性淋巴细胞增殖性疾病，以克隆性小B淋巴细胞在外周血、骨髓、脾脏和淋巴结等淋巴组织中大量蓄积为特征。CLL与SLL是同一疾病的不同表现，首先发生在骨髓的为CLL，首先发生在淋巴结的为SLL。CLL/SLL多发病者

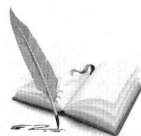

大多为老年人，生物学行为惰性，目前尚无法治愈。

（2）黏膜相关淋巴组织结外边缘区 B 细胞淋巴瘤（MALT 淋巴瘤） 是发生在结外淋巴组织边缘带的淋巴瘤，是一类惰性的 B 细胞淋巴瘤，预后一般较好。

考点提示

不是所有 CLL 都需要治疗，需具备治疗指征时开始治疗。

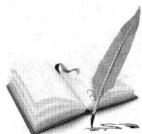

（3）滤泡性淋巴瘤（follicular lymphoma，FL） 是来源于滤泡生发中心的成熟 B 细胞淋巴瘤，恶性程度较低，化疗反应好，但不能治愈，病程长，反复复发或转成侵袭性。

（4）套细胞淋巴瘤（mantle lymphoma，MCL） 来源于滤泡外套的 B 细胞，常有 t（11；14），Cyclin D1 蛋白在诊断 MCL 中具有重要价值。临床上老年男性多见，多数临床进程具有侵袭性，对治疗反应较差，少部分呈惰性进程。

（5）弥漫性大 B 细胞淋巴瘤（diffuse large B cell lymphoma，DLBCL） 是最常见的 NHL，是一组异质性疾病，细胞起源分类对该肿瘤的治疗及治疗指导至关重要。

（6）伯基特淋巴瘤（Burkitt lymphoma，BL） 起源于生发中心或生发中心后 B 细胞，是一种与 c - MYC 基因表达和 EB 病毒感染密切相关的高度侵袭性成熟 B 细胞淋巴瘤，常表现为结外侵犯和白血病形式。BL 侵袭性高，但部分可治愈。

（7）外周 T 细胞淋巴瘤 非特指型外周 T 细胞淋巴瘤，非特指型（peripheral T - cell lymphoma，not otherwise specified，PTCL - NOS）是除有独特临床病理学表现的成熟 T 细胞淋巴瘤外，剩下的一大组不属于任何一类亚型的结内和结外成熟 T 细胞淋巴瘤。本病呈侵袭性，预后较差，5 年整体存活和无病存活率仅为 20% ～30%。

（8）血管免疫母细胞 T 细胞淋巴瘤 血管免疫母细胞 T 细胞淋巴瘤（angioimmunoblastic T - cell lymphoma，AITL）属成熟 T 细胞来源的淋巴瘤，目前认为起源于滤泡辅助 T 细胞，以发热、全身淋巴结肿大、肝脾大、皮肤损害、贫血和高 γ 球蛋白血症等为特征。AITL 预后差，5 年存活率为 30% ～35%。

（9）间变性大细胞淋巴瘤 间变性大细胞淋巴瘤（anaplastic large cell lymphoma，ALCL）是一种相对少见的、侵袭性较强的成熟 T 细胞淋巴瘤，以多形性大细胞增殖为特征，表达 CD30。约半数患者产生异常间变性淋巴瘤激酶（anaplastic lymphoma kinase，ALK）融合蛋白。ALK 阳性的 ALCL 完全缓解率很高，5 年存活率达 70% ～80%。新近问世的克唑替尼，是一种口服小分子 ALK 酪氨酸激酶抑制剂，可作为复发难治 ALK 阳性 ALCL 异基因造血干细胞移植（allo - stem cell transplantation，Allo - SCT）后的维持治疗。ALK 阴性的 ALCL，形态学上与 ALK + ALCL 相似，但其是一种不同于 ALK + ALCL 的独立亚型，目前缺乏标准治疗方案，预后较 ALK + ALCL 差，5 年生存率为 30% ～49%。

（10）结外 NK/T 细胞淋巴瘤 鼻型 结外 NK/T 细胞淋巴瘤，鼻型（extra - nodal NK/T - cell lymphoma，nasal type）的肿瘤细胞来源于成熟 NK 细胞或 NK 样 T 细胞，是一种在我国多见的类型。以结外病变为主，主要侵及鼻或面中线部，临床呈高度侵袭性、进行性、破坏性病变。本病复发率较高，复发时常合并嗜血细胞综合征，治疗困难，预后不良。

知识链接

嗜血细胞综合征

嗜血细胞综合征（HPS）又称嗜血细胞性淋巴组织细胞增多症（HLH），是一种由于各种诱因导致的细胞毒性 T 细胞和自然杀伤细胞过度活化，并刺激巨噬细胞活化，分泌大量炎性细胞因子的危重疾病。淋巴瘤是导致 HLH 的重要病因之一，发病率随着年龄的增长而增加。患者符合 8 条指标中的 5 条 HLH 的诊断可成立：①发热，体温 > 38.5℃，持续 >7 天；②脾大；③血细胞减少（累及外周血两系或三系），血红蛋白 < 90 g/L，血小板 <100×10^9/L，中性粒细胞 <1.0×10^9/L 且非造血功能减低所致；④高三酰甘油血症和（或）低纤维蛋白原血症，三酰甘油 >3 mmol/L 或高于同年龄的 3 个标准差，纤维蛋白原 <1.5 g/L 或低于同年龄的 3 个标准差；⑤在骨髓、脾脏、肝脏或淋巴里找到嗜血细胞；⑥血清铁蛋白升高，铁蛋白 ≥500 μg/L；⑦NK 细胞活性降低或缺如；⑧可溶性白细胞介素 –2 受体（Scd25）升高。

5. 分期　Ann Arbor 是广泛采用的简单易行的分期方法。

Ⅰ期：病变侵及一个淋巴结区（Ⅰ）或单个结外器官或部位局部受累（IE）。

Ⅱ期：病变累及膈同侧 2 个或更多的淋巴结区（Ⅱ），或病变局限侵犯淋巴结以外器官及同侧一个以上淋巴区（ⅡE）。

Ⅲ期：膈上下均有淋巴结病变（Ⅲ），可伴脾累及（ⅢS），结外器官局限受累（ⅢE），或脾与局限性结外器官受累（ⅢSE）。

Ⅳ期：一个或多个结外器官受到广泛性或播散性侵犯，伴或不伴淋巴结肿大。肝和骨髓只要受到累及均属Ⅳ期。

分期记录符号：E：结外；X：直径 10 cm 以上的巨块；M：骨髓；S：脾脏；H：肝脏；O：骨骼；D：皮肤；P：胸膜；L：肺。

按有无全身症状分为 A、B 二组。无症状者为 A，有症状者为 B。全身症状包括三个方面：①发热 38℃ 以上，连续 3 天以上，且无感染原因；②6 个月内体重减轻 10% 以上；③盗汗，即入睡后出汗。

原发于某些特殊部位如皮肤、胃肠道的淋巴瘤，仍可采用以 Ann Arbor 分期为基础的分期系统，但适用性并不好，不能准确地反映预后差异。因此一些特殊部位的淋巴瘤分期系统正在逐渐得到大家的认可。

（二）鉴别诊断

1. 以淋巴结肿大为表现的淋巴瘤应与感染、免疫、肿瘤性疾病继发的淋巴结病变相鉴别，需排除淋巴结炎、恶性肿瘤转移、结节病、急性化脓性扁桃体炎等。

（1）结核性淋巴结炎　多局限于颈部两侧，可彼此融合，与周围组织粘连，晚期由于软化、溃破而形成窦道。

（2）急性淋巴结炎　常有感染灶，淋巴结肿大伴红、肿、热、痛等症状。慢性淋巴结炎的淋巴结肿大一般为 0.5～1.0 cm，质地较软、扁，多活动。

（3）结节病　多见于青少年及中年人，可有多处淋巴结肿大，常见于肺门淋巴结对称

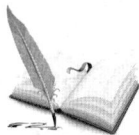

性肿大，或气管旁及锁骨上淋巴结受累，淋巴结直径多在 2 cm 内，质地一般较硬，可伴长期低热，活检病理可找到上皮样结节，Kvein 试验 90% 呈阳性反应，血管紧张素转换酶在淋巴结及血清中均升高。淋巴结转移癌多有原发灶的表现。

2. 以发热为主要表现的淋巴瘤需要与结核病、败血症、结缔组织病、坏死性淋巴结炎、恶组等鉴别。

3. 结外淋巴瘤需与相应器官的其他恶性肿瘤相鉴别。

三、病因与病理

（一）病因

人类淋巴瘤的病因与发病机制至今仍未完全明确。

1. 感染　感染因素与多种淋巴瘤发生有关。EB 病毒几乎在 100% 的地方性 Burkitt 淋巴瘤中检测到，而在其他 Burkitt 淋巴瘤中的检出率仅为 15% ~ 35%。EB 病毒还与 HL、T 细胞淋巴瘤及免疫缺陷相关淋巴瘤有关。人类免疫缺陷病毒（human immunodeficiency virus，HIV）感染可增加淋巴瘤的发生风险，HIV 感染患者 HL 的发生率可增加 2.5 ~ 11.5 倍，NHL 的发生风险是普通人的 60 ~ 100 倍。人类疱疹病毒（human herpes virus，HHV）–6 与 HL 的发生发展相关，HHV –8 与原发性渗出性淋巴瘤有关。人类 T 细胞白血病/淋巴瘤病毒（HTLV）被证明是成人 T 细胞白血病/淋巴瘤的病因。乙型肝炎表面抗原阳性患者的 NHL 发病率明显高于正常人群。丙型肝炎病毒感染可能与脾边缘带淋巴瘤、结内边缘带淋巴瘤和部分弥漫大 B 细胞淋巴瘤的发病有关。

细菌或其他致病微生物也与淋巴瘤的发生密切相关。幽门螺杆菌感染与胃黏膜相关淋巴瘤的发生有密切关系，抗幽门螺杆菌治疗可改善其病情。伯氏疏螺旋体感染与黏膜淋巴瘤、鹦鹉热衣原体与眼附属器黏膜相关淋巴瘤以及空肠弯曲菌与小肠黏膜相关淋巴瘤有关。

2. 遗传因素　HL 可发生集群现象，有 HL 家族史者患 HL 危险较其他人高。

3. 免疫功能失调　先天性或获得性免疫功能失调与 NHL 的发病相关。如器官移植等医源性免疫抑制人群中，发病风险增加 2 ~ 15 倍。自身免疫性疾病患者 NHL 发病率升高数倍。

4. 环境暴露　长期接触杀虫剂、除草剂、杀真菌剂、溶剂、皮革、染料及放射线等都是淋巴瘤发病的危险因素。

（二）病理生理

淋巴瘤起源于淋巴结和淋巴组织，其发生大多与免疫应答过程中淋巴细胞增殖分化产生的某种免疫细胞恶变有关，是免疫系统的恶性肿瘤。

四、处理措施

淋巴瘤是一类高度治愈的肿瘤，其治疗目的是在尽可能减少不良反应的基础上获得治愈。治疗方案的选择根据患者的病理类型、临床分期、全身状况、原发部位、遗传学特点等，综合化疗、放疗、手术和生物免疫治疗等治疗手段。

（一）霍奇金淋巴瘤

HL 绝大多数患者可以治愈，但难治复发、第二肿瘤等影响其整体的生存。预后好的

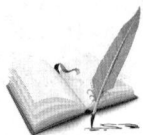

HL 治疗目标除争取治愈肿瘤外还要考虑降低治疗相关毒性。

1. 早期 HL 的基本治疗原则是化疗结合受累野放疗。选用一线方案如 ABVD 方案（蒽环类药物＋博来霉素＋长春花碱＋达卡巴嗪）、Stanford V 方案（氮芥＋蒽环类＋长春新碱＋博莱霉素＋依托泊苷＋泼尼松）等化疗联合受累野放疗，根据患者的预后确定化疗的周期数和放疗剂量。

2. 进展期 HL（主要指Ⅲ或Ⅳ期）推荐的一线治疗方案仍以化疗联合受累野照射的综合治疗为主。推荐的化疗方案有 ABVD、Stanford V 和强化 BEACOPP 方案（博莱霉素＋依托泊苷＋蒽环类＋环磷酰胺＋长春新碱＋甲基苄肼＋泼尼松）。

知识链接

程序性死亡受体

程序性死亡受体（Programmed cell death protein 1，PD－1）是表达在 T 细胞表面的一种重要的免疫抑制跨膜蛋白，为 CD28 超家族成员，与其配体 PD－L1 或者 PD－L2 结合后能够抑制 T 细胞的功能，而促进肿瘤的免疫逃逸。

3. 对于难治性的和联合化疗后复发的 HL，包括 3 种情况：①原发耐药，初始治疗即未能获得完全缓解（complete remission，CR）；②联合化疗虽然获得缓解，但是缓解时间 <1 年（PFS <1 年）；③化疗后缓解时间 >1 年（PFS >1 年）。对于此类 HL，解救化疗＋高剂量化疗（high－dose chemotherapy，HCT）/自体造血干细胞移植（autologous hematopoietic stem cell transplantation，Auto－HSCT）仍为金标准。对于早期单纯放疗后复发/难治的 HL 的解救方案应按照晚期 HL 的治疗原则进行。而对于化疗后复发/难治的 HL，初始耐药者可选择 HCT/Auto－HSCT；对于经过化疗达到 CR，PFS >1 年的复发者，可用原来使用过的联合化疗方案进行解救治疗，而 PFS <1 年的复发者需更换新的方案进行解救治疗。新药抗CD30 单克隆抗体被 NCCN 指南推荐对于复发难治患者选用。抗程序性死亡受体（Programmed cell death protein 1，PD－1）单抗阻断 PD－1 信号通路，激活和调节 T 淋巴细胞免疫功能，达到治疗肿瘤作用，已被美国 FDA 批准上市用于复发难治的 HL 治疗。

（二）非霍奇金淋巴瘤

NHL 不是沿淋巴结区依次转移，而是跳跃性播散且有较多结外侵犯，这种多中心发生的倾向使 NHL 扩野照射的治疗作用不如 HL，决定其治疗策略应以联合化疗为主。

1. 化学治疗　在 NHL 中，可以根据肿瘤细胞的增殖速度和临床特点，分为高度侵袭性、侵袭性和惰性淋巴瘤。高度侵袭性淋巴瘤的增殖速度最快，代表性的病理类型为淋巴母细胞淋巴瘤和伯基特淋巴瘤，这类淋巴瘤虽然恶性程度高，但有潜在治愈可能，治疗以化疗为主，应采用高强度或急性淋巴细胞白血病方案，同时需预防性鞘内注射。

侵袭性淋巴瘤的增殖速度介于高度侵袭性和惰性淋巴瘤之间，主要包括弥漫大 B 细胞淋巴瘤、血管免疫母细胞性 T 细胞淋巴瘤、间变性大细胞淋巴瘤及外周 T 细胞淋巴瘤等，治疗均以化疗为主，对化疗残留肿块、局部巨大肿块或累及的中枢神经系统可行局部扩野照射作为补充。对于大多数这类淋巴瘤，CHOP 方案仍为标准的化疗方案。

惰性淋巴瘤的细胞增殖较慢，对化疗相对不敏感，属于化疗不可根治的肿瘤，包括滤

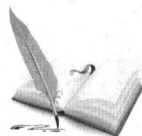

泡淋巴瘤、小细胞淋巴瘤、边缘带淋巴瘤、蕈样肉芽肿/赛塞里综合征等。此类肿瘤主张姑息性治疗原则，治疗的目的在于减少肿瘤负荷、改善生存质量和尽量延长无病生存期，对于某些无治疗指征的患者，可采取观察等待的策略。

2. 生物治疗 凡 CD20 阳性的 B 细胞淋巴瘤均可应用抗 CD20 单克隆抗体，它的主要作用机制是通过介导抗体依赖的细胞毒性（ADCC）和补体依赖的细胞毒性（CDC）作用杀死淋巴瘤细胞，并可诱导淋巴瘤细胞凋亡，增加化疗敏感性。干扰素是一种能抑制多种血液肿瘤增殖的生物制剂，可通过与肿瘤细胞直接结合抑制肿瘤增殖或间接免疫调节发挥抗肿瘤作用。

3. 放疗 对于一些特殊部位的 NHL 需要放疗治疗。局限期的原发胃淋巴瘤单纯放疗可治愈。原发睾丸的淋巴瘤常见弥漫大 B 细胞淋巴瘤和 Burkitt 淋巴瘤，因对侧睾丸受侵的发生率高，需要预防性照射。原发鼻腔的 NK/T 细胞淋巴瘤对放疗敏感，部分I期患者可以通过单纯放疗治愈。有巨大肿块的患者一般在化疗后需要放疗。

> **考点提示**
>
> 胃黏膜相关淋巴瘤与幽门螺杆菌感染有关，部分患者可通过单纯的抗幽门螺旋杆菌治疗获得缓解。

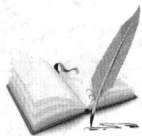

4. 造血干细胞移植 大剂量化疗联合自体造血干细胞移植已经成为治疗失败患者的标准治疗，也可作为预后差的高危淋巴瘤患者初次 CR 后的巩固治疗。异基因造血干细胞移植的移植相关毒副反应较大，较少用于恶性淋巴瘤。

5. 新药治疗 随着对淋巴瘤发病机制研究的不断深入，淋巴瘤的治疗也掀起了新的篇章，许多新药层出不穷，改变了传统淋巴瘤的治疗模式。

（1）单克隆抗体 特异性作用于淋巴细胞表面抗原的单克隆抗体，是近年来肿瘤特异性靶向治疗的重要进展。目前的单克隆抗体包括 CD20 单抗、CD38 单抗、CD22 单抗、CD30 单抗与化学毒素偶联物、CD52 单抗以及 PD - 1/PD - L1 单抗。

（2）信号通路抑制剂 ①BCR 信号通路抑制剂：B 细胞抗原识别受体（B - cell receptor，BCR）信号通路的激活可以增强淋巴瘤细胞的增殖和生存，其抑制剂可以在一定程度上杀伤淋巴瘤细胞。代表药物为 Bruton's 酪氨酸激酶抑制剂依鲁替尼。②PI3K/Akt/mTOR 通路抑制剂：PI3K/Akt/mTOR 通路是 BCR 下游通路，该通路的异常活化同样与 B 细胞肿瘤的发生密切相关。③NF - κB 通路：该通路的异常激活可上调抗凋亡基因的表达，诱导细胞增殖。代表药物有硼替佐米。④Bcl - 2 通路：Bcl - 2 是抗细胞凋亡蛋白，代表药物有 venetclax。

（3）表观遗传学药物 表观遗传学与淋巴瘤的发展及多药耐药密切相关，可能在未来淋巴瘤的治疗中发挥重要作用。①DNA 甲基化相关药物：目前国内外研究多在体外试验阶段，代表药物地西他滨。②组蛋白乙酰化相关药物：可以通过影响多种机制，如核染色质凝结和组蛋白乙酰化等诱导肿瘤细胞分化、细胞周期停滞和细胞凋亡，代表药物有罗米地辛、伏立诺他、贝利司他、西达本胺等

（4）免疫调节剂 具有免疫调节、抗肿瘤、调节肿瘤微环境等多种作用，代表药物有沙利度胺、来那度胺、泊马度胺等。

（5）嵌合抗原受体 T 细胞（chimeric antigen receptor T cell，CAR - T）免疫治疗为一种激活细胞毒性 T 细胞的治疗方法，是由患者产生的细胞毒性 T 细胞经过转基因后表达一种嵌合性受体，可以识别肿瘤细胞的特异性分子，导致 T 细胞激活并产生杀伤肿瘤细胞的作用。

　　淋巴瘤进行免疫化疗，尤其是使用分子靶向药物，如利妥昔单抗，由于其改变了机体的免疫功能状态，可以诱使 HBV 的再激活，导致急性重型肝炎，甚至引发肝衰竭，严重影响患者的治疗过程和生命。因此，对于合并 HBV 感染的淋巴瘤患者，在接受化疗或者免疫化疗之前，应充分了解 HBV 的存在状态，对于 HBsAg 和（或）HBcAb 阳性的患者要给予充分重视，检测病毒载量（HBV DNA），HBV DNA 可测的患者均应给予预防性抗病毒治疗，避免 HBV 再激活引起严重的临床后果。同时，早期预防性抗病毒治疗优于 HBV 再激活出现后的干预性治疗，能够确保免疫化疗安全顺利地进行，改善临床预后。

五、预后

　　HL 是化疗可治愈的肿瘤之一，Ⅰ、Ⅱ 期患者 5 年生存率在 90% 以上，Ⅳ 期为 31.9%；有全身症状较无全身症状为差；儿童及老年人预后一般比中青年差；女性预后较男性好。早期 HL 预后不良因素为：①年龄 ≥50 岁；②巨大纵隔肿块（>胸腔横径的 1/3）；③病变受累 ≥4 个区域；④血沉 ≥50mm 或 B 症状。晚期 HL 的国际预后指数因素包括：年龄 ≥45 岁、男性、Ⅳ 期、血清白蛋白 <40 g/L、血红蛋白 <105 g/L、白细胞增多 >15×10^9/L 和淋巴细胞 <0.6×10^9/L 或比例 <8%。

　　NHL 临床上常用且被证明有预后价值的风险评估系统是国际预后指数（international progress index，IPI）评分，包括 5 个不良预后因素：年龄 >60 岁、分期 Ⅲ/Ⅳ 期、乳酸脱氢酶高于正常上限、一般状态评分 ≥2 分和结外受侵部位 >1 个。根据预后因子数量分别将 0 - 1、2、3 和 4 - 5 分为低危、低中危、高中危和高危四类，5 年生存率分别为 73%、50%、43% 和 26%。一些特殊类型 NHL 有单独的预后评估系统如滤泡淋巴瘤的 FLIPI 评分。

　　淋巴瘤是一种可以治愈的疾病，患者长期生存率很高。然而，成年期的幸存者由于接受的治疗而导致心血管疾病（CVD）发生率增加，研究发现霍奇金淋巴瘤幸存者在随后 40 多年里的 CVD 风险是一般人群的 4~6 倍。多种抗肿瘤药物及肿瘤治疗方法可通过加重患者已经存在的 CVD 或增加传统意义上的 CVD 相关风险，而表现出具有心血管毒性作用。肿瘤治疗前对潜在 CVD 风险的预测至关重要。危险因素的及时识别依赖于细致的病史采集、合理而全面的辅助检查以及对肿瘤治疗相关不良反应的理解。针对肿瘤患者合并 CVD，建议积极治疗 CVD 并密切监测心功能，并尽量避免心脏部位直接放射。蒽环类药物的心血管毒性较大，需在保证肿瘤治疗效果基础上达到用药剂量最小化；如有条件可考虑更改药物剂型（如应用阿霉素脂质体）；使用右丙亚胺拮抗心脏毒性。对于纵隔腔及胸腔等部位放疗的患者，需定期查冠状动脉 CT 等检查除外 CAD。应用心脏保护治疗、改变不良生活习惯可能有效，但遗憾的是，目前尚无循证依据支持特定用药可降低相应的 CVD 风险。

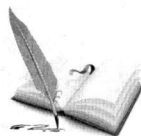

本章小结

淋巴瘤是起源于淋巴结和（或）结外淋巴组织的恶性肿瘤，是一组可以高度治愈的肿瘤，国际上统一分为两大类，即霍奇金淋巴瘤和非霍奇金淋巴瘤。非霍奇金淋巴瘤按细胞来源可分为 B、T 和 NK 细胞淋巴瘤。

淋巴瘤临床表现多样，多数患者表现为无痛性进行性淋巴结肿大和局部肿块。确诊淋巴瘤必须依靠病理诊断，完整的淋巴瘤诊断应该包括病理诊断和临床分期。

淋巴瘤的病因和发病机制尚不清楚。霍奇金淋巴瘤治疗以化疗和放疗为主，原则是在治愈原发病的同时尽量减少并发症，预后良好。非霍奇金淋巴瘤异质性强，以联合化疗为主，新药层出不穷，改变了传统淋巴瘤的治疗模式。

目标检测

扫码"练一练"

一、选择题

【A1/A2 型题】

1. WHO 分型中最常见的淋巴瘤亚型是
   - A. 套细胞淋巴瘤
   - B. 霍奇金淋巴瘤
   - C. 外周 T 细胞淋巴瘤，非特指型
   - D. 弥漫性大 B 细胞淋巴瘤
   - E. 血管免疫母细胞性 T 细胞淋巴瘤

2. 淋巴瘤最有诊断意义的临床表现是
   - A. 肝脾大
   - B. 盗汗、体重减轻
   - C. 无痛性淋巴结肿大
   - D. 长期周期性发热
   - E. 局限性淋巴结肿大与粘连

3. 对霍奇金淋巴瘤最具诊断意义的细胞是
   - A. R-S 细胞
   - B. 霍奇金细胞
   - C. 陷窝细胞
   - D. 多形性瘤细胞
   - E. 嗜酸性粒细胞

4. 属于 T 细胞淋巴瘤的是
   - A. 边缘区淋巴瘤
   - B. 滤泡性淋巴瘤
   - C. 套细胞淋巴瘤
   - D. 间变大细胞淋巴瘤
   - E. Burkitt 淋巴瘤

5. 霍奇金淋巴瘤特征性的热型是
   - A. 间歇热
   - B. 稽留热
   - C. 弛张热
   - D. 周期性发热
   - E. 不规则热

6. 非霍奇金淋巴瘤累及胃肠道的最常见部位是

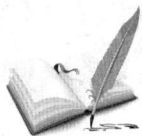

A. 食管
B. 胃
C. 回肠
D. 十二指肠
E. 结肠

7. 治疗霍奇金淋巴瘤首选的方案是
A. MOPP 方案
B. ESHAP 方案
C. ABVD 方案
D. CHOP 方案
E. VLDP 方案

8. 下列与胃黏膜相关淋巴瘤相关的是
A. EBV
B. HTLV – 1
C. HHV – 8
D. 幽门螺杆菌
E. 衣原体

9. 可利用美罗华进行治疗的淋巴瘤是
A. 间变性大细胞淋巴瘤
B. 鼻腔 NK/T 细胞淋巴瘤
C. Burkitt 淋巴瘤
D. 蕈样霉菌病
E. 滤泡性淋巴瘤

10. 非洲儿童 Burkitt 淋巴瘤常伴感染的病原体是
A. EBV
B. HTLV – 1
C. HHV – 8
D. 幽门螺杆菌
E. 衣原体

11. 对放疗敏感，对化疗相对抗拒的侵袭性淋巴瘤是
A. 胃黏膜相关淋巴瘤
B. 鼻腔 NK/T 细胞淋巴瘤
C. Burkitt 淋巴瘤
D. 蕈样霉菌病
E. 弥漫性大 B 细胞淋巴瘤

12. 骨髓涂片中的哪一项特点对诊断霍奇金淋巴瘤最有价值
A. 可见 Reed – Stemberg 细胞
B. 淋巴细胞增多
C. 非造血细胞增多
D. 嗜酸性粒细胞
E. 纤维细胞

【A3/A4 型题】

(13 ~ 14 题共用题干)

男性，50 岁，无痛性双颈部淋巴结肿大半个月，淋巴结病理活检提示小到中等淋巴细胞浸润，免疫组化表达 Cyclin D1，FISH 检测 t（11；14）。

13. 该患者最可能的类型是
A. 套细胞淋巴瘤
B. 弥漫性大 B 细胞淋巴瘤
C. 黏膜相关淋巴组织结外边缘区 B 细胞淋巴瘤
D. 结节病
E. 霍奇金淋巴瘤

14. 该患者首选的治疗方案是

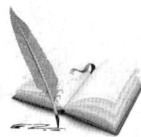

A. 手术治疗   B. 放疗

C. 化疗   D. 介入治疗

E. 姑息治疗

（15～16 题共用题干）

男性，50 岁。无痛性双侧颈部淋巴结进行性肿大 2 个月，发热，最高温度 37.8℃，无盗汗，体重无明显减轻。查体：双侧颈部可触及数个肿大淋巴瘤，最大位于右颈部，大小约 2.5 cm×2.5 cm，活动，无压痛。胸腹 CT 未见明显淋巴结肿大。右颈部淋巴结活检为弥漫性大 B 细胞淋巴瘤。

15. 该患者最可能的分期是

A. ⅢA   B. ⅣB

C. ⅡA   D. ⅢB

E. ⅡB

16. 该患首选的治疗方案是

A. MOPP   B. ABVD

C. GDP   D. RCHOP

E. ESHAP

二、简答题

1. 霍奇金淋巴瘤的病理分类有哪些？

2. 淋巴瘤的临床表现有哪些？

3. 淋巴瘤常见的鉴别诊断有哪些？

（鲍慧铮）

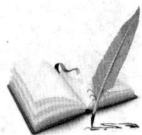

第十三章　多发性骨髓瘤

👉 **案例导入**

> 患者，男性，68岁。乏力3个月，活动后腰部疼痛2周入院。查体：贫血貌，浅表淋巴结正常。胸骨无压痛，心肺查体正常，肝、脾肋下无触及。血常规：WBC 3.64×10^9/L，Hb 88 g/L，MCV、MCH正常，血小板 128×10^9/L。生化 LDH 306 U/L，球蛋白 96 g/L。肌酐 206 μmol/L。
>
> **问题：**
>
> 1. 该患者的可能诊断是什么？
> 2. 该患者的治疗原则是什么？

扫码"学一学"

　　多发性骨髓瘤（multiple myeloma，MM）是一种恶性浆细胞疾病，由于异常浆细胞（骨髓瘤细胞）在骨髓内克隆性增殖，伴或不伴有合成并分泌单克隆性免疫球蛋白或（和）轻链，导致相关的靶器官损伤，临床上常表现为骨痛、贫血、高钙血症、肾功能损害和反复感染。其发病率约占血液肿瘤的10%，中位发病年龄为65～69岁。

一、临床表现

　　MM的临床表现是由于恶性克隆浆细胞无节制地增殖、广泛浸润及其分泌的大量单克隆免疫球蛋白及沉积，正常多克隆浆细胞增殖和免疫球蛋白的分泌受到抑制所引起的。

　　1. 骨痛和骨质破坏　骨痛是最常见的临床表现。一半以上的MM患者出现骨质破坏，常见于椎体和骨盆，以腰骶部疼痛最为常见。20%的患者发病时即伴有病理性骨折，60%的患者在疾病过程中发生病理性骨折。

　　2. 贫血　见于60%～70%的患者。主要原因是骨髓瘤细胞在骨髓中大量增殖，抑制正常造血功能；此外肾功能不全、反复感染、营养不良等因素也加重贫血。

➕ **健康教育**

> 贫血常常是患者的首发且轻微的症状。MM患者多为正细胞正色素贫血，对于轻度正细胞贫血，伴肾功异常、多发骨痛者，一定要引起临床重视，避免漏诊。

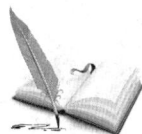

3. 肾功能损害 30%~50%的 MM 患者存在肾功能损害。临床表现有蛋白尿和镜下血尿，早期常误诊为各种肾病，最终发展为肾功能不全，是仅次于感染的致死原因。管型肾病是 MM 肾损害最常见的类型，由于轻链蛋白超过肾小管吸收阈值，在远端肾小管与尿类黏蛋白结合形成蜡状管型，损害肾脏。此外，高钙血症、肾淀粉样变性、高尿酸血症、高黏滞综合征等均可加重肾脏损害。感染、脱水、药物（非甾体抗炎药、双膦酸盐、造影剂）等因素，常常可加重肾损害而诱发急性肾衰竭。

4. 高钙血症 15%~20%的 MM 患者伴有高钙血症。高钙血症可引起头痛、呕吐、乏力、多尿或便秘等，重者可致心律失常甚至死亡。钙沉积在肾脏可造成肾损害，重者可引起急性肾功能衰竭，威胁生命，需要紧急处理。其机制为骨质破坏使钙逸向血中、肾小管对钙外分泌减少及单克隆免疫球蛋白与钙结合的结果。

5. 感染 感染是 MM 患者死亡的主要原因之一。感染的原因主要是由于异常免疫球蛋白分泌抑制了正常的多克隆免疫球蛋白生成，造成"免疫麻痹"；B 和 T 细胞功能异常，以及化疗药物和糖皮质激素的使用等加重感染的风险。

6. 其他表现

（1）高黏滞综合征　不到10%的 MM 患者会发生高黏滞血症。血清中 M 蛋白增多：①包裹红细胞，减低红细胞负电荷排斥；②血液黏滞性增加，血流缓慢，造成微循环障碍，引起一系列临床表现。常见症状：①视力下降，眼底血管呈"腊肠样"改变、视乳头水肿等；②神经系统症状，头痛、头昏、嗜睡、昏迷等；③皮肤改变，如雷诺氏症；④充血性心力衰竭。

（2）出凝血异常　常表现为牙龈出血、鼻衄多见、皮肤紫癜。原因有：①血小板数目减少和功能障碍；②M 蛋白影响部分凝血因子的活性；③高免疫球蛋白血症和淀粉样变性损伤血管壁。

（3）淀粉样变性　少数患者，尤其 IgD 型，可发生淀粉样变性，是由于免疫球蛋白轻链与多糖的复合物沉淀于组织中，造成组织损伤，多见于舌、心脏、骨骼肌、胃肠道、皮肤、外周神经等，可引起舌体肿大、心脏扩大、外周神经病变等。

（4）髓外浸润　疾病诊断及进展过程中均可能发生，以肝、脾、淋巴结和肾脏多见，因骨髓瘤细胞局部浸润和淀粉样变性所致。

二、诊断与鉴别诊断

（一）诊断

MM 的诊断主要依据临床表现、细胞学检查、实验室检查及影像学检查。我国 MM 的诊断标准见表13-1。

表13-1　多发性骨髓瘤诊断标准【中国多发性骨髓瘤诊治指南（2015年）】

活动性（有症状）多发性骨髓瘤诊断标准
（满足第1条及第2条，加上第3条中任何一项）
1. 骨髓中克隆浆细胞≥10%或活检证实为骨或髓外浆细胞瘤
2. 血清和/或尿中出现单克隆 M 蛋白*
3. 骨髓瘤引起的相关表现

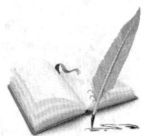

活动性（有症状）多发性骨髓瘤诊断标准
（满足第 1 条及第 2 条，加上第 3 条中任何一项）

（1）靶器官损害表现（CRAB）

[C] 校正血清钙 > 2.75 mmol/L

[R] 肾功能损害（肌酐清除率 < 40 ml/min 或肌酐 > 177 μmol/L）

[A] 贫血血红蛋白低于正常下限 > 20 g/L 或 Hb < 100 g/L

[A] 贫血（血红蛋白低于正常下限 20 g/L 或 < 100 g/L）

[B] 溶骨性破坏，通过影像学检查（X 线片、CT 或 PET – CT 显示 1 处或多处溶骨性病变）

（2）无靶器官损害表现，但出现以下 1 项或多项指标异常（SLiM）

[S] 骨髓单克隆浆细胞比例 ≥ 60%

[Li] 血清受累/未受累血清游离轻链比 ≥ 100

[M] MRI 发现至少 1 处直径 ≥ 5mm 的局灶性骨质破坏

无症状骨髓瘤（冒烟型骨髓瘤）诊断标准
（满足第 3 条，加上第 1 条和（或）第 2 条）

1. 血清单克隆 M 蛋白 ≥ 30 g/L 或 24 小时尿轻链 ≥ 1 g/L

2. 骨髓单克隆浆细胞比例 10% ~ 60%

3. 无相关器官及组织损害（无 SLiM、CRAB 等终末器官损害表现，包括溶骨性病变）

注：* 无血、尿 M 蛋白量的限制，如未检测出 M 蛋白（诊断不分泌型 MM），则需骨髓瘤单克隆浆细胞 ≥ 30% 或活检为浆细胞瘤并需要进行免疫组化证实 κ 或 λ 轻链限制性表达。

1. 分型　包括 IgG、IgA、IgM、IgD、IgE、κ/λ 轻链型、不分泌型、双克隆型。IgG 型最多，约占 50%；IgA 型约占 20%；轻链型约占 15%；IgD 型约占 2%；IgE 型及 IgM 型均罕见；不分泌型约占 1%；双克隆型占 1% 以下。

2. 分期　按 Durie – Salman 系统和国际分期系统（ISS）以及修订后的 ISS 分期（R – ISS）进行分期（表 13 – 2），对患者进行预后评估。

> **考点提示**
>
> 对于活动性 MM 诊断，不在要求 M 蛋白的数量，但性质一定是单克隆。对于无症状骨髓瘤，M 蛋白有数量要求。

表 13 – 2　多发性骨髓瘤的分期

分期	Durie – Salman 分期	ISS 分期	R – ISS 分期
Ⅰ期	符合下列 4 项：①Hb > 100 g/L；②血清钙 ≤ 2.65 mmol/L（11.5 mg/dl）；③骨骼 X 线片显示骨骼结构正常或可见骨性孤立性浆细胞瘤；④M 蛋白水平 IgG < 50 g/L、IgA < 30 g/L、尿中受累轻链 < 4 g/24 h	血清 β_2 微球蛋白 < 3.5 mg/L，血清白蛋白 ≥ 35 g/L	ISS – Ⅰ期和 LDH 正常和不伴高危细胞遗传学改变
Ⅱ期	介于Ⅰ期和Ⅲ期之间	介于Ⅰ期和Ⅲ期之间	非Ⅰ期或Ⅲ期
Ⅲ期	符合下述 1 项或 1 项以上者：①Hb < 85 g/L；②血清钙 > 2.65 mmol/L（11.5 mg/dl）；③骨骼检查中溶骨病变大于 3 处；④M 蛋白水平 IgG > 70 g/L、IgA > 50 g/L、尿中受累轻链 > 12 g/24 h 根据肾功能每期再分为 A、B 两组。A 组：肾功能正常（SCr < 177 μmol/L 或肌酐清除率 > 40 ml/min）。B 组：肾功能异常（SCr ≥ 177 μmol/L 或肌酐清除率 ≤ 40 ml/min）	血清 β_2 微球蛋白 ≥ 5.5 mg/L	ISS – Ⅲ期和 LDH 升高和伴高危细胞遗传学改变：（17p – ）；t（4；14）；t（14；16）

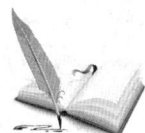

3. 实验室和辅助检查

（1）全血细胞计数　大多数患者有不同程度的贫血，多为正细胞正色素性。血涂片中红细胞呈缗钱状排列。骨髓瘤细胞在外周血中大量出现，警惕浆细胞白血病。

（2）骨髓象　骨髓中可见超过 10% 的骨髓瘤细胞是 MM 主要特征。细胞大小形态不一，多成簇出现，胞质蓝染，核较大，有时可见双核或多核，有 1~2 个核仁，核周淡染区消失，胞质内可见大小不等的空泡（Mott 细胞）和嗜酸性小体（Russell 小体）。骨髓活检切片上可见到大量成片的浆细胞，伴有破骨细胞反应。骨髓瘤细胞呈灶性分布，应多部位穿刺或活检，自骨压痛处穿刺可提高检出率。

流式细胞仪检测鉴定单克隆浆细胞可见到 CD38$^+$、CD138$^+$、CD56 表达增强，CD19 和 CD45 表达减弱，κ 链或 λ 链限制性表达。

（3）M 蛋白检测

①定量检测手段：包括血清蛋白电泳、免疫球蛋白定量、血清游离轻链、尿蛋白电泳、尿轻链。血清蛋白电泳可见一染色浓而密集的条带，密度扫描绘出的图像表现为窄底高峰，其峰高度至少较峰底宽度大 2 倍以上，即 M 蛋白带（峰），是由于骨髓瘤细胞产生分子结构相同的单克隆免疫球蛋白。血清游离轻链 κ/λ 比值正常范围为 0.26~1.65，其比值高于 1.65 或低于 0.26，表明体内可能存在单克隆浆细胞增殖。尿蛋白电泳、尿轻链分析等用于确定尿中单克隆 M 蛋白。

②定性检测手段：血、尿免疫固定电泳可根据免疫固定电泳结果确定 M 蛋白的种类并对 MM 进行分型。

（4）血生化检测　血清 β_2 微球蛋白升高，白蛋白降低。可出现高钙血症，血磷一般正常，肾功能不全时磷排出减少可引起血磷升高。C - 反应蛋白（CRP）和血清乳酸脱氢酶（LDH）两者均正常或增高。血尿酸增高。

（5）尿和肾功能检查　常发现蛋白尿、镜下血尿、管型尿，60%~80% 的患者尿中出现本周蛋白（Bence Jones protein），具有诊断意义。血清尿素氮和肌酐可增高。

（6）影像学检查　国际骨髓瘤工作组推荐对于怀疑 MM 的患者选择 X 线、CT、PET - CT、核磁共振成像（MRI）明确骨质破坏情况。MM 患者的骨病常见三种表现：①弥漫性骨质疏松；②溶骨性损害；③病理性骨折。其中溶骨性损害为 MM 特征性改变。

对颅骨、肋骨、脊柱、骨盆及四肢长骨进行 X 线摄片是诊断骨病的常规检查。CT 可早期发现骨质破坏及溶骨性改变，尤其适用于肋骨病变的检测。PET/CT 可检测 MM 的活动病灶，并进行全身扫描；对髓外病变，敏感性和特异性俱佳，但对弥漫骨髓浸润及颅骨病灶检测效果欠佳。MRI 比 X 线更敏感，特别有助于脊柱病变的定位、脊髓压迫和髓内浆细胞瘤的诊断，脊柱骨病优先推荐 MRI 检测。核素扫描可显示全身骨骼，因主要反映成骨活性，特异性不高，故不主张使用。

（7）细胞遗传学异常　常规染色体显带技术仅能发现 20%~30% 的染色体异常，而荧光原位杂交技术（FISH）能检出 80% 的染色体数量和结构的异常。MM 的遗传学改变一半为染色体平衡易位，主要与 14q32 免疫球蛋白重链基因（IgH）的易位有关，如 t（11；14）、t（6；14）、t（4；14）、t（14；16）、t（14；20）等。还可见到染色体数量和其他结构改变，如超二倍体、del13、del17p、1q21 扩增等。

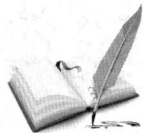

（二）鉴别诊断

1. 反应性浆细胞增多症　继发于慢性炎症、系统性红斑狼疮、类风湿关节炎、肝硬化、转移癌等。患者有原发病表现，无单克隆浆细胞及单克隆球蛋白。

2. 意义未明的单克隆免疫球蛋白血症（Monoclonal immunoglobulin of unknown significance，MGUS）　除了有 M 蛋白之外无其他临床表现，无骨骼病变，骨髓中浆细胞不增多，单克隆免疫球蛋白一般低于 MM 诊断标准，且历经数年而无变化，可能是浆细胞肿瘤的前期表现。部分患者在若干年后转化为 MM 或巨球蛋白血症。

3. 华氏巨球蛋白血症　M 蛋白为 IgM，骨髓中淋巴样浆细胞大量克隆性增生，无骨质破坏，95% 以上发生 MYD88 L265P 突变。

4. 其他产生 M 蛋白的疾病　如重链病、慢性 B 淋巴细胞白血病、B 细胞淋巴瘤、原发性系统性淀粉样变和反应性单株免疫球蛋白增多等，但这些疾病都不符合诊断 MM 的标准。

三、病因和发病机制

MM 病因迄今尚不完全明确，与遗传、环境因素、化学物质、病毒感染、慢性炎症及抗原刺激等可能有关。近年研究发现，染色体易位、点突变和部分染色体片段的扩增和丢失等遗传学异常在 MM 的发病中发挥重要作用。目前认为骨髓瘤细胞起源于记忆 B 细胞或幼浆细胞，而白介素 - 6（IL - 6）是促使 B 淋巴细胞向浆细胞分化的调节因子，进展期 MM 患者 IL - 6 异常增高，提示以 IL - 6 为中心的细胞因子网络失调促进了骨髓瘤细胞的异常增殖。

四、处理措施

（一）治疗原则

1. 无症状骨髓瘤可观察，每 3 ~ 6 个月复查 1 次。

2. MM 尚不能治愈，有症状的 MM 患者应积极尽早治疗。根据是否适合行自体造血干细胞移植和危险度分层来决定治疗策略。

3. 对于年龄 ≤65 岁，能够进行移植的患者，采用 4 个疗程的新药诱导治疗达到深层缓解后进行一线自体造血干细胞移植（auto - HSCT），之后进行巩固维持治疗。其中诱导方案尽量选择含新药（硼替佐米、沙利度胺、来那度胺）的三药联合方案。避免使用含有马法兰的方案，来那度胺使用不超过 4 个周期，防止损伤干细胞。巩固治疗的目的是为了进一步深化缓解程度和控制疾病，采用硼替佐米为主的三药联合方案，通常为 2 ~ 4 个疗程。维持治疗的目的是延长缓解持续时间，采用沙利度胺、来那度胺或硼替佐米。硼替佐米为基础的维持治疗方案，可使中、高危 MM 患者获益。

4. 因年龄 >65 岁或其他合并症不适合行 auto - HSCT 的患者，治疗方案同前述，也可选择 MP 联合新药的方案。初始诱导治疗至少 9 个疗程，之后可进入维持阶段。中危和高危患者可考虑长期维持治疗。

5. 适合临床试验的患者，可考虑进入临床试验。

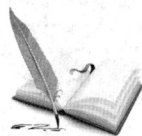

MM 的治疗原则按照年龄和是否进行移植划分。蛋白酶体抑制剂和免疫调节药物为主的三药方案是主要治疗方案。治疗的目标是将 MM 变成慢性疾病。

（二）化疗方案

免疫调节剂沙利度胺、来那度胺和蛋白酶体抑制剂硼替佐米等药物的应用使 MM 患者的疗效得到显著提高，生存期得以明显延长。常用的化疗方案见表 13－3。

表 13－3　MM 常用联合治疗方案

方案	药物	剂量及用法	备注
BCD	硼替佐米 环磷酰胺 地塞米松	1.3 mg/m², iv/iH, d1, 4, 8, 11; 500 mg/m², ivgtt, d1, 8 或 300 mg/m² d1, 8, 15; 20 mg, ivgtt/po, d1~2, 4~5, 8~9, 11~12	21 天一周期
PAD	硼替佐米 表阿霉素 地塞米松	1.3 mg/m², iv/iH, d1, 4, 8, 11; 60 mg/m², ivgtt, d1 (阿霉素 45 mg/m²; 脂质体阿霉素: 20~30 mg/m²); 20 mg, ivgtt/po, d1~2, 4~5, 8~9, 11~12	21 天一周期
CTD	沙利度胺 环磷酰胺 地塞米松	100~150 mg/d, po (老年人 100 mg/d); 500 mg/m², ivgtt, d1, 8; 或 300 mg/m², ivgtt/po, d1, 8, 15; 20 mg, ivgtt/po, d1~2, 8~9, 15~16, 22~23	28 天一周期
TAD	沙利度胺 表阿霉素 地塞米松	100~150 mg/d, po; (老年人不超过 100 mg/d) 60 mg/m², ivgtt, d1 (阿霉素 45 mg/m²; 脂质体阿霉素: 20~30 mg/m²); 20 mg, ivgtt/po, d1~2, 8~9, 15~16, 22~23	28 天一周期
Rd	来那度胺 地塞米松	25 mg/d, po, d1~21; 20 mg, po, d1~2, 8~9, 15~16, 22~23	28 天一周期
VRD	硼替佐米 来那度胺地塞米松	1.3 mg/m², iv/iH, d1, 4, 8, 11; 25 mg po, d1–14 (根据肌酐清除率调整); 20 mg, ivgtt/po, d1~2, 4~5, 8~9, 11~12	21 天一周期
MPV	马法兰 泼尼松 硼替佐米	0.125 mg/kg, po, d1~7; 1 mg/kg, po, d1~7; 0.5 mg/kg, po, d8~14 1.3 mg/m², iv/iH, d1, 8, 15, 22	28 天一周期
MPT	马法兰 泼尼松 沙利度胺	0.125 mg/kg, po, d1~7; 1 mg/kg, d1~7; 0.5 mg/kg, d8~14, po, 100~150 mg/d, po	28 天一周期
DTPACE	地塞米松	40 mg, ivgtt/po, d1~4	28 天一周期
	依托泊苷	40 mg/m², 持续静脉滴注, d1~4	
	阿霉素	10 mg/m², 持续静脉滴注, d1~4	
	顺铂	10 mg/m², 持续静脉滴注, d1~4	
	环磷酰胺	400 mg/m², 持续静脉滴注, d1~4	
	沙利度胺	100 mg, po; qn	

（三）造血干细胞移植

新药时代，大剂量化疗联合 Auto－HSCT 有助于增加缓解深度、延长缓解时间、进一步提高无病生存时间（PFS），已成为适合移植患者的标准治疗手段。异基因造血干细胞移植

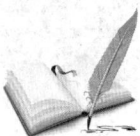

（Allo – HSCT）有可能成为唯一治愈 MM 的方法，但由于高的移植相关死亡率，目前 Allo – HSCT 作为一线治疗仅限于临床试验。

（四）支持治疗

1. 骨病的治疗　双膦酸盐有抑制破骨细胞的活性，减少骨质破坏，缓解骨痛的作用。所有活动性 MM 患者，建议长期应用，并根据肾功能调整剂量。常用的药物有唑来膦酸、帕米膦酸二钠、伊班膦酸等，其中唑来膦酸是唯一被证实能够改善生存的双膦酸盐药物。长骨病理性骨折或脊柱骨折压迫脊髓时可行手术治疗。放射治疗用于局部骨质破坏、疼痛严重且化疗不能缓解的骨痛。

2. 贫血治疗　输注红细胞悬液使 Hb 维持在 80 g/L 以上，EPO 治疗有助于改善贫血。随骨髓瘤病情好转，贫血可逐渐减轻。

3. 肾功能不全的治疗　支持治疗和抗 MM 治疗。水化、利尿，以避免肾功能不全；减少尿酸形成和促进尿酸排泄；慎用非甾体类抗炎镇痛药和静脉造影剂；有肾衰竭者，应积极透析。

4. 高钙血症　水化、碱化、利尿，可应用双膦酸盐，糖皮质激素和（或）降钙素。

5. 感染　积极预防感染，若出现感染症状应用抗生素治疗，对于粒细胞减少的患者可给予粒细胞集落刺激因子（G – CSF）。

6. 血栓事件的预防　以沙利度胺或来那度胺为基础的方案建议预防性抗凝治疗。

7. 高黏滞血症　积极水化、保证静脉补液量，血浆置换可用于有症状的高黏滞血症的患者。

五、预后

MM 至今仍被认为是一种不可治愈的疾病。对于年轻患者，治疗要以最大限度的延长生命甚至治愈为目的；对于老年患者，则以改善生活质量为主。目前报道的不同新药联合化疗的治疗有效率为 80% ~ 95%，完全缓解率为 15% ~ 50%。根据 2017 年美国国立卫生院 SEER 数据库最新统计显示（基于 2007 ~ 2013 年的数据），5 年生存率为 49.6%。对于 65 岁以下接受自体造血干细胞移植的患者 5 年生存率为 73%。随着新药的应用和造血干细胞移植技术的进步，MM 的预后将得到进一步的改善。

本章小结

多发性骨髓瘤（MM）是一种恶性浆细胞疾病，以单克隆免疫球蛋白增多、骨痛、贫血、肾功能损害为主要临床特点。对于年轻患者而言，治疗以延长生命甚至治愈为目的，新药为基础的化疗方案联合自体造血干细胞移植可显著改善预后。老年 MM 治疗以改善生活质量为主。

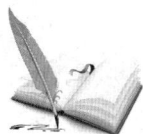

目标检测

一、选择题

【A1/A2 型题】

扫码"练一练"

1. 多发性骨髓瘤是由于下列哪一种细胞恶性增生引起的

    A. 红细胞   B. 淋巴细胞

    C. 浆细胞   D. 粒细胞

    E. 破骨细胞

2. 多发性骨髓瘤好发于下列哪个人群

    A. 老年人   B. 青少年

    C. 儿童   D. 青壮年

    E. 中年人

3. 多发性骨髓瘤最常见的是下列哪一种类型

    A. IgG   B. IgA

    C. IgM   D. IgD

    E. IgE

4. 关于多发性骨髓瘤肾功能不全发生机制的叙述哪项是错误的

    A. 感染、脱水、药物（非甾体抗炎药、双膦酸盐、造影剂等）

    B. 高尿酸血症

    C. 游离轻链损伤肾小管

    D. 淀粉样变性

    E. 以上都是错误的

5. 骨髓瘤骨病可选择的检查方法不包括

    A. 彩超   B. CT

    C. PET/CT   D. MRI

    E. X 线

【A3/A4 型题】

（6～8 题共用题干）

男性，69 岁，腰背部及肋骨疼痛半年，乏力 3 个月。血常规：Hb 62 g/L，PLT 267×10^9/L。肝功能：白蛋白 26 g/L，球蛋白 109 g/L。免疫五项：IgG 80 g/L，蛋白电泳可见异常单克隆 M 蛋白。肾功能：肌酐 334 μmol/L。腰椎核磁：多发骨质破坏。

6. 首先应想到的疾病是

    A. 多发性骨髓瘤   B. 骨转移癌

    C. 腰椎骨折   D. 骨质疏松

    E. 冒烟型骨髓瘤

7. 为明确诊断，需进一步做什么检查

    A. 骨髓穿刺   B. 血、尿免疫固定电泳

    C. 血清游离轻链   D. 24 小时尿蛋白定量、尿轻链

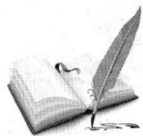

E. 肿瘤标志物

8. 骨髓涂片结果提示原浆 + 幼浆 60%，骨髓流式细胞学示异常单克隆浆细胞 11%。此患者首选的治疗方案是

A. 以硼替佐米或免疫调节剂为基础的诱导化疗

B. 造血干细胞移植

C. 局部放疗

D. 手术治疗

E. 对症治疗

二、简答题

1. 简述多发性骨髓瘤的临床表现。

2. 简述多发性骨髓瘤的鉴别诊断。

（孙京男 谭业辉）

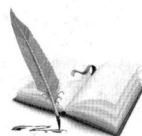

第十四章　过敏性紫癜

学习目标

1. **掌握**　过敏性紫癜常见的临床表现及特点。
2. **熟悉**　过敏性紫癜的分型、诊断、鉴别要点及治疗原则。
3. **了解**　过敏性紫癜的病因及发病机制。

案例导入

　　患者，男，16 岁。因皮肤紫癜 10 天，腹痛 2 天入院。患者 10 天前进食海鲜后出现双下肢皮肤紫癜，呈对称分布，高出皮肤，伴轻微瘙痒。2 天前出现腹痛，以脐周明显，伴恶心、呕吐及腹泻。对虾、蟹过敏，无药物过敏史。查体：躯干、四肢皮肤见散在紫癜，对称分布，突出皮肤，压之不褪色。脐周压痛，肝脾肋下未触及，肠鸣音活跃。实验室检查：Hb 126 g/L，WBC 4.8×10^9/L，PLT 130×10^9/L，尿蛋白（+），RBC（++），便潜血（++++）。束臂试验阳性。血小板功能正常，凝血象正常。

　　问题：

　　1. 该患者的初步诊断及诊断依据是什么？

　　2. 治疗原则是什么？

　　过敏性紫癜是一种常见的变态反应性出血性疾病，也称变应性皮肤血管炎。其发病机制主要是机体发生变态反应，导致毛细血管通透性及脆性增加，伴发小血管炎，以非血小板减少性皮肤紫癜、腹痛、关节炎、肾炎为临床特征。多见于儿童和青少年，男性多于女性，春、秋季发病居多。

一、临床表现

发病前 1~3 周常有全身不适、低热、乏力及上呼吸道感染等症状，继而出现典型的临床表现。

　　1. 单纯皮肤型　也称为皮肤型，是最常见的类型，主要表现为皮肤紫癜，突出于皮肤表面，压之不褪色，可互相融合，主要局限于四肢。紫癜常成批、反复、对称发生。

　　2. 腹型　以消化道症状如恶心、呕吐、呕血、腹泻及黏液便、便血等为主要临床表现，腹痛最常见，多呈绞痛，是由血液外渗入肠壁所致。如不伴有皮肤紫癜，常易误诊为"急腹症"。

　　3. 关节型　关节可有轻微疼痛，也可有明显的红、肿、痛及活动障碍。病变常累及大关节，可呈游走性、反复发作，不遗留关节畸形。

　　4. 肾型　病情最为严重。在皮肤紫癜基础上出现血尿、蛋白尿及管型尿。一般于紫癜

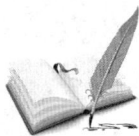

出现后 1~8 周内发生，轻重不一，多数仅为短暂血尿，少数很快进展为肾功能衰竭。

5. 混合型 同时具有上述两种或两种以上症状者称为混合型。

6. 其他 包括视神经炎、吉兰 - 巴雷综合征、视网膜出血、蛛网膜下腔出血，但少见。如病变累及脑膜血管，表现为头痛、呕吐、谵妄、抽搐、瘫痪和昏迷等。如累及呼吸系统，表现为咯血、哮喘、胸膜炎、肺炎等。

二、诊断及鉴别诊断

（一）诊断标准

国内诊断标准，主要诊断依据如下。

1. 发病前 1~3 周有低热、咽痛、全身乏力或上呼吸道感染症状。

2. 典型下肢及臀部分批出现、对称分布、大小不等的丘疹样皮肤紫癜，可伴荨麻疹、水肿、多形性红斑。

3. 病程中可有出血性肠炎、关节肿痛、蛋白尿及血尿。

4. 血小板计数、功能及凝血功能检查正常。

5. 病理呈血管炎样改变。

6. 排除其他原因所致的血管炎及紫癜。

（二）辅助检查

1. 血常规 白细胞计数可增加，嗜酸性粒细胞增加；血小板计数正常。

2. 出、凝血功能检查 出、凝血时间正常，血块收缩良好，束臂试验阳性。

3. 免疫学检查 血清 IgA 和 IgG 常增高，免疫复合物阳性。

4. 尿液检查 可有蛋白、红细胞及管型。

（三）鉴别诊断

1. 原发免疫性血小板减少症 根据发病特点、紫癜不高出皮肤、血小板计数减少、骨髓巨核细胞成熟不良、血小板相关抗体阳性等较易鉴别。

> 📖 **知识链接**
>
> **原发免疫性血小板减少症**
>
> 原发免疫性血小板减少症是一种获得性自身免疫性出血性疾病，由于患者对自身血小板抗原的免疫失耐受，产生免疫介导的血小板破坏增多和血小板生成不足，导致血小板减少。临床表现以皮肤黏膜出血为主，严重者可发生内脏出血，甚至颅内出血，出血风险随年龄增长而增加。

2. 风湿性关节炎 本病关节肿痛多不伴紫癜，白细胞计数增高、血沉增快、抗链球菌溶血素 "O" 增高等可以鉴别。

3. 肾小球肾炎 本病多无紫癜，抗链球菌溶血素 "O" 增高，血清补体 C3 降低，而过敏性紫癜这些检查

> **考点提示**
>
> 过敏性紫癜与免疫性血小板减少症的鉴别。

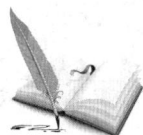

则正常。

4. 外科急腹症 外科急腹症多有特异的体征，腹膜刺激征较常见，相关检查有阳性发现等不难鉴别。

三、病因及发病机制

（一）病因

1. 细菌与病毒感染 细菌中以 β-溶血性链球菌为常见，其次有金黄色葡萄球菌、结核杆菌和肺炎链球菌等。病毒中以流感、风疹、水痘、流行性腮腺炎和肝炎等最为常见。

2. 寄生虫感染 以蛔虫感染最多见，其次为钩虫以及其他寄生虫。寄生虫的代谢产物或死后分解产物，均可使机体发生变态反应。

3. 食物 以动物性食物为主，主要有鱼、虾、蟹、牛奶、蛋、鸡等。

4. 药物 常用的抗生素，磺胺类，解热镇痛药，镇静剂，激素类，抗结核药，其他如洋地黄、奎尼丁、阿托品、碘化物、金、砷、铋、汞等。

5. 其他 如寒冷、外伤、昆虫叮咬、花粉、疫苗接种、结核菌素试验，甚至精神因素等。

（二）发病机制

1. 速发型变态反应 致敏原进入机体与蛋白结合成抗原，刺激抗体形成。当致敏原再次入侵机体时，激发了细胞内一系列免疫反应。此外，致敏原与 IgE 结合后，不仅可使 α_2 球蛋白释放缓激肽，也能刺激副交感神经兴奋，释放乙酰胆碱，引起小动脉及毛细血管扩张，通透性增加，进而导致出血。

2. 抗原－抗体复合物反应 致敏原刺激机体产生 IgG，与相应抗原在血流中结合成小分子可溶性抗原－抗体复合物，沉积于血管内膜，激活补体，引起一系列炎症介质释放，引起血管炎症及组织损伤。

> ♥ **人文关怀**
>
> 急性期应卧床休息。注意出入液量、加强营养、维持电解质平衡。消化道出血仅表现为大便潜血阳性时，如腹痛不重，可用流食。消化道出血严重者应禁食。注意寻找和避免接触过敏原。对症治疗，发热、关节痛者可使用解热镇痛药如吲哚美辛，芬必得；腹痛者应用解痉药物，如山莨菪碱口服或肌注，或阿托品肌注；如有明显感染，应给予有效抗生素。

四、治疗

1. 去除病因 寻找并清除过敏原很重要，包括上呼吸道感染，清除局部病灶（咽、扁桃腺炎症），祛除肠道寄生虫，避免摄入可能致敏的食物或药物。

2. 一般治疗

（1）抗变态反应药物 马来酸氯苯那敏 4 mg 每日三次口服；氯雷他定 10 mg 每日一次口服；10% 葡萄糖酸钙 10 ml 静注，每日一次。

（2）芦丁和维生素 C 可增加毛细血管抵抗力。芦丁片 20 ~ 40 mg 每日三次口服；维

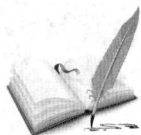

生素 C 2～3 g 每日一次静脉滴注。

（3）**止血药** 卡巴克洛 10 mg 每日 2～3 次肌肉注射，或用 40～60 mg 加入葡萄糖液中静脉滴注。酚磺乙胺 0.5～1.0 g 每日 1～2 次静脉滴注。有肾脏病变者应慎用抗纤溶药。

3. 肾上腺皮质激素 可抑制抗原－抗体反应、减轻炎性渗出、改善毛细血管通透性，对关节型、皮肤型及腹型有效，可减轻肠道水肿，防止肠套叠，对肾型疗效不佳，也不能预防肾炎的发生。泼尼松 0.5～1 mg/（kg·d）口服，严重者可用氢化可的松 100～200 mg 或地塞米松 5～15 mg 每日静脉滴注，连续 3～5 天，病情转后改口服。病情控制后宜用小维持量，一般需 1～2 个月。

4. 免疫抑制剂 对肾型单用激素疗效不佳者，可采用环磷酰胺 2～3 mg/kg·d 静注，或硫唑嘌呤 2～3 mg/kg·d 口服，但应注意血常规及其他副反应。

5. 对症治疗 ①腹痛：皮下注射阿托品及山莨菪碱（654－2）等解痉剂，也可用 0.1% 肾上腺素 0.5 ml 皮下注射或 0.1% 肾上腺素 1 ml 加入 5% 葡萄糖注射液中缓慢静滴。②浮肿、尿少：可用利尿剂及脱水剂。肾功能不全者可用血液透析等处理。③脑部并发症：可用大剂量糖皮质激素静脉滴注，颅内压增高者选用甘露醇等脱水剂。④消化道出血：除静脉滴注止血药外，还可口服凝血酶，出血量多者给予输血。

➕ 健康教育

由于体质的原因，过敏性紫癜患者易受环境变化的影响，如天气变冷、劳累、生气、感冒、饮酒、吃引起过敏的食物等，遇到这些情况常会导致病情加重，而且会反复发生。因此，在治疗过程中首先应积极避免这些情况，注意保暖，避免劳累、生气，防止感冒，不吃可能引起过敏的食物和药物；其次，在遇到病情反复的时候要查找原因，消除它们的影响；第三，要继续服用治疗过敏性紫癜的药物，病情在一周左右会逐渐好转。

本章小结

过敏性紫癜是一种常见的变态反应性出血性疾病，也称变应性皮肤血管炎。主要累及毛细血管，无血小板减少和凝血功能障碍。除皮肤紫癜外尚可有腹痛、关节及肾脏受累表现。治疗上主要寻找并清除或避免接触过敏原，包括上呼吸道感染，清除局部病灶（咽、扁桃腺炎症），祛除肠道寄生虫，避免摄入可能致敏的食物或药物，一般治疗主要包括抗过敏、糖皮质激素、免疫抑制及对症治疗。

目标检测

一、选择题

【A1/A2 型题】

1. 双下肢对称性紫癜伴荨麻疹者常见于

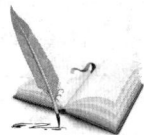

扫码"练一练"

  A. 过敏性紫癜   B. 再生障碍性贫血

  C. 激素性紫癜   D. 溶血性贫血

  E. 特发性血小板增多症

2. 下列不符合关节型过敏性紫癜临床表现的是

  A. 关节肿胀   B. 多发生于大关节

  C. 部分固定，非游走性   D. 呈反复性发作

  E. 不遗留关节畸形

3. 患者，女，16 岁。近 3 天双下肢伸侧出现紫癜，分批出现，两侧对称、颜面鲜红，伴腹痛及关节痛，血常规提示血小板 $130 \times 10^9/L$，白细胞 $10 \times 10^9/L$，血红蛋白 110 g/L，凝血时间正常，应首先考虑

  A. 特发性血小板减少性紫癜 B. 过敏性紫癜

  C. 急性白血病   D. 再生障碍性贫血

  E. 血友病

4. 过敏性紫癜时出现的异常实验检查结果是

  A. 血管收缩不良   B. 凝血时间延长

  C. 出血时间延长   D. 毛细血管脆性试验可阳性

  E. 血小板减少

5. 下列不符合腹型过敏性紫癜临床表现的是

  A. 皮肤紫癜   B. 恶心、呕吐

  C. 腹泻   D. 便秘

  E. 便血

6. 患者，14 岁，男。因腹痛送医院就诊，查体：双下肢对称性成片状小出血点，尿常规提示红细胞（＋＋＋），该患者最可能的诊断是

  A. 肾血管畸形   B. 肾型过敏性紫癜

  C. 肾绞痛   D. 急性肾盂肾炎

  E. 肾下垂

7. 男，17 岁。双下肢出血点伴关节痛 2 周，水肿 1 周。实验室检查：尿红细胞 30～40/HP，尿蛋白 4.2 g/d，血浆白蛋白 28 g/L，肾免疫病理示 IgA 沉积于系膜区。其病因诊断为

  A. IgA 肾病   B. 狼疮肾炎

  C. 肾型过敏性紫癜   D. 乙肝病毒相关性肾炎

  E. 原发性肾病综合征

8. 过敏性紫癜的主要病理变化为

  A. 血小板减少   B. 血清中存在抗血小板抗体

  C. 凝血机制障碍   D. 小动脉及毛细血管通透性和脆性增高

  E. 骨髓增生极度活跃

9. 过敏性紫癜的实验室检查结果与下列哪项相符合

  A. 出血时间、凝血时间均延长

  B. 血小板计数减少，毛细血管脆性试验阳性

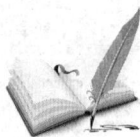

C. 血小板计数正常，毛细血管脆性试验阳性

D. 凝血酶原时间延长

E. 血块回缩不良

10. 紫癜伴腹痛、关节痛、肾脏病变是下列哪种疾病的特征

    A. 过敏性紫癜   B. 单纯性紫癜

    C. 血友病   D. 原发性血小板减少性紫癜

    E. 血栓性血小板减少性紫癜

11. 过敏性紫癜与血小板减少性紫癜的主要区别是

    A. 毛细血管脆性试验阳性   B. 紫癜呈对称分布

    C. 血小板计数正常   D. 下肢皮肤有紫癜

    E. 有过敏史

【A3/A4 型题】

（12~13 题共用题干）

男，32 岁。皮肤反复出现紫癜 1 个月，加重并出现恶心、腹痛 2 天。查体：四肢皮肤散在紫癜，心肺未见异常，腹平软，脐周轻压痛，无反跳痛及肌紧张，肝、脾肋下未触及，肠鸣音活跃。

12. 下述情况对明确病因意义不大的是

    A. 有无花粉、尘埃过敏   B. 应用药物情况

    C. 有无食用鱼、虾、蟹等   D. 发病前有无呼吸道感染

    E. 皮肤紫癜有无瘙痒

13. 该患者目前不需要的治疗药物是

    A. 山莨菪碱   B. 低分子肝素

    C. 泼尼松   D. 异丙嗪

    E. 芦丁

（14~15 题共用题干）

男，32 岁。反复皮肤紫癜 1 个月，加重并腹痛 2 天，查体：四肢皮肤散在紫癜，心肺未见异常，腹平软，脐周轻压痛，无反跳痛及肌紧张，肝脾肋下未触及，肠鸣音 6 次/分。临床诊断为过敏性紫癜。

14. 可证实上述诊断类型的检查结果是

    A. 大关节肿胀，有压痛

    B. 尿常规异常（血尿、蛋白尿、管型尿）

    C. 毛细血管脆性试验阳性

    D. 便常规异常（有红细胞，隐血阳性）

    E. 便隐血阳性、尿沉渣镜检红细胞 6~8 个/HP

15. 该患者目前不合适的治疗药物是

    A. 芦丁片   B. 泼尼松

    C. 低分子肝素   D. 维生素 C

    E. 山莨菪碱

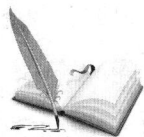

（16～18 题共用题干）

患者男，14 岁，因"皮肤紫癜 5 天"来诊。患者于 2 周前上呼吸道感染后 5 天出现紫癜，查体：全身皮肤紫癜，以四肢为重，浅表淋巴结、肝、脾不大。实验室检查：血常规正常，骨髓涂片正常，24 小时尿蛋白定量 >3.5g。

16. 结合目前临床资料，对判断病情级选择治疗有帮助的检查是
    A. 肾活检
        B. 肾上腺素试验
    C. 血小板功能
        D. 尿常规
    E. 毛细血管脆性试验

17. 最先考虑的诊断是
    A. 过敏性紫癜
        B. 血小板减少性紫癜
    C. 肺炎
        D. 系统性红斑狼疮
    E. 过敏性皮炎

18. 该病发病机制是
    A. 血管变态反应性炎症
        B. 血小板收缩功能不良
    C. 凝血因子功能不良
        D. 血小板黏附功能不良
    E. 抗血小板抗体增多

二、简答题

1. 简述过敏性紫癜的发病机制。
2. 过敏性紫癜的诊断标准和治疗原则是什么？

（樊红琼　张天奇）

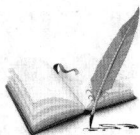

第十五章　原发性免疫性血小板减少症

学习目标

1. **掌握**　原发性免疫性血小板减少症的临床表现、诊断与治疗原则。
2. **熟悉**　原发性免疫性血小板减少症的特殊实验室检查。
3. **了解**　原发性免疫性血小板减少症诊治过程中人文关怀和健康指导。
4. 能按照正确临床思维方法对原发性免疫性血小板减少症进行诊断、鉴别诊断，并选择正确的治疗方案。

扫码"学一学"

案例导入

　　患者王某，男性，29岁。无意中发现全身皮肤散在出血点6天，伴大量鼻出血、牙龈出血，无发热、头晕、乏力、腹痛、黑便、尿色及便色改变。查体：全身散在瘀点，双下肢为主，左前臂内侧大片瘀斑。无皮肤巩膜黄染，未触及肝、脾大。血常规：WBC $9.88 \times 10^9/L$，Hb 142 g/L，PLT $2 \times 10^9/L$。骨穿：骨髓增生活跃，粒系各阶段均可见，细胞形态结构大致正常，原始粒细胞占2.5%，红系晚幼阶段比例增高，幼红及成熟红细胞未见明显异常，淋巴及单核细胞比例、形态结构大致正常，全片见到巨核细胞124个，其中颗粒型巨核细胞92个，产板型1个，幼稚型31个，部分巨核细胞核浆发育不平衡，血小板少见。

问题：

1. 该患者需进行的下一步检查包括什么？
2. 该患者的诊断及诊断依据是什么？

　　原发性免疫性血小板减少症（primary immune thrombocytopenia，ITP）既往称为特发性血小板减少性紫癜（idiopathic thrombocytopenic purpura），是一种获得性免疫介导的血小板减少性疾病。临床较为常见，年发病率（5~10）/10^6，育龄期女性发病率高于男性，其他年龄阶段发病率男女比例无差别。

一、临床表现

　　成人起病多隐匿。表现为不同程度的出血倾向，多数较轻而局限，但易反复发生。可表现为皮肤、黏膜出血，如瘀点、紫癜、瘀斑及外伤后止血不易等，鼻出血、牙龈出血亦很常见。严重内脏出血较少见，泌尿道及胃肠道出血分别表现为血尿及黑便、血便，呕血少见。月经过多较常见，在部分患者可为唯一的临床症状。患者病情可因感染等而骤然加重，出现广泛、严重的皮肤黏膜及内脏出血。部分患者通过偶然的血常规检查发现血小板

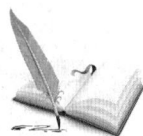

减少，无出血症状。

约84%的儿童患者发病前1~3周常有急性上呼吸道或其他病毒感染史，部分可发生在预防接种之后，起病急，少数为暴发性起病，表现为轻度发热、畏寒、广泛严重的皮肤黏膜紫癜。皮肤紫癜多为全身性均匀分布，以下肢为多。黏膜出血多见于口腔、齿龈，也可有胃肠道及泌尿道出血，不到1%患儿发生颅内出血而危及生命。如患者同时合并头痛、呕吐，要警惕颅内出血可能。

部分患者可同时伴有乏力、血栓形成的临床表现。除非有明显的大量出血或长期月经过多，一般不伴有贫血。

> **人文关怀**
>
> 告知患者治疗期间应卧床休息，避免硬牙刷刷牙等因素造成的身体损伤，避免使用阿司匹林、吲哚美辛等可能引起血小板减少的药物，预防便秘、剧烈咳嗽等引起颅内压增高的临床症状，密切观察皮肤黏膜出血情况，排便及排尿颜色变化，神志及血压等生命体征变化，警惕颅内出血、失血性休克等危及生命的并发症。

二、诊断与鉴别诊断

（一）诊断

目前本病仍是临床排除性诊断，依据病史、家族史、皮肤黏膜出血症状，其诊断要点如下。

1. 至少2次血常规检查提示血小板计数减少，血细胞形态无异常。

2. 脾脏一般不增大。

3. 骨髓检查巨核细胞数增多或正常，有成熟障碍。

4. 须排除其他继发性血小板减少症，如自身免疫性疾病、甲状腺疾病、淋巴系统增殖性疾病、再生障碍性贫血、骨髓增生异常综合征、恶性血液病、慢性肝病脾功能亢进、感染所致的血小板减少、药物诱导的血小板减少、妊娠血小板减少、先天性血小板减少及假性血小板减少等。

5. 特殊实验室检查

（1）血小板抗体的检测　MAIPA法和流式微球检测抗 GPⅡb/Ⅲa、GPⅠb/Ⅸ等抗血小板自身抗体，有助于鉴别免疫性与非免疫性血小板减少。

（2）血小板生成素（TPO）检测　有助于鉴别血小板生成减少（TPO水平升高）与血小板破坏增加（TPO水平正常），ITP患者通常血清TPO水平正常，而再生障碍性贫血常有TPO水平上升。

结缔组织病早期可仅表现为血小板减少，相关自身抗体检查有助于鉴别。

6. 疾病分类

（1）新诊断的ITP　确诊后3个月以内的ITP患者。

（2）持续性ITP　确诊后3~12个月血小板持续减少的ITP患者，包括没有自发缓解和停止治疗后不能完全缓解的患者。

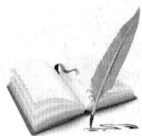

（3）慢性 ITP　指血小板持续减少超过 12 个月的 ITP 患者。

（4）重症 ITP　PLT $< 10 \times 10^9/L$ 且就诊时存在需要治疗的出血症状或常规治疗中发生新的出血而需要加用其他升血小板药物治疗或增加现有治疗药物剂量。

（5）难治性 TIP　进行诊断再评估仍确诊为 ITP，同时脾切除无效或术后复发的患者。

（二）鉴别诊断

1. 继发性免疫性血小板减少症　结缔组织疾病早期表现可能仅有血小板减少，需进一步完善自身抗体筛查（抗核抗体、抗 dsDNA 等）。伴有血栓形成时需警惕抗磷脂综合征，应询问流产史及检测抗磷脂抗体加以鉴别。伴有溶血性贫血患者，诊断为 Evans 综合征。药物引起的血小板减少也属于免疫性，应仔细询问用药史。

2. 非免疫性血小板减少症　白血病、淋巴系统增殖性疾病、骨髓瘤及骨髓增生异常综合征均可有血小板减少，骨髓检查可帮助鉴别。病毒感染如 HIV 亦可有血小板减少，但可检测到 HIV 抗体及 CD4$^+$T 细胞数值下降。伴有中度脾大者应考虑脾功能亢进，除血小板减少还存

> **考点提示**
>
> 该患者需进一步行上述实验室检查，并完善用药史、家族史等问诊及体格检查。

在白细胞减少及贫血。血涂片中出现红细胞碎片提示血小板减少可能与血栓性微血管病有关。DIC 患者会消耗大量血小板，但同时也有多项凝血功能检查异常。先天性血小板减少性紫癜与本病较难鉴别，应仔细询问家族史。

三、病因与病理

（一）病因

ITP 既往称特发性血小板减少性紫癜，是一种获得性自身免疫性出血性疾病，约占出血性疾病总数的 1/3，成人发病率为（5~10）/10 万，育龄期女性发病率高于同年龄组男性，雌激素可能参与 ITP 发病，60 岁以上老年人是该病的高发群体。成人发病的病因目前尚不清楚，儿童患者可能与病毒感染后激活的单核 - 巨噬细胞系统过度破坏血小板有关，其中包括疱疹病毒、EB 病毒、巨细胞病毒、微小病毒 B19、麻疹病毒、流行性腮腺炎病毒、风疹病毒和肝炎病毒等。

（二）病理生理

1. 体液免疫和细胞免疫介导的血小板过度破坏　将 ITP 患者血浆输给健康受试者可造成后者一过性血小板减少。50%~70% 的 ITP 患者血浆和血小板表面可检测到血小板膜糖蛋白特异性自身抗体。自身抗体致敏的血小板被单核巨噬细胞系统过度破坏。另外，ITP 患者的细胞毒 T 细胞可直接破坏血小板。

2. 体液免疫和细胞免疫介导的巨核细胞数量和质量异常　血小板生成不足自身抗体还可损伤巨核细胞或抑制巨核细胞释放血小板，造成 ITP 患者血小板生成不足；另外，CD8$^+$ 细胞毒 T 细胞可通过抑制巨核细胞凋亡，使血小板生成障碍。血小板生成不足是 ITP 发病的另一重要机制。

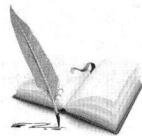

四、治疗

（一）一般治疗

出血严重者应该注意休息。血小板计数高于 $30 \times 10^9/L$，无明显出血倾向，无手术、创伤，且不从事增加患者出血危险的工作或活动，发生出血的风险较小，可嘱临床观察暂不进行药物治疗，若患者有出血症状，无论血小板减少程度如何，都应积极治疗。血小板低于 $20 \times 10^9/L$ 者，应严格卧床，避免外伤。

（二）紧急治疗

重症 ITP 患者 PLT $< 10 \times 10^9/L$，若发生胃肠道、泌尿生殖道、中枢神经系统或其他部位的活动性出血或需要急诊手术时，应迅速提高血小板计数至 $50 \times 10^9/L$，应立即给予血小板输注，还可选用静脉输注丙种球蛋白（IVIg）$1.0 \, g/(kg \cdot d) \times 1 \sim 2$ 天和（或）甲泼尼龙 $1 \, g/d \times 2$ 天和（或）促血小板生成药物。其他治疗措施还包括停用抑制血小板功能的药物（如阿司匹林）、控制高血压、局部加压止血、口服避孕药控制月经过度，以及应用纤溶抑制剂（如氨甲环酸、6 - 氨基己酸）等。如上述治疗措施仍不能控制出血，可以考虑使用重组人活化因子Ⅶ（rhFⅦa）。

（三）首次诊断 ITP 的一线治疗

1. 糖皮质激素 一般情况下为首选治疗，近期有效率约为 80%。通过减少自身抗体生成及减轻抗原抗体反应、抑制单核 - 巨噬细胞系统对血小板的破坏、改善毛细血管通透性、刺激骨髓造血及血小板向外周血的释放等发挥治疗作用。用量及用法如下。

（1）地塞米松（HD - DXM）剂量 $40 \, mg/d \times 4$ 天，口服用药，无效患者可在半月后重复一次。应用时应注意监测血压、血糖的变化，预防感染，保护胃黏膜。

> **知识链接**
>
> ### 长期使用糖皮质激素的不良反应及应对
>
> 长期应用糖皮质激素治疗的部分患者可出现骨质疏松、股骨头坏死，应及时进行检查并给予二磷酸盐预防治疗。还可出现高血压、糖尿病、急性胃黏膜病变等不良反应，应密切监测并及时处理。另外，HBV DNA 复制水平较高的乙肝患者慎用糖皮质激素。

（2）泼尼松 起始剂量为 $1 \, mg/(kg \cdot d)$ 分次或顿服，待血小板升至正常或间接正常后快速减至最小维持剂量（$< 15 \, mg/d$），无效者 4 周后停药，如不能维持应考虑二线治疗。

2. 静脉输注丙种球蛋白（IVIg） 通过封闭单核巨噬细胞 Fc 受体、中和抗体及调节免疫发挥作用。主要用于：①ITP 的急症处理；②不能耐受糖皮质激素或者脾切除前准备；③合并妊娠或分娩前；⑤部分慢作用药物发挥疗效前。常用剂量 $400 \, mg/(kg \cdot d) \times 5$ 天；或 $1.0 \, g/(kg \cdot d) \times 2$ 天，必要时可重复给药。慎用于 IgA 缺乏、糖尿病和肾功能不全的患者。

（四）成人 ITP 的二线治疗

1. 促血小板生成药物 重组人血小板生成素（rhTPO）、TPO 拟肽 - 罗米司亭（romip-

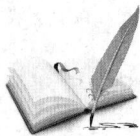

lostim）以及非肽类 TPO 类似物 – 艾曲波帕（eltrombopag）。此类药物起效快（1~2）周，但停药后疗效一般不能维持，需进行个体化的维持治疗。

2. 抗 CD20 单克隆抗体（Rituximab，利妥昔单抗）　抗 CD20 的人鼠嵌合抗体，可有效清除体内 B 淋巴细胞，减少自身抗体生成。推荐剂量 375 mg/m² 每周一次静注，连用 4 次。一般首次注射 4~8 周内起效。

3. 脾切除术　在脾切除前，必须对 ITP 的诊断做出重新评价，并建议检测血小板抗体即 TPO 水平。手术治疗适应于：①正规糖皮质激素治疗无效，病程迁延 6 个月以上；②泼尼松治疗有效，但维持剂量需大于 30 mg/d；③有糖皮质激素使用禁忌证。脾切除治疗的近期有效率为 70%~90%，长期有效率为 40%~50%。无效者或最初有效随后复发的患者应进一步检查是否存在副脾。

> ⊕ 健康教育
>
> 在日常生活中发现有牙龈出血、皮肤出血点或血尿、血便等出血症状，应及时就医，完善血常规等检查，明确是否为原发性免疫性血小板减少症，单纯局部止血治疗可能会赔误病情，导致出血不止或累及重要脏器危及生命。

4. 其他二线药物治疗　缺乏足够循证医学证据，需个体化选择下述药物。①硫唑嘌呤：常用剂量 100~150 mg/d，分 2~3 次口服，不良反应为骨髓抑制、肝肾毒性等。②环孢素A：常用剂量为 5 mg/（kg·d），分 2 次口服，需依据血药浓度调整剂量，不良反应包括肝肾损害、齿龈增生、高血压等。③达那唑：常用剂量 400~800 mg/d，分 2~3 次口服，起效慢，需持续 3~6 个月，不良反应包括肝损害、月经减少，对月经过多者尤为适用，可与糖皮质激素联合应用减少其用量。④长春新碱：常用剂量 1.4 mg/m²，每周一次静脉注射，共 4 次，不良反应包括周围神经炎、脱发、白细胞减少等。

本章小结

原发免疫性血小板减少症是一种获得性自身免疫性疾病，由于免疫介导的自身抗体致敏的血小板被单核 – 巨噬细胞系统过度破坏所致。该病在各个年龄阶段均可发病，一般儿童多为急性型，成人多为慢性型。两种类型在发病年龄、病因、发病机制及预后有所不同。临床表现为血小板计数不同程度的减少，伴或不伴皮肤黏膜出血症状。目前该病诊断仍为临床排除性诊断，需满足血小板减少、血细胞形态正常、脾不大及骨髓巨核细胞成熟障碍的诊断标准，同时除外继发性血小板减少症。治疗上糖皮质激素、免疫球蛋白为一线治疗方案，但需注意判断治疗疗效，有效后快速减停。二线治疗包括脾切除、免疫抑制剂、利妥昔单抗及 TPO 激动剂。大多数患者预后良好，少数患者转变为慢性 ITP。

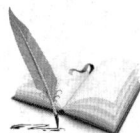

目标检测

一、选择题

【A1/A2 型题】

扫码"练一练"

1. 原发性免疫性血小板减少症治疗的首选方案是

　　A. 脾切除　　　　　　　　　　　　B. 输血和输血小板

　　C. 免疫抑制剂　　　　　　　　　　D. 糖皮质激素

　　E. 使用止血剂

2. 引起 ITP 患者出血的机制中，下列哪项正确

　　A. 血小板破坏过多　　　　　　　　B. 血小板生成减少

　　C. 毛细血管壁通透性增加　　　　　D. 血小板Ⅲ因子异常

　　E. 血小板功能异常

3. 下列哪项不支持原发性免疫性血小板减少性紫癜

　　A. 出血时间延长　　　　　　　　　B. 凝血时间延长

　　C. 血小板数量减少　　　　　　　　D. 骨髓巨核细胞减少

　　E. 血小板生存时间缩短

4. 下列哪种出血性疾病的发病机制不是由血管壁因素引起的

　　A. 过敏性紫癜　　　　　　　　　　B. 遗传性出血性毛细血管扩张症

　　C. 家族性单纯性紫癜　　　　　　　D. 原发性血小板减少性紫癜

　　E. 机械性紫癜

5. 哪项检查是 ITP 的直接证据

　　A. PAIgG 阳性　　　　　　　　　　B. 血小板寿命缩短

　　C. 血小板计数减低　　　　　　　　D. 骨髓涂片巨核细胞增生

　　E. 出血时间延长

6. 下列哪项不符合原发性免疫学血小板减少症的诊断

　　A. 血小板计数减低　　　　　　　　B. 血清中存在抗血小板抗体

　　C. 血小板寿命缩短　　　　　　　　D. 骨髓中巨核细胞减少

　　E. 巨核细胞成熟障碍

7. 下列哪项能鉴别 ITP 和过敏性紫癜

　　A. 皮肤黏膜出血的多少　　　　　　B. 泼尼松治疗是否有效

　　C. 是否有贫血　　　　　　　　　　D. 血小板数量有否减少

　　E. 束壁试验是否阳性

8. ITP 发病的主要机制是

　　A. 血中有抗血小板抗体　　　　　　B. 原因还不明确

　　C. 血小板功能障碍　　　　　　　　D. 骨髓巨核细胞生成障碍

　　E. 骨髓巨核细胞成熟障碍

9. 对于慢性 ITP，下列哪项是正确的

　　A. 多见于儿童

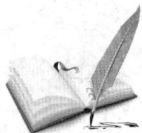

B. 出血较严重

C. 血小板寿命正常

D. 巨核细胞显著增多，产板巨增多，有成熟障碍

E. 80% 有上呼吸道感染史

10. 慢性 ITP 血小板破坏的主要场所是

A. 血循环中   B. 肝脏

C. 脾脏   D. 肺脏

E. 骨髓

11. 用糖皮质激素治疗 ITP 急性出血的要点是

A. 开始剂量要大   B. 出血停止后即可停药

C. 血小板上升后需用药维持数月   D. 治疗四周血小板不上升，应脾切除

E. 必须同时应用丙种球蛋白

12. 女性，8 岁，发热，鼻出血，四肢大量瘀点、瘀斑 2 天，发病前 1 周有感冒史，血小板 $15 \times 10^9/L$，骨髓增生活跃，巨核细胞增多，幼稚型巨核细胞占 0.5，产血小板型巨核细胞 0.05，诊断为

A. 急性 ITP   B. 再生障碍性贫血

C. 慢性 ITP   D. 过敏性紫癜

E. DIC

13. 原发性免疫性血小板减少症主要的出血部位是

A. 皮肤与黏膜   B. 消化道

C. 肌肉和关节腔   D. 子宫阴道出血

E. 颅内

【A3/A4 型题】

(14 ~ 18 题共用题干)

女性，20 岁，反复四肢紫癜三年，感冒时尤甚。WBC $5.0 \times 10^9/L$，血小板计数 $30 \times 10^9/L$，Hb 100 g/L，脾无肿大，PAIgG 升高。

14. 最可能的诊断是

A. 过敏性紫癜   B. 原发性免疫性血小板减少症

C. 单纯性紫癜   D. 血友病

E. 慢性 DIC

15. 为进一步确诊，需做哪项检查

A. 束臂试验   B. APTT

C. 血小板功能检查   D. 骨髓检查

E. 3P 试验

16. 首选的治疗是

A. 输新鲜血   B. 糖皮质激素

C. 血浆交换   D. 酚磺乙胺

E. 大剂量免疫球蛋白

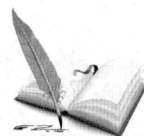

17. 如上述治疗无效可合用
    A. 环磷酰胺
    B. 维生素 C
    C. 6 – 氨基己酸
    D. 云南白药
    E. 肝素

18. 该患者治疗 6 个月后无效，应考虑
    A. 输血小板
    B. 脾切除
    C. 长春新碱
    D. 利妥昔单抗
    E. 艾曲波帕

二、简答题

1. 原发性免疫性血小板减少症应用糖皮质激素治疗的作用机制有哪些？
2. 原发性免疫性血小板减少症的分型及临床表现是什么？

（王宇彤　卢晟晔）

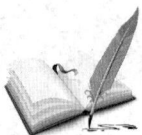

第十六章　弥散性血管内凝血

扫码"学一学"

案例导入

患者，女，34岁。因孕40周剖宫产术后1天，阴道大量出血2小时入院。术前检查：血压155/85 mmHg，尿蛋白（+），羊水过多。诊断"单活胎妊娠，羊水过多，先兆子痫（轻度）"。术后1小时出现恶心、呕吐，阴道大量出血伴腹部切口大量渗血，且阴道出血量持续增加（约700 ml）。患者意识不清，面色及睑结膜苍白，口唇发绀，四肢湿冷，全身皮肤可见多处大片瘀斑，手术伤口渗血明显；血压68/45 mmHg，脉率145次/分，呼吸31次/分，鼻导管吸氧下血氧92%，听诊双肺可闻及细湿啰音。实验室检查：血常规RBC 1.7×10^{12}/L，Hb 60 g/L，WBC 11.8×10^9/L，PLT 40×10^9/L，外周血红细胞碎片>6%，血中发现有羊水成分和胎盘组织细胞；APTT 64.6秒（对照39.1秒），PT 20.2秒（对照12.3秒），TT 15.6秒（对照10.3秒），Fg 0.9 g/L，纤维蛋白降解产物（FDP）100 μg/ml（对照5 μg/ml），血浆鱼精蛋白副凝固试验（3P试验）（++），D-二聚体>1.0 mg/L（对照<0.5 mg/L）；肝、肾功能及电解质无明显异常。

问题：

1. 该患者的初步诊断及诊断依据是什么？
2. 该患者的治疗原则是什么？

弥散性血管内凝血（disseminated intravascular coagulation，DIC）是在许多疾病基础上，致病因素损伤微血管系统，导致凝血活化，全身微血管血栓形成、凝血因子大量消耗并继发纤维蛋白溶解（纤溶）过程加强，引起以出血及微循环衰竭为特征的临床综合征。

一、临床表现

弥散性血管内凝血不是一个独立的疾病，而是众多疾病复杂病理过程中的中间环节。早期高凝状态期，可能无临床症状或轻微症状，也可表现为血栓栓塞、休克；消耗性低凝期以广泛多部位出血为主要临床表现；继发性纤溶亢进期，出血更加广泛且严重，甚至出现难以控制的内脏出血；脏器衰竭期可表现为肝、肾功能衰竭，呼吸循环衰竭是导致患者

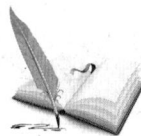

死亡的常见原因。弥散性血管内凝血典型的临床表现如下。

1. 出血 特点为自发性、多部位出血，常见于皮肤、黏膜、伤口及穿刺部位，严重者可发生危及生命的出血。

2. 休克或微循环衰竭 弥散性血管内凝血诱发的休克，不能用原发病解释，顽固不易纠正，早期即出现肾、肺、大脑等器官功能不全。

3. 微血管栓塞 可发生在浅层的皮肤、消化道黏膜的微血管，但较少出现局部坏死和溃疡。发生于器官的微血管栓塞其临床表现各异，可表现为顽固性的休克、呼吸衰竭、意识障碍、颅内高压和肾功能衰竭等，严重者可导致多器官功能衰竭。

4. 微血管病性溶血 较少发生，表现为进行性贫血，贫血程度与出血量不成比例，偶见皮肤、巩膜黄染。

二、诊断及鉴别诊断

（一）诊断

1. 病史 弥散性血管内凝血多有基础疾病的病史，疾病短时间内发生。

2. 典型表现 以出血、休克或微循环衰竭为典型的临床表现。

3. 辅助检查 弥散性血管内凝血的实验室检查包括两方面：一是反映凝血因子消耗的证据，包括凝血酶原时间（PT）、部分激活凝血活酶时间（APTT）、纤维蛋白原浓度及血小板计数；二是反映纤溶系统活化的证据，包括纤维蛋白原/纤维蛋白降解产物（FDP）、D-二聚体、血浆鱼精蛋白副凝固试验（3P试验）。

（1）血小板计数 低于 100×10^9/L，或进行性下降。

（2）凝血时间 早期，即弥散性微血栓形成期，血液处于高凝状态，血液凝固时间缩短。后期以继发纤溶为主，血液呈低凝状态，凝血时间延长。

（3）凝血酶原时间 是外在凝血途径的筛选试验。弥散性血管内凝血时因因子Ⅰ、Ⅱ、Ⅴ、Ⅶ和Ⅹ等均减少，故PT延长。超过正常对照3秒以上有意义。

（4）部分凝血活酶时间 是内在凝血途径的筛选试验。除因子Ⅶ外，任何一个凝血因子缺乏都可使APTT延长。正常35~45秒，超过正常对照10秒以上有意义。

（5）纤维蛋白原定量 正常值为2~4 g/L。弥散性血管内凝血时被消耗，小于1.5 g/L有意义。但在感染、妊娠、恶性肿瘤、创伤或休克等"应激"状态下，纤维蛋白原量可增加，此时所谓正常量，实际已有所降低。

（6）凝血酶时间（TT） 反映凝血第三阶段的试验，正常16~18秒，比正常对照延长3秒以上有诊断价值。弥散性血管内凝血时纤维蛋白原减少及FDP增加，所以TT延长。

（7）鱼精蛋白副凝试验（3P试验） 见于弥散性血管内凝血的早期。假阳性率高，局部血管内凝血亦可阳性，弥散性血管内凝血晚期为阴性。

（8）FDP免疫学测定 FDP的X、Y、D、E碎片仍具有纤维蛋白原的某些抗原决定簇，故能与抗纤维蛋白原血清发生特异性抗原抗体反应。FDP的免疫学检查方法较多，以乳胶凝集试验（半定量法）最为快速简便，正常值<10 mg/L。

（9）红细胞形态学观察 外周血涂片可见破碎，畸形红细胞。

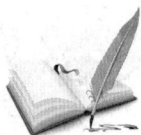

知识链接

副凝

弥散性血管内凝血时，凝血酶作用下形成的纤维蛋白单体与继发性纤溶形成的 FDP 结合形成一种可溶性复合物，当遇到鱼精蛋白或乙醇时，复合物分离，纤维蛋白单体又自行聚合成絮状物或胶状物，这种不经凝血酶作用而引起的凝聚现象称副凝。

4. 诊断积分系统

在弥散性血管内凝血的诊断中，基础疾病和临床表现是两个很重要的部分，不可或缺，同时还需要结合实验室指标来综合评估，任何单一的常规实验诊断指标用于诊断弥散性血管内凝血的价值十分有限。中华医学会血液学分会血栓与止血学组于 2014 年起通过多中心、大样本的回顾性与前瞻性研究，建立了中国弥散性血管内凝血诊断积分系统（CDSS）（表 16 - 1)，该系统突出了基础疾病和临床表现的重要性，强化动态监测原则，简单易行，易于推广。

表 16 - 1　中国弥散性血管内凝血诊断积分系统（CDSS）

积分项	分数
存在导致 DIC 的原发病	2
临床表现	
不能用原发病解释的严重或多发出血倾向	1
不能用原发病解释的微循环障碍或休克	1
广泛性皮肤、黏膜栓塞，灶性缺血性坏死、脱落及溃疡形成，不明原因的肺、肾、脑等脏器功能衰竭	1
实验室指标	
血小板计数	
非恶性血液病	
$\geq 100 \times 10^9$/L	0
$80 \sim <100 \times 10^9$/L	1
$<80 \times 10^9$/L	2
24h 内下降$\geq$50%	1
恶性血液病	
$<50 \times 10^9$/L	1
24h 内下降$\geq$50%	1
D - 二聚体	
<5 mg/L	0
$5 \sim <9$ mg/L	2
≥ 9 mg/L	3
PT 及 APTT 延长	
PT 延长 <3 s 且 APTT 延长 <10 s	0
PT 延长≥ 3 s 且 APTT 延长≥ 10 s	1
PT 延长≥ 6 s	2
纤维蛋白原	
≥ 1.0 g/L	0
<1.0 g/L	1

注：非恶性血液病：每日计分 1 次，≥ 7 分时可诊断 DIC。恶性血液病：临床表现第一项不参与评分，每日计分 1 次，$\geq$ 6 分时可诊断为 DIC。PT：凝血酶原时间。APTT：部分激活的凝血活酶时间。

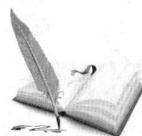

（二）鉴别诊断

1. 血栓性血小板减少性紫癜（TTP）　TTP 是一组以血小板血栓为主的微血管血栓出血综合征，其主要临床特征包括微血管病性溶血性贫血、血小板减少、神经精神症状、发热和肾脏受累等。

2. 原发性纤溶亢进　严重肝病、恶性肿瘤、感染、中暑、冻伤可引起纤溶酶原激活物抑制物活性减低，导致纤溶活性亢进、纤维蛋白原减少、其降解产物 FDP 明显增加，引起临床广泛、严重出血，但无血栓栓塞和微循环衰竭表现。原发性纤溶亢进时无血管内凝血存在，无血小板消耗与激活，因此，血小板计数正常。由于不是继发性纤溶亢进，故 D – 二聚体正常或轻度增高。

3. 溶血性尿毒综合征（HUS）　HUS 是以微血管内溶血性贫血、血小板减少和急性肾功能衰竭为特征的综合征。主要病理改变为肾脏毛细血管内微血栓形成，少尿、无尿等尿毒症表现更为突出，多见于儿童与婴儿，发热与神经系统症状少见。实验室检查：尿中大量蛋白、红细胞、白细胞、管型、血红蛋白尿、含铁血黄素及尿胆素、肾功能损害严重；HUS 患者血小板计数一般正常。

4. 严重肝病　多有肝病病史，黄疸、肝功能损害症状较为突出，血小板轻度减少，凝血因子Ⅷ活性正常或升高，纤溶亢进与微血管病性溶血表现少见，但需注意严重肝病合并弥散性血管内凝血的情况。

> **考点提示**
>
> 掌握弥散性血管内凝血与原发性纤溶亢进的鉴别要点。

三、病因与病理

（一）病因

1. 感染性疾病　包括革兰阳性菌、革兰阴性菌、病毒、疟原虫、钩端螺旋体等引起的疾病。

2. 创伤及手术　大面积烧伤，挤压伤，严重的复合型外伤，脑、胰腺及前列腺手术等。

3. 病理产科　胎盘早剥、前置胎盘、羊水栓塞、宫内死胎、重症妊娠高血压综合征等。

4. 恶性肿瘤　包括各种实体瘤（肺癌、前列腺癌、消化道黏液性腺癌，尤其是广泛转移的晚期肿瘤）、急性白血病、骨髓增生性疾病等。

5. 其他系统疾病　各种原因引起的休克、输血及输液反应，呼吸窘迫综合征、严重肝衰竭、器官移植排异反应、毒蛇咬伤、巨大血管瘤及中毒等。

（二）发病机制

1. 血液高凝　内、外源凝血系统被激活。

（1）细菌、病毒、螺旋体、高热、抗原抗体复合物、休克时持续的缺血、缺氧和酸中毒、败血症时的细菌内毒素等，在一定条件下皆可使血管内皮细胞发生损伤，使其下面的胶原暴露，胶原暴露而激活因子Ⅻ，启动内源系统发生凝血；同时血小板黏附于受损血管壁上聚集及释放其内容物，形成白色血栓。细菌内毒素及抗原抗体复合物亦可直接激活因子Ⅻ。

（2）外科大手术、严重创伤、产科意外（如胎盘早期剥离、宫内死胎等）、恶性肿瘤或实质性脏器的坏死等情况下均有严重的组织损伤或坏死，大量促凝物质入血。这些促凝物质可通过外源性凝血系统的启动引起凝血。

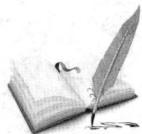

内、外源凝血系统被启动后，在血循环中形成凝血酶，后者促进血管内凝血加速发展，同时大量消耗各种凝血因子和血小板造成凝血障碍。

2. 继发性纤维蛋白溶解亢进 凝血酶、激活的因子Ⅻ、受损组织及血管内皮细胞释放的激活物质以及缓激肽的释放均能促使纤维蛋白溶解酶原转变为纤溶酶，后者为蛋白水解酶，可溶解纤维蛋白（原），使之降解为 X、Y、D、E 等碎片，称纤维蛋白（原）降解产物（FDP）。这些碎片可抗凝血酶，干扰纤维蛋白单体聚合及干扰血小板的聚集及释放，进一步加重出血。

3. 促发因素

（1）单核巨噬细胞系统和肝脏清除功能受抑 长期应用肾上腺皮质激素、脾切除、肝功能障碍等，对循环中的纤维蛋白、促凝物质、被激活的凝血因子清除障碍。

（2）高凝状态 血液凝固性增高，如妊娠后期，血液中许多凝血因子增加；或抗凝血因子减少，如抗凝血酶Ⅲ减少。恶性肿瘤患者本身处于高凝状态，也容易引起 DIC。

（3）纤维蛋白溶解活性降低 如大量应用抗纤溶药物及长期大量使用肾上腺皮质激素。

4. 血流淤滞 如血液黏稠度增加。

四、处理措施

弥散性血管内凝血的治疗原则：原发病的治疗是终止弥散性血管内凝血病理过程的最为关键和根本的治疗措施。在某些情况下，凡是病因能迅速去除或控制的弥散性血管内凝血患者，凝血功能紊乱往往能自行纠正。但多数情况下，相应的治疗，特别是纠正凝血功能紊乱的治疗是缓解疾病的重要措施。

（一）治疗基础疾病及去除诱因

根据基础疾病分别采取控制感染、治疗肿瘤、积极处理病理产科及外伤等措施，是终止弥散性血管内凝血病理过程的最为关键和根本的治疗措施。

♥人文关怀

在原有基础疾病基础上，一旦发生弥散性血管内凝血，病程较短，患者病情急转直下，应密切监测患者心率、血压、体温以及呼吸等指标变化，及时发现休克或重要器官功能衰竭。做好患者及家属的心理护理，使患者情绪稳定，患者及家属积极配合极其重要，可为抢救患者赢得时间。

（二）抗凝治疗

抗凝治疗的目的是阻止凝血过度活化、重建凝血-抗凝平衡、中断弥散性血管内凝血病理过程。一般认为，弥散性血管内凝血的抗凝治疗应在处理基础疾病的前提下，与凝血因子补充同步进行。临床上常用的抗凝药物为肝素，主要包括普通肝素和低分子量肝素。

1. 肝素 ①普通肝素：一般不超过 12500 U/d，每 6 小时用量不超过 2500 U，静脉或皮下注射，根据病情决定疗程，一般连用 3～5d。②低分子肝素：剂量为 3000～5000 U/d，皮下注射，根据病情决定疗程，一般连用 3～5 d。

2. 适应证 ①严重出血，弥散性血管内凝血诱因又不能迅速去除；②弥散性血管内凝

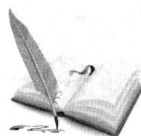

血的高凝期或不能确定分期，可先给肝素，后用抗纤溶药及补充凝血因子，或同时应用上述几种制剂；③慢性及亚急性弥散性血管内凝血。

3. 禁忌证　①颅内或脊髓内出血；②伴有血管损伤及新鲜创面，如消化性溃疡；③肝病并弥散性血管内凝血；④弥散性血管内凝血后期，以纤溶为主者。

4. 监测　普通肝素使用的血液学监测最常用者为 APTT，肝素治疗使其延长为正常值的 1.5~2.0 倍时即为合适剂量。普通肝素过量可用鱼精蛋白中和，鱼精蛋白 1 mg 可中和肝素 100 U。低分子肝素常规剂量下无须严格血液学监测。

（三）替代治疗

替代治疗以控制出血风险和临床活动性出血为目的。适用于有明显血小板或凝血因子减少证据且已进行病因及抗凝治疗、弥散性血管内凝血未能得到良好控制、有明显出血表现者。

1. 新鲜冷冻血浆等血液制品　每次 10~15 ml/kg，也可使用冷沉淀。纤维蛋白原水平较低时，可输入纤维蛋白原，首次剂量 2.0~4.0 g，静脉滴注。24 小时内给予 8.0~12.0 g，可使血浆纤维蛋白原升至 1.0 g/L。

2. 血小板悬液　未出血的患者 PLT $< 20 \times 10^9$/L，或者存在活动性出血且 PLT $< 50 \times 10^9$/L 的 DIC 患者，需紧急输注血小板悬液。

3. FⅧ及凝血酶原复合物　偶在严重肝病合并弥散性血管内凝血时考虑应用。

（四）其他治疗

1. 支持对症治疗　抗休克治疗，纠正缺氧、酸中毒及水电解质平衡紊乱。

2. 纤溶抑制药物治疗　临床上一般不使用，仅适用于弥散性血管内凝血的基础病因及诱发因素已经去除或控制，并有明显纤溶亢进的临床及实验证据，继发性纤溶亢进已成为迟发性出血主要或唯一原因的患者。

⊕ **健康教育**

向患者及其家属解释疾病的可能成因、主要表现、临床诊断和治疗配合、预后等；解释反复进行实验室检查的重要性和必要性、特殊治疗的目的、意义及不良反应；保证充足休息和睡眠；配合患者饮食习惯，提供可口、易消化、易吸收、富含营养的食物，少食多餐；循序渐进增加运动。

3. 糖皮质激素治疗　不作常规应用，但下列情况可予以考虑：①基础疾病需糖皮质激素治疗者；②感染中毒性休克合并弥散性血管内凝血已经有抗感染治疗者；③并发肾上腺皮质功能不全者。

本章小结

弥散性血管内凝血并不是一个独立的疾病，而应该被视为由原发病所引发的临床综合征。常见的原发病或诱发因素包括感染、实体肿瘤、恶性血液病、创伤或手术及产科并发症等。大多数弥散性血管内凝血起病急骤、病情复杂、发展迅猛、诊断困难、预后凶险，如不及时诊断及治疗，常危及患者生命。由于 DIC 病理过程复杂，治疗难度相对较高，需

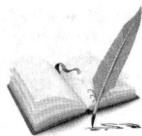

结合临床表现和实验室检查结果动态观察制定。在弥散性血管内凝血的治疗原则中，去除诱因和治疗原发疾病尤为关键，还包括抗凝治疗、凝血因子的补充、抗纤溶治疗及支持治疗等。

目标检测

一、选择题

【A1/A2 型题】

扫码"练一练"

1. 急性型 DIC 高凝期患者的治疗原则，除消除病因、治疗原发病外，应首先考虑
   A. 补充水与电解质　　　　　　　B. 应用抗血小板药物
   C. 积极抗纤溶治疗　　　　　　　D. 及早应用肝素
   E. 输注全血或血浆

2. 栓塞时常伴有 DIC 发生，主要见于
   A. 血栓栓塞　　　　　　　　　　B. 脂肪栓塞
   C. 空气栓塞　　　　　　　　　　D. 羊水栓塞
   E. 化脓菌栓塞

3. 诱发 DIC 最常见的病因为
   A. 恶性肿瘤　　　　　　　　　　B. 手术及外伤
   C. 革兰阴性细菌感染　　　　　　D. 产科意外
   E. 代谢性酸中毒

4. 鉴别严重肝病出血与 DIC 出血最有价值的实验室检查项目是
   A. 凝血酶原时间　　　　　　　　B. AT－Ⅲ 含量及活性
   C. 血浆 FⅧ：C 活性　　　　　　D. 纤溶酶原
   E. 纤维蛋白原

5. DIC 治疗中肝素使用的指征有
   A. 消耗性低凝期　　　　　　　　B. DIC 早期（高凝期）
   C. 一周前有大咯血　　　　　　　D. 蛇毒所致 DIC
   E. 纤溶亢进

6. 以下不是 DIC 发病机制的是
   A. 组织损伤　　　　　　　　　　B. 血管内皮损伤
   C. 血小板损伤　　　　　　　　　D. 纤溶系统激活
   E. 高血流高灌注

7. 下列哪项不符合 DIC 的发病机制
   A. 纤溶系统被抑制　　　　　　　B. 任何因素导致血管内凝血
   C. 大量凝血因子及血小板被消耗　D. 纤溶系统被激活
   E. 炎症和凝血系统相互作用

8. 患者出血的首要原因是
   A. 异常早幼粒细胞浸润血管壁　　B. 血小板减少
   C. 血小板减少伴功能异常　　　　D. 凝血因子Ⅱ、ⅤH、Ⅸ、Ⅹ 缺乏
   E. DIC

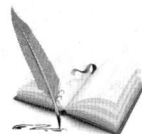

9. 急性 DIC 高凝期患者的治疗原则，除消除病因、治疗原发病外，应首先考虑

    A. 补充水与电解质   B. 应用抗血小板药物

    C. 积极抗纤溶治疗   D. 及早应用肝素

    E. 输注全血或血浆

10. DIC 的诊断标准中有关实验室检查指标不包括以下哪项

    A. PLT 进行性下降   B. Fg 进行性下降

    C. Hb 进行性下降   D. PT 延长

    E. D 二聚体升高

【A3/A4 型题】

（11 ~ 13 题共用题干）

患者，女，50 岁。高热，寒战 5 天，意识模糊 1 天。既往体健。查体：T 39℃，P 120 次/分，R 22 次/分，BP 80/50 mmHg，皮肤散在出血点和瘀斑，双肺未见异常，心率 120 次/分，律齐，腹软，肝肋下 0.5 cm，脾肋下及边。检查：Hb 100 g/L，WBC 25.3×10^9/L，血培养示大肠埃希菌生长，PT 18 秒（正常对照 13 秒），INR 2.1，血纤维蛋白原定量 108 g/L，诊断为大肠杆菌败血症，可能合并 DIC。

11. 下述检查对确诊 DIC 意义不大的是

    A. 复查血纤维蛋白原定量   B. 复查血小板数

    C. 血小板功能   D. APTT

    E. FDP 测定

12. 下列能反映 DIC 纤溶情况的检查是

    A. 血纤维蛋白原测定   B. 凝轿因子 Ⅷ：C 活性测定

    C. PC、PS 测定   D. AT - Ⅲ 测定

    E. D - 二聚体测定

13. 本例确诊 DIC，需立即进行下列治疗，除外哪一项治疗

    A. 抗感染   B. 抗休克

    C. 肝素抗凝   D. 抗纤溶

    E. 输新鲜冰冻血浆

二、简答题

1. 简述弥散性血管内凝血的病因。

2. 简述弥散性血管内凝血的处理措施。

（杨国姿   刘海英）

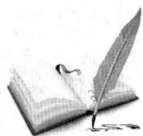

输血

第十七章 成分输血

📖 **学习目标**

1. **掌握** 输血的作用和输血的适应证。
2. **熟悉** 常用的血制品种类及应用。
3. **了解** 血制品的采集及制备。

👉 **案例导入**

患者，女性，32 岁。发热，阴道流血半个月。查体：T 38℃，P 98 次/分，R 22 次/分，BP 90/60 mmHg，双下肢可见瘀点、瘀斑，浅表淋巴结不大，胸骨轻压痛，心率 98 次/分，节律规整，双肺呼吸音清，腹部平软，肝肋下未触及，脾肋下约 3 cm，质硬，无压痛。血常规 WBC 75×10^9/L，Hb 75g/L，PLT 8×10^9/L。骨穿：有核细胞增生明显活跃，原始细胞 39%，红系轻度减少，形态未见异常，巨核细胞偶见。

问题：

1. 该患者是否需要输血？
2. 如果需要输血，输血成分是什么？

输血是一种特殊而重要的治疗方法，在临床抢救中起重要作用。输全血有时可能既达不到治疗的目的，又会引起某些不良反应，而对血液也是一种浪费。因此成分输血是目前临床常用的输血类型。成分输血就是将血液的各种成分加以分离提纯通过静脉输入人体内的治疗方法。目前，国际上输成分血的比例已经达到 90% 以上，发达国家比例已经超过 95%。

第一节 全 血

采血后立刻与抗凝保存液混匀，并尽快保存的血制品即为全血。全血输注在多数国家已经不被提倡，国际上输全血不到 10%，随着输血医学的发展，势必进一步减少。新鲜全血保存 1 天后，粒细胞基本完全丧失，血小板和 FⅧ活性丧失 50%；保存 3~5 天后，FV活性也将丧失 50%。保存 3 天后，所谓的"全血"仅含有红细胞、白蛋白、免疫球蛋白和纤维蛋白等，但主要是红细胞。

一、适应证

1. 急性失血，尤其是失血量大于 20% 血容量时。

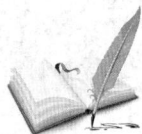

2. 体外循环和血液透析时。

二、禁忌证

1. 有严重输血反应史者。

2. 免疫性溶血导致贫血如溶血性贫血。

3. 尿毒症、高钾血症、酸中毒患者。

4. 贫血伴有心力衰竭者。

5. 造血干细胞移植患者，术前及移植期间应尽量避免输全血，以减少移植免疫排斥的风险。

第二节　成分输血

一、成分输血的优点

1. 疗效好　血液中的有关成分通过提纯得到，高浓度、高效价、容量少、疗效高。

2. 不良反应少　成分血制剂中有效成分浓度高，含有的不需要成分相对较少，减少输注全血而发生的过敏反应的可能。

3. 合理使用，节约用血　将全血分离制成不同的细胞（红细胞、白细胞、血小板）及血浆蛋白（白蛋白、免疫球蛋白、凝血因子等）成分，供不同的目的应用；提高血液的利用价值。

二、成分输血的种类

成分输血主要种类包括红细胞、粒细胞、单核细胞、血浆及蛋白和自身输血这五种。

1. 红细胞输注　主要用于贫血患者，分为：①浓缩红细胞；②少白细胞的红细胞；③洗涤红细胞；④冰冻红细胞；⑤其他，如幼红细胞、照射红细胞等。

2. 粒细胞　当患者粒细胞缺乏，严重感染经抗生素治疗无效时，适宜输注大量粒细胞。

3. 单个核细胞输注　包括淋巴细胞、单核细胞、造血干细胞。淋巴细胞输注用于病毒感染、肿瘤、白血病等。造血干细胞用于自体骨髓移植、肿瘤化疗后等。

4. 血小板输注　采用全血两步分离法或血细胞分离机单采法制备。血小板小于 $15 \times 10^9/L$ 时，有自发性出血的危险，可输注血小板。外科手术时，血小板则应 $>40 \times 10^9/L$，或视手术出血风险、出血量确定输注水平。

5. 血浆及血浆蛋白输注　血浆输注适应于：①患有导致一种或多种凝血因子缺乏的疾病，如 DIC 等；②肝功能衰竭而伴有出血倾向时；③应用华法林等抗凝药物过量时。

血浆白蛋白：主要用于补充血管内或血管外白蛋白缺乏。扩充血容量是使用白蛋白的重要指征，如：血容量损失 50% ~80% 者、白蛋白丢失（烧伤等）、体外循环、失代偿肝硬化。

免疫球蛋白输注：①预防某些传染病和细菌感染，如麻疹、传染性肝炎等，可使用正常人免疫球蛋白；②代替异种血清制品，如破伤风免疫球蛋白，以避免不良反应。免疫缺陷疾患、新生儿败血症等，可用正常免疫球蛋白或静脉注射免疫球蛋白。

凝血因子制品输注：①新鲜冰冻血浆：含有全部凝血因子，可用于凝血因子缺乏患者。

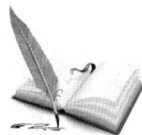

普通冰冻血浆含有除V、Ⅷ以外的凝血因子。冷沉淀是将新鲜冰冻血浆在4℃解冻，除去上清后沉淀的白色絮状物。含有Ⅷ、vWF、Ⅰ、纤维结合蛋白，适用于血友病A、血管性血友病、凝血因子Ⅰ缺乏症、DIC。②Ⅷ因子浓缩剂：可用于甲型血友病止血治疗及出血的预防。可应用DNA重组技术制备的凝血因子替代。③凝血酶原复合物浓缩制剂：是一种混合血浆制成的冻干制剂，含有维生素K依赖性的Ⅱ、Ⅶ、Ⅸ、Ⅹ因子。可用于血友病出血的治疗。

6. 自体输血　对于择期手术患者，于手术前若干日内，定期反复采血贮存，经保存和处理后，然后在手术时或急需时输还给患者。

本章小结

　　成分输血，是根据患者的具体情况，供其所需的血液输注方法，其特点为高浓度、高效价、容量少、疗效高，同时一血多用，合理地使用了血源。而且成分输血还可以大大减少输注全血引起各种血源性疾病的传播和不良反应。

目标检测

一、选择题

【A1/A2 型题】

扫码"练一练"

1. 推行临床科学合理用血的最主要目的是

    A. 减少临床用血量　　　　　　　　B. 降低患者医疗费用

    C. 保护血液资源　　　　　　　　　D. 减轻采血机构压力

    E. 避免输血风险

2. 全血在保存过程中，发生了"保存损害"，丧失了一些有用成分，它们是

    A. 血小板、粒细胞、不稳定的凝血因子

    B. 红细胞、白细胞、血小板

    C. 白细胞、血小板、稳定的凝血因子

    D. 白细胞、血小板、纤维蛋白原

    E. 血小板、淋巴细胞、凝血因子 VII

3. 新生儿溶血病时适合输注的血制品是

    A. 新鲜冰冻血浆　　　　　　　　　B. 机采血小板

    C. 辐照红细胞　　　　　　　　　　D. 免疫球蛋白

    E. 去除白细胞的红细胞

4. 临床输注冰冻血浆的目的是补充

    A. 凝血因子　　　　　　　　　　　B. 白蛋白

    C. 免疫球蛋白　　　　　　　　　　D. α－球蛋白

    E. 电解质

5. 输注血小板的主要目的是

    A. 增加血管致密度　　　　　　　　B. 抑制纤溶活性

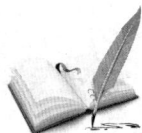

C. 改善止血功能　　　　　　　D. 降低抗凝功能

E. 加强凝血功能

6. 男，27 岁。因重型再生障碍性贫血入院。准备 10 天后接受异基因造血干细胞移植。因大量鼻出血拟输血，需要预约的血液成分是

A. 单采血小板　　　　　　　　B. 辐照单采血小板

C. 辐照冷沉淀　　　　　　　　D. 辐照新鲜冰冻血浆

E. 新鲜冰冻血浆

7. 下列属于输注血小板的禁忌证的是

A. 骨髓造血功能衰竭

B. 血小板功能障碍

C. 血小板减少患儿手术前输注血小板

D. 血栓性血小板减少性紫癜

E. 大量输血所致的稀释性血小板减少

8. 可用于补充血容量的是

A. 浓缩红细胞　　　　　　　　B. 冷沉淀

C. 白蛋白　　　　　　　　　　D. 免疫球蛋白

E. 血小板

9. 可用于治疗血友病的是

A. 浓缩红细胞　　　　　　　　B. 冷沉淀

C. 白蛋白　　　　　　　　　　D. 免疫球蛋白

E. 血小板

10. 可用于难治性感染的是

A. 浓缩红细胞　　　　　　　　B. 冷沉淀

C. 白蛋白　　　　　　　　　　D. 免疫球蛋白

E. 血小板

11. 临床输血的原则是

A. 输新鲜血　　　　　　　　　B. 输全血

C. 需要什么输什么即成分输血　　D. 输自体血

12. 下列哪种情况不适合输全血

A. 儿童的慢性贫血患者

B. 再生障碍性贫血、地中海贫血等血容量正常患者

C. 弥散性血管内凝血患者

D. 性失血持续低血压患者

E. 成人的慢性贫血患者

二、简答题

简述成分输血的禁忌证。

（纪 琼 刘 卓）

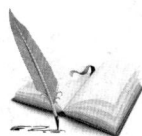

第十八章 贫血的输血

红细胞是临床上需求最大的成分血。红细胞主要用于贫血患者,尤其是血红蛋白低于 60 g/L 时,身体重要脏器如心、肺、脑、肾、肝等因供血不足发生功能障碍,是输注红细胞的主要适应证。

一、浓缩红细胞

浓缩红细胞(CRC)每袋含 200 ml 全血中全部 RBC,总量 110 ~ 120 ml,红细胞压积 0.7 ~ 0.8。含血浆 30 ml 及抗凝剂 8 ~ 10 ml,运氧能力和体内存活率等同一袋全血。适用:(1)各种急性失血的输血;(2)各种慢性贫血;(3)高钾血症、肝、肾、心功能障碍者输血;(4)小儿、老年人。

二、少白细胞红细胞

少白细胞红细胞(LPRC),全血静置或离心移去血浆、血小板、白细胞,加 1/3 或等量羧甲淀粉,或加红细胞沉降剂经离心或过滤法除去白细胞。此制品减少白细胞 50%,血小板 60%,红细胞回收率 >90%,适用于:①由于输血产生白细胞抗体,引起发热等输血不良反应的患者;②防止产生白细胞抗体的输血(如器官移植的患者)。

三、洗涤红细胞

洗涤红细胞(WRC),400 ml 或 200 ml 全血经离心去除血浆和白细胞,用无菌生理盐水洗涤 3 ~ 4 次,最后加 150 ml 生理盐水悬浮。白细胞去除率 >80%,血浆去除率 >90%,RBC 回收率 >70%。适用于:①对血浆蛋白有过敏反应的贫血患者;②自身免疫性溶血性贫血患者;③高钾血症及肝、肾功能障碍需要输血的患者。

四、冰冻红细胞

冰冻红细胞(FTRC),去除血浆的红细胞加甘油保护剂,在 -80℃ 保存,保存期 10 年,解冻后洗涤去甘油,加入 100 ml 无菌生理盐水或红细胞添加剂或原血浆。白细胞去除率 >98%;血浆去除 >99%;RBC 回收率 >80%;残余甘油量 <1%。洗除了枸橼酸盐或磷酸盐、K^+、NH_3 等。适用于:①同洗涤红细胞;②稀有血型患者输血;③新生儿溶血病换血;④自身输血。

五、幼红细胞

经血细胞分离机的特殊程序对供血者连续单采获得,输入后在体内存活时间较成熟红细胞长。用于长期输血者,如重症珠蛋白生成障碍性贫血。

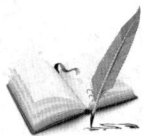

六、辐照红细胞

辐照血液是指血液经 γ 射线灭活其中的淋巴细胞，而保留其他血液成分。因此淋巴细胞已经丧失活性的血液成分，如冰冻血浆、冷沉淀等，无需辐照。凡是具有淋巴细胞活性的血液成分如红细胞、血小板和粒细胞，均可辐照。辐照红细胞可以预防输血相关移植物抗宿主病，主要用于免疫缺陷、骨髓移植、器官移植后患者的输血。

在参照输血指南的基础上要制定个性化输血策略。输血的指征：① Hb > 100 g/L，无需输血；② Hb < 70 g/L，应考虑输注悬浮红细胞；③ Hb70 – 100 g/L 时，根据患者的心肺代偿能力、年龄等因素决定。输血剂量视病情而定，成人可按输注 1 单位红细胞提升 Hb5g/L 计算。

本章小结

在参照输血指南的基础上要制定个性化输血策略。慢性贫血患者输血的目的是增加血液携氧能力，保持耗氧、供氧平衡。输血阈值定为 Hb < 70 g/L，但 Hb 及 HCT 的高低不是决定是否需要输血的最好指标，最好的指标是临床症状。急性失血患者超过 20% ~ 30% 血容量时，需要输血，部分患者则需要大量输血，即 24 小时输血量 ≥ 自身血容量。围术期输血指南规定红细胞输注阈值为 Hb < 70 g/L。Hb 70 ~ 100 g/L 时根据患者具体情况决定是否输血。

目标检测

简答题

简述慢性贫血输血目的及输血阈值。

扫码"练一练"

（纪 琼 刘 卓）

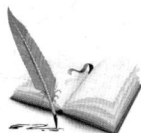

第十九章 白细胞疾病的输血

白血病患者由于正常血细胞一种或多种减少，其病程的某一阶段，或为保证化疗周期的顺利完成，或造血干细胞移植术中，经常需要输血。因此，应正确掌握白血病患者的输血原则和输血方法。白血病患者在其整个病程中，尽管有一种或多种血细胞减少，但其血容量多属正常，很少需要输全血。应依据其病情和缺乏的血细胞成分，选择相应的浓缩物，正确地开展成分输血。

扫码"学一学"

一、粒细胞输注

由于广谱抗生素、造血生长因子以及丙种球蛋白等支持治疗的广泛应用，加之粒细胞生存时间短暂、输注异体粒细胞可能传染病毒以及导致受者机体免疫异常等原因，近年来在造血干细胞移植过程中已经很少输注粒细胞。白血病患者在严重感染时，如白细胞 $< 1.0 \times 10^9/L$，中性粒细胞绝对值 $< 0.5 \times 10^9/L$，有明显细菌感染且经强有力的抗生素治疗 48 小时无效。以上三个条件同时具备，并在充分权衡利弊的基础上，可进行治疗性粒细胞输注。输注剂量要足，每次粒细胞数不能 $< 1 \times 10^9/L$，连用 5~7 d 直至体温下降或证明无效为止。机器单采浓缩白细胞悬液（GRANs）：用细胞分离机单采技术由单个供血者循环血液中采集。每袋内含粒细胞 $\geqslant 1 \times 10^{10}$。必须做交叉配合试验 ABO 血型相同。粒细胞的输注应即采即输，并在输注前进行剂量为 25 Gy 的 γ 射线照射。

二、血小板输注

白血病患者血小板减少是引起出血的最主要原因。强烈化疗后的血小板输注是患者安全度过"骨髓抑制期"的重要保证。目前，多数医院采取的标准是：①血小板计数 $< 20 \times 10^9/L$，伴有明显出血症状者，可输注血小板；②血小板计数 $< 20 \times 10^9/L$，无明显出血者不输，但有发热、感染或存在潜在出血部位者也可输注，或虽无严重出血，但在化疗过程中也应预防性输注；③血小板计数 $< 10 \times 10^9/L$，很易发生颅内出血，这种患者不论现在有无出血，都应尽快预防性输注血小板；④对于病情稳定，长期慢性发生的血小板低下者，一般不需要预防性输注血小板，只有在出血时才输注。成年人白血病患者血小板减少时每次输注 1 袋机采血小板则可，严重出血或已经产生同种免疫者应加大输注剂量。

三、红细胞输注

白血病患者输注红细胞的目的是使患者的组织供氧适度。有症状的贫血是输注红细胞的指征。血红蛋白 < 60 g/L 或红细胞压积小于 0.2 时可考虑输注红细胞制品。一般白血病患者的红细胞输注应该用浓缩红细胞或悬浮红细胞，不用全血，全血中细胞碎片和乳酸、钠、钾等成分含量高，不仅增加患者的代谢负担，更容易产生同种免疫和其他输血不良反应。有严重输血不良反应史的患者，最好选用少白细胞红细胞或洗涤红细胞。

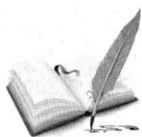

⊕ 健康教育

　　输血前心理指导：输血前向患者及家属讲解输入血液制品的必要性及血液知识，解除紧张情绪。

　　不良反应指导：告知输注粒细胞有可能产生非溶血输血发热反应，在免疫缺陷或造血干细胞移植时可发生。

本章小结

　　白血病患者输血要遵守的最基本的原则之一是要选择输注成分血，不宜输全血。白血病患者采用去白细胞输血，可明显降低不良反应，提高临床疗效。

目标检测

简答题

白血病患者化疗期间输注血小板的标准有哪些？

（纪　琼　刘　卓）

扫码"练一练"

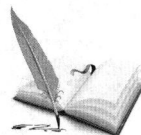

第二十章　红细胞疾病的输血

📖 学习目标

1. **掌握**　再障、自身免疫性溶血性贫血及阵发性睡眠性血红蛋白尿症的输血指征。
2. **熟悉**　地中海贫血的输血指征。
3. **了解**　葡萄糖-6-磷酸脱氢酶缺乏症、镰状细胞性贫血的输血指征。

👉 案例导入

患者，女性，33岁，乏力伴发热3个月。查体：贫血貌，无瘀点、瘀斑，胸骨无压痛。肝、脾无肿大。血常规：WBC $1.9 \times 10^9/L$，Hb 43 g/L，PLT $25 \times 10^9/L$。骨穿：骨髓增生减低，三系造血细胞减少，其中幼稚红细胞及巨核细胞减少更为明显，非造血细胞增多，比例可大于50%。肉眼观察骨髓油滴增多。骨髓小粒细胞构成以脂肪细胞增生为主。诊断为再生障碍性贫血。

问题：

1. 该患者是否需要输血？
2. 该患者输血的依据是什么？

红细胞疾病泛指红细胞数量、形态、性能、组分（膜、酶、血红蛋白和水分）的变化引起的各种异常。包括贫血和红细胞增多症。输血对于贫血的红细胞疾病来说是常见和必要的手段之一。

第一节　再生障碍性贫血的输血

一、概述

再生障碍性贫血（aplastic anemia，AA）简称再障。系多种病因、多种发病机制引起的一种骨髓造血功能衰竭，主要表现为有核细胞增生低下、全血细胞减少以及由其导致的贫血、感染和出血。

二、再障输血

1. 准备做骨髓移植的患者，移植前多次输血会影响成功率，尤其是不能输家族成员的血。一般以输注浓缩红细胞为宜。

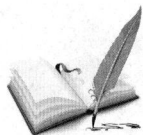

知识链接

辐照的概念、原理及适应证

辐照：是指采用一定剂量的放射线（伽马射线、X射线）对输送给患者的全血或成分血进行辐照。其目的是预防输血相关移植物抗宿主病（TA-GVHD）。

原理：①伽马射线辐照预防 TA-GVHD 的原理是利用放射性同位素^{137}Cs衰变中产生的射线穿透有核细胞，直接使细胞核 DNA 产生不可逆的损伤并干预其正常修复过程，造成淋巴细胞丧失有丝分裂的活性和停止增殖。②经辐射的血液及成分本身不具有放射性，不会对操作者和输血者造成任何放射性危害，是相当安全的。

适应证：①儿科输血包括先天性免疫缺陷和早产儿。②获得性免疫抑制的人群（自体、异体骨髓或外周血干细胞移植患者，从放、化疗开始应接受辐照的血液，直到移植后 3~6 个月后）。③接受 I，II 级亲属血液的患者，所使用的各种血液制品前必须辐照。

2. 严重出血者可输注浓缩血小板，采用单采或 HLA 相合的血小板输注可提高疗效。

3. 拟行异基因造血干细胞移植患者应输注辐照或过滤后的红细胞和血小板悬液。

4. 反复输血造成铁超载的患者需要去铁胺治疗。

考点提示

再障的多次输血要提前根据是否做骨髓移植进行慎重考量。

第二节　自身免疫性溶血性贫血的输血

一、概述

自身免疫性溶血性贫血是由于某种原因体内产生了抗自身红细胞的抗体，而使自身红细胞破坏增加的一种贫血。

二、自身免疫性溶血性贫血的输血

（一）应尽量避免输血

（二）输血要根据不同程度及情况进行

1. 轻、中度溶血可不输血。

2. 较严重溶血，观察患者溶血及 Hb 或血细胞比容的数值变化，若患者病情稳定，可不输血。

3. 严重溶血，Hb > 40 g/L，因起病急、病情进展较快并伴有心功能不全或心绞痛的患者；Hb < 40 g/L 或 Hct < 0.13，在安静状态下有明显贫血症状的患者，需输血治疗。

4. 出现中枢神经系统症状、低血容量性休克患者需要输血。

5. 出现严重血小板和（或）粒细胞数量减少时，按再障贫血处理。

由于全血的血浆中含有大量补体成分，应避免全血输血，原则是输用红细胞成分，首

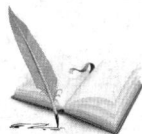

选洗涤红细胞。

第三节　阵发性睡眠性血红蛋白尿的输血

一、概述

阵发性睡眠性血红蛋白尿（paroxysmal nocturnal hemoglobinuria，PNH），是一种获得性的红细胞膜缺陷引起的慢性血管内溶血，常以与睡眠有关的、间歇发作的血红蛋白尿为特征，可伴发作性血红蛋白尿和全血细胞减少及反复血栓形成。

二、PNH 的输血

1. 临床上 Hb <60 g/L 并伴有明显贫血症状的患者。

2. 应急情况下需要输血作为支持疗法，如感染、外伤、手术、妊娠等。

3. 输注时首选滤除白细胞的红细胞悬液；稀有血型的 PNH 患者时，应尽量输注冰冻红细胞；目前不强调使用洗涤红细胞；不宜使用全血。

> **考点提示**
>
> PNH 的输血仅仅用于明显贫血和紧急情况（如感染、外伤、手术、妊娠）。

第四节　地中海贫血的输血

一、概述

海洋性贫血又称地中海贫血（Thalassemia），由于血红蛋白中的珠蛋白基因的缺陷使血红蛋白中的珠蛋白肽链有一种或几种合成减少或不能合成，形成红细胞无效性生成的，是一组遗传性溶血性贫血，其临床症状轻重不一，大多表现为慢性进行性溶血性贫血。

二、地中海贫血的输血

> **知识链接**
>
> ### 地中海贫血分型
>
> （1）重型：出生数日即出现贫血、肝脾大进行性加重，黄疸，并有发育不良，其特殊表现有：头大、眼距增宽、马鞍鼻、前额突出、两颊突出，其典型的表现是臀状头，长骨可骨折。骨骼改变是骨髓造血功能亢进、骨髓胜变宽、皮质变薄所致。少数患者在肋骨及脊椎之间发生胸腔肿块，亦可见胆石症、下肢溃疡。常见并发症有急性心包炎、继发性脾功能亢进、继发性血色病。
>
> （2）中间型：轻度至中度贫血，患者大多可存活至成年。
>
> （3）轻型：轻度贫血或无症状，一般在调查家族史时发现。

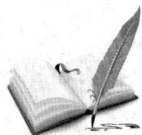

1. 轻型贫血者一般不输血。

2. 中间型贫血者可不进行输血，只有在由感染或妊娠引起的贫血加重或手术时可适当输注红细胞。

3. 重型地中海贫血需要尽早进行输血治疗。

第五节 葡萄糖-6-磷酸脱氢酶缺乏症的输血

一、概述

葡萄糖-6-磷酸脱氢酶（G-6-PD）缺乏症，俗称蚕豆症，是一种常见的先天遗传性疾病。无法正常地分解葡萄糖。蚕豆、樟脑、臭丸、甲紫（紫药水）、部分药物都会令患者发生急性溶血反应。

二、葡萄糖-6-磷酸脱氢酶缺乏症的输血

1. 贫血严重（Hb < 40 g/L）或在入院后仍有显著血红蛋白尿患者可考虑输血。

2. 急性溶血，出现脑细胞水肿或脑部缺氧症的患者，应立即快速输血。

3. 一般输注红细胞即可，如病情危急可输注全血；部分患者一次输血后溶血尚未终止，仍有明显血红蛋白尿，临床症状未缓解，可以考虑进行第二次输血。

第六节 镰状细胞性贫血的输血

一、概述

镰状细胞贫血由 β 链基因点突变引起，在特殊缺氧条件下，红细胞可能发生镰变，该病目前没有特效治疗手段，主要靠输血维持，患者多在成年前死亡。

二、镰状细胞性贫血的输血

1. 输血可以用于非常严重的贫血。

2. 出现心肺症状或体征或存在其他危及生命的情况而改善供氧会有益时、全身麻醉和手术前，主张输血。

3. 慢性输血疗法推荐用于 18 岁以下的脑血管意外患者，一般每 3 ~ 4 周一次，疗程 ≥ 3 年，以维持 HbA 达总 Hb 的 50% ~ 70%。

4. 难以愈合的腿部溃疡和妊娠患者主张用输血疗法。

目标检测

扫码"练一练"

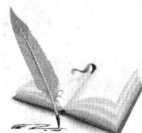

选择题

1. 红细胞输注用于哪类患者

　A. 贫血患者，尤其是血红蛋白低于 60 g/L 时

　B. 慢性心衰

    C. AIHA

    D. 白血病

    E. 高血压

2. 输血的方式除外

    A. 常规输血   B. 加压输血

    C. 加氧输血   D. 置换输血

    E. 成分输血

（王轶卓　肖慧杰）

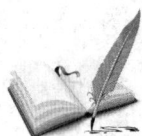

第二十一章 出血性疾病的输血

学习目标

1. **掌握** 免疫性血小板减少性紫癜和血友病的输血指征。
2. **熟悉** 弥散性血管内凝血的输血指征。
3. **了解** 血栓性血小板减少性紫癜的输血指征。

扫码"学一学"

案例导入

患者，女性，19 岁，全身散在瘀点瘀斑 3 个月，加重 1 周。查体：意识清楚，全身散在瘀点、瘀斑，胸骨无压痛。肝、脾无肿大。血常规：WBC 4.9×10^9/L，Hb 110 g/L，血小板 10×10^9/L。骨穿：巨核细胞成熟障碍。

问题：

1. 该患者是否需要输血？
2. 若患者合并颅内出血需要进行什么样的成分输血？

出血性疾病是指人体的止血功能包括血管因素、血小板、凝血机制发生障碍时，引起皮肤、黏膜和内脏的自发性出血或轻微损伤后具有出血倾向的疾病。

第一节 免疫性血小板减少症的输血

一、概述

免疫性血小板减少症（immune thrombocytopenic purpura，ITP）是出血性疾病的一种，临床表现为自发性出血，血小板减少，出血时间延长和血块收缩不良，骨髓中巨核细胞的发育受到抑制。

二、免疫性血小板减少症的输血

1. 一般来说，继发性贫血不需要输血，并发如消化道出血等大出血情况考虑输血。
2. 患者出现重度或极重度血小板减少并伴明显出血需紧急和适当处理输注同型单采血小板。但因患者体内存在同种抗体，使输入的血小板被迅速破坏，寿命短暂，输注无效。可考虑在输注血小板之前输入免疫球蛋白或进行血浆置换疗法。

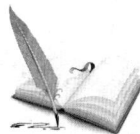

血小板减少的分度

血小板减少依据严重程度分为四度。

（1）轻度：血小板在（50~100）×10^9/L 之间，只在外伤后出血。

（2）中度：血小板在（25~50）×10^9/L 之间，尚无广泛出血。

（3）重度：血小板在（10~25）×10^9/L 之间，见广泛出血，外伤处出血不止。

（4）极重度：血小板<$10×10^9$/L，自发性出血不止，危及生命。

第二节　血友病的输血

一、概述

血友病（hemophilia）是一组因先天性凝血因子缺乏从而引起患者严重凝血障碍的遗传性出血性疾病，主要表现为出血。血友病包括血友病甲、血友病乙及血友病丙。

二、血友病的输血

1. 甲型血友病可输注新鲜冰冻血浆、冷沉淀或凝血因子Ⅷ浓缩物。

2. 乙型血友病可输新鲜冰冻血浆、因子Ⅸ浓缩剂。

3. 丙型血友病可输注新鲜冰冻血浆。

4. 上述三种血友病注意出血时及时补充相应凝血因子。

血友病的分类

（1）血友病甲，即因子Ⅷ（又称抗血友病球蛋白，AHG）缺乏症。

（2）血友病乙，即因子Ⅸ（又称血浆凝血活酶成分，PTC）缺乏症。

（3）血友病丙，即因子Ⅺ（又称血浆凝血活酶前质，PTA）缺乏症。

这一组疾病并不罕见，其发病率为（5~10）/10 万，以血友病甲较为常见。其共同特点为终身轻微损伤后有长时间出血的倾向。

第三节　弥散性血管内凝血的输血

一、概述

弥散性血管内凝血（disseminated or diffuse intravascular coagulation，DIC）是指在某些致病因子作用下凝血因子和血小板被激活，大量可溶性促凝物质入血，在微循环中形成大量微血栓，同时大量消耗凝血因子和血小板，继发性纤维蛋白溶解（纤溶）亢进，导致出

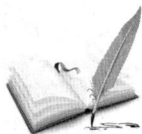

血、休克、器官功能障碍和贫血等临床表现的病理过程。

二、DIC 的输血

1. DIC 的治疗主要是积极治疗原发病，输血为替补疗法。
2. 严重贫血可输注红细胞悬液。
3. 出血伴有重度血小板减少时可输注机采血小板。
4. 也可输注冷沉淀或新鲜冷冻血浆，紧急手术时也可适当成分输血。

第四节　血栓性血小板减少性紫癜

一、概述

血栓性血小板减少性紫癜是伴有微血管病性溶血性贫血，以发热、血小板减少性紫癜、微血管病性溶性贫血、多种神经系统损伤和肾损害等为主要临床表现。

二、血栓性血小板减少性紫癜的输血

1. 血浆置换疗法为首选的治疗方法。
2. 血浆置换疗法中不建议应用冷沉淀或输注血小板。
3. 可输注新鲜冰冻血浆。
4. 可大剂量静脉滴注免疫球蛋白。

目标检测

选择题

1. 当患者发生急性大出血时，可采用的输血方式是
   A. 常规输血　　　　　　　　　　　　　B. 加压输血
   C. 加氧输血　　　　　　　　　　　　　D. 置换输血
   E. 成分输血

2. 血栓性血小板减少性紫癜（TTP）/溶血尿毒综合征（HUS）时首选的输血方式是
   A. 常规输血　　　　　　　　　　　　　B. 加压输血
   C. 加氧输血　　　　　　　　　　　　　D. 置换输血
   E. 成分输血

3. 冷沉淀主要含有的凝血因子是
   A. 含纤维蛋白原　　　　　　　　　　　B. 含因子Ⅱ、Ⅶ、Ⅸ、Ⅹ、Ⅺ
   C. 因子Ⅷ　　　　　　　　　　　　　　D. 因子Ⅷ、纤维蛋白原
   E. 含因子Ⅷ和Ⅸ

4. 凝血酶原复合物主要含有的凝血因子是
   A. 含纤维蛋白原　　　　　　　　　　　B. 含因子Ⅱ、Ⅶ、Ⅸ、Ⅹ
   C. 因子Ⅷ　　　　　　　　　　　　　　D. 因子Ⅷ、纤维蛋白原
   E. 含因子Ⅷ和Ⅸ

扫码"练一练"

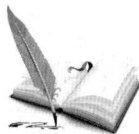

（王轶卓　肖慧杰）

第二十二章 输血相关不良反应

📚 **学习目标**

1. **掌握** 输血相关不良反应的分类。
2. **熟悉** 输血相关不良反应的临床特征。
3. **了解** 输血相关不良反应发生的原因。

👉 **案例导入**

患者，男性，30岁，呕血、黑便3天入院。查体：贫血貌，上腹部轻压痛，无反跳痛及肌紧张，肝、脾肋下未触及。血常规：WBC $7.3 \times 10^9/L$，Hb 60 g/L，血小板 $147 \times 10^9/L$。既往曾于当地医院行胃镜及腹部CT检查，明确诊断为胃腺癌，未进行相关治疗。患者近两日呕血、黑便伴有乏力、心悸，此次为进一步治疗入院。结合上述检查考虑为上消化道出血，给予补液、抑酸、止血、对症支持治疗。同时给患者输注同型红细胞悬液2单位，输注过程中出现发热，体温38.6℃，无各系统感染相关表现，生命体征平稳。

问题：

1. 该患者出现发热的可能原因是什么？
2. 如何处理？

按照致病原因不同，输血相关不良反应可以分为免疫介导的和非免疫介导的输血不良反应。免疫介导的输血不良反应主要是由于受体或供体血液中存在可以发生免疫反应的抗原或抗体，输血后发生免疫反应引起的。非免疫介导的不良反应往往由储存血液制品过程中物理化学因素导致的。

第一节 免疫介导的输血不良反应

一、急性溶血反应

急性溶血反应是一种补体介导的免疫反应，由于输入了血型不符的血液制品，主要发生在ABO血型及Rh血型不符的输血过程中，受体与供体血液中的抗原或抗体发生免疫反应，红细胞破坏，补体被激活释放多肽，同时释放大量细胞因子引起一系列临床表现，如低血压、呼吸困难、心动过速、发热、少尿、胸痛、腰痛、休克、DIC等。发生急性溶血反应时应立即停止输血，更换生理盐水维持静脉通路，给予糖皮质激素治疗，液体复苏及

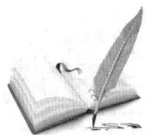

抗休克治疗。

二、迟发性溶血反应

迟发性溶血反应的临床特征多发生在输血后 5 ~ 10 天，由于输血前进行了严格的血型检测及交叉配血，输血过程中未发生溶血反应，所有此类患者较难被诊断。患者常出现发热、黄疸、血红蛋白降低等症状。

三、非溶血性输血相关发热反应

非溶血性输血相关发热反应是输血最常见的不良反应，通常症状较轻，药物治疗效果良好。这种发热反应也是由于受体体内发生了抗原、抗体免疫反应引起的，常见的致热抗原包括供体的白细胞、抗 HLA 抗原的抗体及某些细胞因子。反复输血的患者及妊娠女性是高危人群，输注洗涤红细胞会减少发病概率。

四、过敏反应

过敏反应常由于血液制品中的某些大分子蛋白等致热原引起，常表现为荨麻疹样反应。出现过敏反应后应立即停止输血，给予抗组胺药物如苯海拉明治疗，待症状消失后完成输血。

五、超敏反应

超敏反应是一种严重的输血反应，常发生于 IgA 缺乏的患者，此类患者在接受了含有 IgA 的血液制品后会立即出现超敏反应。表现为呼吸困难、咳嗽、恶心、呕吐，低血压、支气管痉挛、意识丧失、休克等。应立即停止输血，给予静脉复苏，给予肾上腺素以及糖皮质激素治疗。

📖 知识链接

什么是 IgA

IgA：免疫球蛋白 A 在正常人血清中的含量仅次于 IgG，占血清免疫球蛋白含量的 10% ~ 20%。从结构来看，IgA 有单体、双体、三体及多聚体之分。按其免疫功能又分为血清型及分泌型两种。血清型 IgA 存在于血清中，其含量占总 IgA 的 85% 左右。血清型 IgA 虽有 IgG 和 IgM 的某些功能，但在血清中并不显示重要的免疫功能。分泌型 IgA 存在于分泌液中，如唾液、泪液、初乳、鼻和支气管分泌液、胃肠液、尿液、汗液等。分泌型 IgA 是机体黏膜局部抗感染免疫的主要抗体。

六、输血相关急性肺损伤

输血相关急性肺损伤是输血后引起患者死亡的重要原因之一。常由于输注血浆中含有抗 HLA Ⅱ 类抗原的抗体，与受体白细胞相结合并附着于肺毛细血管壁，释放大量细胞因子，增加毛细血管的通透性，导致肺水肿，导致低氧血症。可给予吸氧、糖皮质激素等支持对症治疗。潜在的高危供血者为多次妊娠的女性。

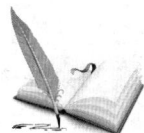

第二节　非免疫介导的输血不良反应

一、容量过载

快速大量输注红细胞悬液及血浆可以导致明显的扩容效果，增加循环血量，增加心脏前负荷，对于老年等心功能代偿能力不足的患者容易引起呼吸困难、血氧饱和度降低、肺水肿、心功能衰竭等症状。

二、低体温

快速大量输注未恢复室温的血液制品容易导致患者低体温。由于储存的需要血液制品在血库中需低温或冷冻保存，给患者输血之前应使其恢复室温，不然容易导致低体温，引起心律失常等症状。

三、电解质紊乱

库存红细胞悬液中，钾离子会转移到红细胞以外，大量输注库存红细胞悬液可导致高钾血症，对于肾功能不全的患者应格外注意。血液储存过程中需要添加柠檬酸进行抗凝，血液中的钙离子可与其螯合，导致低钙血症，必要时需要静滴葡萄糖酸钙予以纠正。

目标检测

选择题

1. 最常见的输血不良反应是

　　A. 过敏反应　　　　　　　　　　B. 发热

　　C. 溶血反应　　　　　　　　　　D. 铁过载

　　E. 输血相关性肺损伤

2. 输血后出现过敏性休克应给予

　　A. 补液治疗　　　　　　　　　　B. 肾上腺素（1:1000）0.5~1 ml 皮下注射

　　C. 乙酰氨基酚 10 mg/kg　　　　　D. 氯苯那敏 0.1 mg/kg

　　E. 安定 10 mg

3. 溶血性输血反应首先应如何处理

　　A. 立即停止输血　　　　　　　　B. 肾上腺素（1:1000）0.5~1 ml 皮下注射

　　C. 乙酰氨基酚 10 mg/kg　　　　　D. 氯苯那敏 0.1 mg/kg

　　E. 安定 10 mg

4. 有心肺疾患及老年患者，输血量一次不宜超过多少

　　A. 100 ml　　　B. 200 ml　　　C. 300 ml　　　D. 500 ml　　　E. 1000 ml

扫码"练一练"

（肖慧杰　王轶卓）

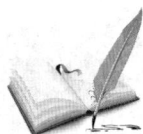

第二十三章 输血相关疾病

扫码"学一学"

学习目标

1. **掌握** 常见输血相关疾病的分类。
2. **熟悉** 常见输血相关疾病的检测方法。

输血可能引起多种不良反应的同时，还可能引起一些传染性疾病，包括病毒性肝炎、人免疫缺陷病毒及 EB 病毒感染，危害患者身体健康。随着检测技术的进步此类输血相关并发症发病率正在逐渐降低。

第一节 肝 炎

输血引起的肝炎多为乙型病毒性肝炎和丙型病毒性肝炎。部分献血者体内含有乙型病毒性肝炎的 DNA，但是尚没有表面抗原，所以常规抗原检测结果为阴性，但是输注这类血液制品会感染乙型病毒性肝炎。丙型病毒性肝炎产生抗体的窗口期为 70~80 天，此时采血进行常规检测无法发现丙型病毒性肝炎。

第二节 人免疫缺陷病毒

供体献血时需要检测 HIV-1 抗体、HIV-1 抗原，或采用 NAAT 法检测 HIV RNA，但是仍有极小的漏检可能，输血感染 HIV 的风险约为 1∶200000 单位，随着检测技术的进步将进一步降低感染率。

第三节 细菌污染

由于血液制品需要冷藏或冷冻保存，大部分细菌不能在寒冷的环境中生存，但是某些革兰阴性细菌在 1-6℃仍可生存，这是导致细菌污染的重要原因之一。血小板需要室温保存，这就为细菌污染提供了可能，常见的致病菌为革兰阳性菌，如葡萄球菌。输注细菌污染的血液制品可引起患者发热、寒战，严重者可导致感染性休克。应立即给予抗生素治疗，并进行细菌培养筛选针对性的抗生素。

第四节 其他传染性疾病

这类疾病包括各种寄生虫引起的疾病，如疟疾、巴贝虫病、EB 病毒感染、梅毒感

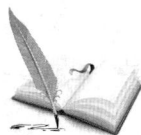

染等。

目标检测

选择题

经输血传播的感染性疾病除外

A. 乙型病毒性肝炎

B. 甲型病毒性肝炎

C. 巨细胞病毒

D. 梅毒

E. 疟疾

（肖慧杰　王轶卓）

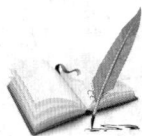

参考答案

第一章

1. A　2. A　3. D　4. C　5. B

第二章

1. B　2. C　3. B　4. B　5. C　6. C　7. D　8. C　9. B　10. C　11. C

12. D　13. D　14. B　15. C　16. C　17. D

第三章

1. D　2. E　3. B　4. C　5. B　6. C　7. A　8. B　9. C　10. D　11. A

12. B　13. D　14. B　15. B

第四章

1. E　2. E　3. E　4. A　5. D

第五章

1. C　2. D　3. E　4. C　5. A　6.　　7. D　8. B

第六章

1. E　2. C　3. A　4. D　5. B　6. B　7. C　8. B　9. C　10. E　11. D

12. E　13. A　14. C　15. B　16. A　17. A　18. C　19. D　20. B　21. E　22. C

23. B

第七章

1. D　2. A　3. B　4. B　5. A　6. C　7. B　8. A　9. C　10. B

11. A　12. D　13. E　14. B　15. D　16. C

第八章

1. A　2. C　3. B　4. C　5. D　6. E　7. C　8. B　9. D　10. D　11. E

12. A　13. A　14. C　15. B　16. C　17. D

第九章

1. C　2. D　3. A　4. E　5. C　6. C　7. B　8. A　9. E　10. B　11. B

12. C　13. C

第十章

1. E　2. C　3. E　4. B　5. E　6. E　7. C　8. E　9. D　10. D　11. C

12. B　13. C　14. E　15. D　16. E　17. E　18. D　19. D　20. C　21. D　22. E

23. A　24. A　25. B　26. A　27. A　28. A　29. A　30. C

第十一章

1. C　2. E　3. A　4. A　5. C　6. B

第十二章

1. D　2. C　3. A　4. D　5. D　6. B　7. C　8. D　9. E　10. A　11. B

12. A　13. A　14. C　15. C　16. D

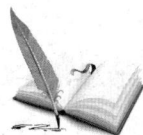

第十三章

1. C 2. A 3. A 4. E 5. A 6. A 7. A 8. A

第十四章

1. A 2. C 3. B 4. D 5. D 6. B 7. C 8. D 9. C 10. A 11. C

12. E 13. B 14. D 15. C 16. E 17. A 18. A

第十五章

1. D 2. A 3. D 4. D 5. A 6. D 7. D 8. A 9. D 10. C 11. A

12. A 13. A 14. B 15. D 16. B 17. A 18. B

第十六章

1. D 2. D 3. C 4. C 5. B 6. E 7. A 8. E 9. D 10. C 11. C

12. A 13. E

第十七章

1. C 2. A 3. D 4. A 5. C 6. B 7. D 8. C 9. B 10. D 11. C

12. B

第二十章

1. A 2. E

第二十一章

1. B 2. D 3. D 4. B

第二十二章

1. B 2. B 3. A 4. C

第二十三章

B

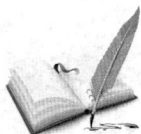

参考文献

[1] 葛均波，徐永健. 内科学［M］. 8 版. 北京：人民卫生出版社，2014.

[2] 张之南，郝玉书，赵永强等. 血液病学［M］. 2 版. 北京：人民卫生出版社，2014.

[3] 周剑峰，孙汉英，张义成. 血液病诊疗指南［M］. 3 版. 北京：科学出版社，2013.

[4] 陈竺，陈赛娟. 威廉姆斯. 血液学［M］. 8 版. 北京：人民卫生出版社，2011.

[5] 陈文明. 贝塞斯达临床血液学手册［M］. 3 版. 北京：北京大学医学出版社，2018.

[6] 张梅，胡翊群. 血液与肿瘤疾病［M］. 北京：人民卫生出版社，2015.

[7] 张之南，郝玉书，赵永强等. 血液病学［M］. 2 版. 北京：人民卫生出版社，2014.

[8] 王吉耀，廖二元. 内科学［M］. 3 版. 北京：人民出版社，2015.

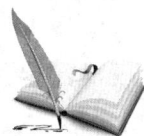